◎燕京医学流派传承系列丛书◎

燕京名医张声生教授
"十纲八法"辨治脾胃病

主编　张声生

全国百佳图书出版单位
中国中医药出版社
·北 京·

图书在版编目（CIP）数据

燕京名医张声生教授"十纲八法"辨治脾胃病 /
张声生主编 . —北京：中国中医药出版社，2022.11
（燕京医学流派传承系列丛书）
ISBN 978-7-5132-6039-8

Ⅰ . ①燕… Ⅱ . ①张… Ⅲ . ①脾胃病—中医临床—经
验—中国—现代 Ⅳ . ① R256.3

中国版本图书馆 CIP 数据核字（2020）第 006210 号

中国中医药出版社出版

北京经济技术开发区科创十三街 31 号院二区 8 号楼
邮政编码　100176
传真　010-64405721
河北品睿印刷有限公司印刷
各地新华书店经销

开本 880×1230　1/32　印张 16.25　字数 362 千字
2022 年 11 月第 1 版　2022 年 11 月第 1 次印刷
书号　ISBN 978-7-5132-6039-8

定价　59.00 元
网址　www.cptcm.com

服 务 热 线　010-64405510
购 书 热 线　010-89535836
维 权 打 假　010-64405753

微信服务号　**zgzyycbs**
微商城网址　**https://kdt.im/LIdUGr**
官 方 微 博　**http://e.weibo.com/cptcm**
天猫旗舰店网址　**https://zgzyycbs.tmall.com**

如有印装质量问题请与本社出版部联系（010-64405510）

《燕京名医张声生教授"十纲八法"辨治脾胃病》
编委会

张声生教授简介

张声生，教授，主任医师，医学博士，博士生导师，博士后合作导师，国家中医药领军人才（岐黄学者），享受国务院政府特殊津贴专家，国家科技奖励评审专家。第七批全国老中医药专家学术经验继承工作指导老师，首都名中医，首都中医榜样人物，北京市级老中医学术经验传承指导老师。现为首都

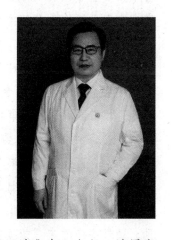

医科大学附属北京中医医院首席专家、消化中心主任、脾胃病研究室主任，国家中医药管理局重点专科全国脾胃病协作组组长，国家临床重点专科负责人，国家中医药管理局脾胃病调肝理脾重点研究室主任，国家华北区域脾胃病诊疗中心负责人，国家脾胃病区域诊疗中心联盟牵头人，国家消化道早癌防治中心联盟副理事长，国家中医脾胃病重点学科、重点专科、继续教育基地带头人，北京市中西医结合消化重点专科、北京市中医消化特色诊疗中心负责人等。先后入选全国百名杰出青年中医、德技双馨"人民好医生"、国家卫生健康委员会百姓健康

（CHTV）"健康卫士"、北京市新世纪"百千万"人才、北京市卫生系统高层次人才学科带头人项目、北京市优秀人才、北京市科技新星、北京市中医"125人才计划"1类人才、《人民日报·生命时报》"荣耀医者·消化专科精英"、首都精神文明委员会"最美北京人"等。

兼任世界中医药学会联合会消化专业委员会会长，中华中医药学会脾胃病分会原主任委员（12年），欧美同学会医师协会中西医整合消化病分会主任委员，中国医疗保健国际交流促进会中西医结合消化病学分会主任委员，北京中医药学会脾胃病专业委员会主任委员，中华中医药学会内科分会副主任委员，世界中医药学会联合会心身疾病专业委员会副会长，中国民族医药学会脾胃病分会副会长，《中国中西医结合消化杂志》主编等。担任国家新药评审和药物评价专家，长江学者评审专家，国家中药品种保护审评委员会委员，国家医保药物目录专家，中华医学会科技奖励评审专家，北京市科技奖励评审委员等。

先后主持国家支撑计划课题、国家自然科学基金、北京市研发攻关等课题30余项，致力于中西医结合防治消化系统常见、疑难疾病临床疗效提升及中医药治疗科学内涵研究。以第一作者或通讯作者发表核心期刊和SCI论文200余篇。获得科技成果奖11项，获得国家发明专利7项，专利成果企业转让2项。主编国家出版基金重点支持的大型专著《中华脾胃病学》及《名医重脾胃》等专著15部；作为项目负责人，牵头制定和发布了我国脾胃病行业的"常见脾胃病中医诊疗共识意见"和相关指南20余项，牵头制定和发布国际诊疗指南2个；作为组长牵头制定国家药品食品监督管理总局《中药新药用于功能性消化不良临床研究技术指导原则》和《中药新药用于慢性便秘临床研究技术指导原则》等。

序　言

　　"燕京医学流派"是以北京地区中医名家为主体融合而成的地域性中医学术流派,尤其是清代以后,明显的表现为以京城四大名医及其传承人的学术经验为核心,以官廷医学为基础,以家族传承、学院教育、师承教育相结合为特点,以中医为体、西医为用的中西医结合特色。研究、挖掘、整理燕京医家的学术思想对于促进中医药事业的发展,造福人类具有重要意义。

　　"燕京医学流派"上溯金代,下迄当代,历史跨度800余年。在相当长的历史时期内,燕京医学既形成了鲜明的地域特色,又不断吸纳融汇外地医学创新发展。燕京大地,人杰地灵,名医辈出,他们不仅医术精湛、医德高尚,深得患者信赖,且能广收门徒,著书立说,造就了一大批中医杰出人才。燕京地区的医学流派主要有为皇室及其贵族看病的御医派、传统师承家传模式下形成的师承派、院校教育培养出来的学院派。随着社会的发展和时代的变迁,当今"燕京医学流派"逐步向中西医汇通方向发展,各学术流派的传人大都是熟知现代医学理论的中医大家。

　　尽管有众多前辈对燕京医学的某一分支做了大量的研究,但是业界对于燕京医学学术特色、代表性医家医著的研究尚缺乏统一性和全局性的共识，对于各流派代表性传承人及传承谱系的梳理也不够全面系统。随着在世的老中医越来越少，关于传承的第一手资料逐渐消失殆尽，对于老专家学术资源的挖掘整理显得尤为紧迫，属于抢救性保护工作。

2019 年，在北京市中医管理局的大力支持下，"燕京流派传承研究项目"立项，由首都医科大学附属北京中医医院具体组织实施。医院领导非常重视该项目，专门成立了"燕京流派创新性传承拳头工程"工作组，由刘清泉院长担任组长、刘东国副院长任副组长，项目办公室设在北京中医医院医务处。同年，医院进行分项目遴选，对入选的分项目展开了专业、专家、专著、技术和药物的研究。同时，医院统一组织各分项目对全国著名中医学术流派进行了实体考察，经过数次会议论证，各分项目逐步形成了研究燕京医学学术流派的思路和方法，燕京医学系列丛书书目申报也相应完成。各燕京医学学术流派研究小组开展了文献检索、实地调查、专家采访、资料整理等工作，在尊重历史、务求真实的基础上对燕京医学的学术特色进行了深度挖掘。

经过一年多的辛勤劳动，凝聚众多编者心血的《燕京医学流派传承系列丛书》终于要与读者见面了。总体上来说，本套丛书具有以下特点：

一、丛书由一整套书籍组成，各分册既可以独立成册，又具有内在关联性。丛书分册由北京中医医院各专科主任负责牵头编写，代表了本专科的最新研究成果和燕京医学的学术特色。

二、丛书资料务求真实。由于时间仓促，在时间维度上，研究范围不能够完全涵盖每个历史时期，尤其是金元以前燕京地区医学的发展情况还有待继续深入研究。

三、丛书内容力求公正。各流派谱系梳理过程中，尽量收集多方资料，保证真实准确，避免闭门造车和门户之见。

四、丛书中借鉴了很多前辈及同行的优秀研究成果，具有兼容并蓄的特点。

本套丛书的编写得到了北京市中医管理局、北京中医药大学、中国中医药出版社等相关单位及领导、专家的大力支持，同时借鉴了很多前辈的研究成果，在此一并表示感谢。由于丛书编写时间紧、任务重，编者都是临床一线医务人员，仓促之中难免瑕疵，敬请同行批评指正。

北京中医医院燕京医学学术流派研究办公室

2021 年 10 月

前　言

中医药学是中华民族智慧的结晶，源远流长。数千年来，中医药学在维护中华民族的生存、繁衍和健康等方面做出了巨大的贡献。随着当今社会的发展进步，人类的疾病谱系也发生了变化，临床医者就是要在继承先辈宝贵经验基础上，结合现代疾病特点，开展创新临床研究，并不断总结最新研究成果、提升临床疗效。现代名中医是中医学术造诣最深、临床水平最高的群体，是将中医理论、前人经验与当今临床实践相结合的典范，并做到了守正创新，代表着中医学术和临床发展的最高水平。因此，全面传承和研究、充分学习和继承现代名中医的临床经验和学术思想，有助于提升年轻中医师的中医诊疗水平，促进中医药人才的可持续发展。

张声生教授从事中医药治疗脾胃病30余年，诊治病人众多，临床每获良效。他对脾胃病尤其是疑难脾胃病的病机、治则、治法、选方用药等方面有自己独特的认识，积累了丰富的临床经验。病机上强调肝、脾、胃在脾胃病发病中的重要作用，重视祛除"湿、浊、瘀、滞、毒"等病理因素；辨证上构建了以"寒热、虚实、气血、燥湿、脏腑""脾胃病十纲"辨治体系；治法上创新提出"补、消、温、清、升、降、和、化"之"脾胃病八法"治疗措施；具体治疗提倡"寒温并用""虚实兼顾""补泻相宜""平补平泻"等，擅用经典方剂加减化裁及对药、角药。

本书主要包括十二章和一个附。第一章，详细介绍了张氏"脾胃病十纲"辨治体系的构建；第二章，介绍了张氏"脾胃病八法"的内涵和运用；第三章至第十一章，着重介绍了张声生教授从病证结合的角度治疗不同脾胃疾病的独特理念和临证经验，内容包括胃食管反流病、功能性消化不良、慢性胃病、慢性萎缩性胃炎及癌前病变、功能性肠病、胃肠息肉、溃疡性结肠炎、老年性便秘、脂肪肝等；第十二章，总结了张声生教授从调理脾胃入手治疗杂病的思路与经验，体现了中医的异病同治；附件，列出了张氏"脾胃病十纲八法"常用方剂的出处、组成、功效主治、简要方解等，便于临证查阅。

本书是在张声生教授指导下，由常年跟从张声生教授临证的博士后、博士、硕士及徒弟整理完成，着重介绍了张声生教授具有特色的学术思想及临证经验，不求系统完备，但求临床实用，使读者能从中有所裨益，提升疗效。

由于时间及水平所限，不足之处在所难免，敬请各位同人批评指正，共同探讨，不断促进中医药的传承发展、守正创新。

《燕京名医张声生教授"十纲八法"辨治脾胃病》编委会

2022 年 6 月

目 录 ⌒

第一章

张氏"脾胃病十纲"辨治体系构建

辨证论治是在中医学理论的指导下，通过对症状、体征等病情资料的综合分析，先明确病位、病性等辨证纲领，再确定辨证具体要素，最终形成完整准确证名的系统过程，是中医的理论精华，亦是中医诊治所遵循的核心原则。辨证也是中医学基于唯物论看待事物的特有方式，根据证候进行分证论治，既能扩展中医的诊治能力，又能使治疗更为精准。在传统的中医辨证体系中，八纲辨证是主要辨识证的纲领，病性辨证主要辨别证候的性质，脏腑辨证主要辨别病位，而六经辨证、卫气营血辨证、三焦辨证、经络辨证亦从各自的角度把握了疾病的部分特征。

张声生教授基于其 30 余年消化系统疾病的诊疗经验以及对传统中医辨证思维的体悟，构建了以"寒热、虚实、气血、燥湿、脏腑"为纲的"十纲"辨治脾胃病体系。其十纲辨证是在传统脏腑辨证、卫气营血辨证、八纲辨证、病性辨证等基础之上建立的，尤其适用于脾胃病的现代中医辨治体系。

张氏"脾胃病十纲"指寒、热、虚、实、气、血、湿、燥、脏、腑十个纲领。运用"十纲"对采集到的患者病情资料进行分析，从而辨别疾病现处阶段疾病的寒热属性、邪正的虚实关系、病位的所在脏腑、病邪属湿属燥、气血盈虚行滞等，以此获得对疾病证候的全面掌握和对病证特点的综合概括，这一过程是谓"十纲辨证"。

通过十纲辨证，医者可从错综复杂的临床症状体征中抽提出带有普遍规律的共性。首先通过辨寒热虚实，确定疾病的性质，并分别概括出实寒证、实热证、虚寒证、虚热证这四种代表疾病基本性质的证候类型；再者通过辨脏腑，确定疾病的病位，进而基于藏象学说生克乘侮以及脏腑的功能特点推定疾病的传变规律；最后通过辨气血、湿燥，确定疾病的状态，进而判别正邪的盛衰和疾病的预后。之所以建立张氏"十纲"辨证，是与脾胃病的病证特点密切相关。脾胃病从病位来说，皆归属于特定的脏腑；从基本性质来说，可区分为寒与热；从邪正盛衰的关系来说，主要反映为实与虚；从病邪类别来说，可归属于湿或燥；从疾病转归来说，离不开气和血。这五组纲领，每组内部都对立统一，而各组之间亦存在着错综复杂的关系。因此，在把握各纲领基本条目的前提下，理清复合证候，方能运用十纲辨证高效地把握住脾胃病的证素要点。

一、基于"十纲"的脾胃病病因病机认识

（一）寒热失调

寒热是辨别疾病基本性质的纲领，集中体现了疾病中阴阳、水火的失衡情况。脾胃病有其特殊的寒热规律：从属性来说，脾为脏，属湿土，属阴；胃为腑，属燥土，属阳。而从功能来说，脾主升清，喜燥恶湿，属阳；胃主降浊，喜润恶燥，属阴。《素问·太阴阳明论》曰："脾为太阴，其气易虚，虚则有寒；胃为阳明，受邪易实，实则易热。"说明脾胃因其特殊的属性和功能，易因饮食不慎、寒暑失宜等，造成阴阳、水火的偏颇而

成寒成热。《素问·阴阳应象大论》言："阴胜则阳病，阳胜则阴病；阳胜则热，阴胜则寒。"在脾胃病中，若阳气偏盛、阴液受伤，或阴液亏损、阳气偏亢，致使气机紊乱、络脉受损，则可见胃脘灼痛、烦躁恼怒、反酸嘈杂、口干口苦、口舌生疮、大便秘结等热证表现；若阴气偏盛、阳气受损，或阳气虚衰、阴寒内盛，致脾运失健、升降失调、清浊不分、中阳遏阻，则见食少纳呆、腹胀闷痛、肠鸣腹泻、畏寒肢倦等寒证表现。张声生教授认为，寒热错杂是脾胃病突出的病机特点。因寒证与热证的本质为阴阳、水火的偏颇，若一方有余则另一方不足，有阴即有阳，有寒即有热，唯其寒热所在病位可分属不同脏腑，如脾寒胃热、胆热脾寒等。因此，在治疗时则需谨记其寒热错杂的病机特点而温清并举、寒热并用。

（二）虚实夹杂

虚实是辨别机体邪正盛衰的一组对立纲领。《素问·通评虚实论》曰："邪气盛则实，精气夺则虚。"而《景岳全书》曰："虚实者，有余不足也。"邪气盛而有余则为实，正气弱而不足则为虚。通过虚实辨证，可以获知机体内正邪斗争的进展情况，据此才能有针对性地采用攻或补的治疗手段，而免犯实实虚虚之误。脾胃病中的虚与实常相互转化，本属实证者，病久损伤正气则致虚；本属虚证者，因脏腑功能失调可生痰、湿、瘀等实证。而随着病程的迁延，最终常为虚实夹杂的复合证候。脾胃病的演变过程具有一定规律，概括来说，其多起始于中焦，扰乱于上焦，而累及下焦，涉及脾、肝、肺、肾、胃、大肠等诸多脏腑。脾胃为后天之本，主司气血津液、水谷精微之运化。若饮食不节、忧思恼怒、外感淫邪，均可损伤脾胃正气，为脾胃虚弱的虚证。脾胃失其健运，或兼情志不遂，扰乱肝之疏泄；

或病久肾气渐衰，气化不利，导致气血津液代谢失常，水谷精微不得输布，产生气滞、痰湿、食积、瘀血等病理产物；或兼寒热纠缠，成为寒湿困阻或郁久化热等实证。以上病理产物又进一步内耗正气，阻碍脏腑的正常功能，形成正气愈虚、邪气愈实的恶性病机循环。若本为食积腑实、恼怒阳亢，或中焦感邪，受纳不及，传导失司，阻碍脾胃之升降纳化；邪气烦扰还可影响肺之宣肃，邪气日久不去，既耗伤脏腑正气，又使气血不得输布，则脏腑失其所养，发展成邪气愈实、正气愈虚之证。虽然疾病初始虚实有别，但治疗时要以虚实夹杂的现有病机入手，对正邪斗争的过程进行干预，权衡攻邪和扶正的力度，审度病势，适时调整，最终助正祛邪而愈。

（三）气血失和

气血是判断脾胃病预后的关键。脾为气血生化之源，有统摄血液运行的功能，而胃为多气多血之腑。脾胃乃后天之本，其所生化之气血是机体正气的集中体现，因此可据气血为纲领判断疾病的预后吉凶。脾胃在生理上以气血调和为安，在病理上具有由气至血的病机演变特点。其首先表现为气虚、气滞等气机运行失调。气为血之帅，血为气之母，气血之间相互作用，气虚则影响血的生成，气滞则阻碍血的运行，故久病可成血虚、血瘀之证。气血贵在流畅，郁结滞涩则气血同病。气滞致使血行不畅，或气虚失摄致使血溢脉外，均可成瘀。瘀血损伤机体，又会影响新血的濡养输布，进而出现疼痛、出血等症状，甚至导致癥积、肠痈等病证。例如，瘀阻胃肠，可见呕血、便血；瘀在腹内，可见癥块腹痛；瘀阻食道，可见胸膈疼痛、食入即吐，或致噎膈；瘀停胸胁，可见胁痛如刺、胁下瘀块。因此，张教授提出"气虚则气必滞，气滞则血必瘀"，气、血也成为十纲辨证中的一组重要纲领；在治疗上，则主张调气和血。

（四）湿燥失济

湿与燥是辨别脾胃病病邪类别的特殊纲领。脾与胃同居中焦，却各有其好恶属性。《医经余论》云："夫脾为己土，其体常湿，故其用阳，譬之湿土之地，非阳光照之，无以生万物也；胃为戊土，其体常燥，故其用阴，譬之燥土之地，非雨露滋之，无以生万物也。"脾为阴脏，胃为阳腑。脾为湿土，恶湿而喜燥；胃为燥土，恶燥而喜润。太阴之润依赖燥土的蒸腾方不至生湿，而燥土也依赖湿土的缓和方不至太过，正常人体的脾胃两脏燥湿互补、润燥相济，维持着和谐的生理状态。若外邪侵犯，饮食失宜，久病失治，影响脾胃的特性和功能，使得水液代谢和水谷精微运化失常，则可造成润燥失济的异常状态。胃虽喜润却不耐湿浊，胃阳受水湿所困，太阴湿土无阳则失其运化之力，故见腹胀纳差、呕哕吐泻等症；若胃实燥热，耗伤脾阴，阳明燥土无阴以和，故见胃中灼痛、嘈杂反酸、便秘不爽等症。除胃燥之外，脾胃病亦多见肠燥、肺燥的病机，以及口燥、肌肤燥、毛发燥的相关症状。脾胃病与五脏六腑皆相关，其中大肠与胃直接相连，其传导有赖脾胃气机之推动；肺与脾共同布散水谷精微，故其润燥与脾胃格外相关。肺与大肠相表里，其华在毛，其充在皮；脾与胃相表里，其华在唇，其充在肌。故属燥者，可见上述口燥、肌肤燥、毛发燥等症状。因此，张教授治疗脾胃病时，注重润燥相宜，以顺应其好恶属性。

（五）脏腑不调

脏腑是明确脾胃病病位的核心纲领。脾胃病中的脏腑不调，包含了两个层面。首先，脏与腑的不调，即脾与胃的功能失调；其次，脾胃与其他脏腑之间的相互影响，这其中包含了脏腑之间根据生克乘侮和表里关系发生变病、传病、同病的复杂病机，故而亦是脏腑辨证的重点。

1.脾胃本病

脾与胃互为表里，经络相属。脾主运化水谷水湿，又主生血统血；胃主受纳，腐熟水谷。脾与胃功能彼此协调，共同主司水谷的代谢，因其联系密不可分，故多为表里同病。脾胃本病，多表现为纳运、升降、湿燥方面的失调。

（1）纳运不利

若脾运不足，胃能纳食而不能运，日久则其人羸瘦而能食，且水谷精微不能濡养于胃，则胃阴不足、水谷虚耗。

（2）升降失调

若脾气不升，则水谷精微不能上输心肺，供养周身；若胃气不降，则水液糟粕不能分输小肠、大肠，致清浊不分。脾之升与胃之降若不能协调配合，则气机逆乱或壅滞。

（3）燥湿失济

若燥湿失济，则脾为湿困不能运化，胃津亏虚，不能受纳腐熟，则胃无水谷精微濡养，脾气不得谷气振奋。

2.脏腑同病

脾胃居于中焦，灌溉四方，他脏之中皆存有脾胃之气。脾胃之病常涉及五脏六腑，而他脏之病亦波及脾胃，故治脾胃需安五脏六腑，这也是中医整体观念的体现。

（1）脏与脏同病

脾胃之病与五脏皆相关。其中，肾为先天之本，脾虚化源不足，五脏之精少而肾失所养，肾阳虚衰则脾失温煦，运化失职而致胃中冷痛、腹泻、便溏等症；肝主疏泄，助脾胃之运化，肝木失其条达、亢旺或抑郁易克犯脾土，引起胃痛、胁痛、口苦等症；心主神明，脾虚血化不足，心血不足或心阳不振亦可致脾失健运，或思虑过度可影响心脾功能，暗耗心血，可见心悸怔忡、失眠；肺为水之上源，脾生化不及则肺气亦虚，而肺虚耗气亦可影响脾气，脾失健运，水湿痰饮常停于肺，可导致肺失宣肃，出现咳喘等症；正如叶天士云："土王四季之末，寒热温凉随时而用，故脾胃有心之脾胃，肺之脾胃，肝之脾胃，肾之脾胃。"可见，在整体辨证的基本原则之下，从本脏和他脏同时入手，自古便是脾胃病辨治的主流思想。

在脾胃与其他脏腑的关系之中，肝与脾的关系尤为重要，肝脾不调被认为是脾胃病病因病机中的关键环节。肝与脾在生理上彼此制衡约束，病机上相互影响，常同病或传病。究其原因，与中医五行理论和肝脾的功能有关。肝主升而归属于木，脾主运而归属于土，肝木与脾土之间存在生克乘侮的关系。《素问·五运行大论》曰："气有余，则制己所胜而侮所不胜。其不及，则己所不胜侮而乘之，己所胜轻而侮之。"若肝木偏旺，克伐脾土太过，则木旺乘土；脾土壅滞有余，而肝木相对不足，反受土之侮，为土盛侮木；脾土不及，肝木相对偏盛，肝木乘虚制约脾土，为土虚木乘；肝脾同病，肝木疏泄不及，脾土运化不行，水谷精微停聚为湿，反遏肝木，为土虚木侮。而《血证论》记载："木之性主于疏泄。食气入胃，全赖肝木之气疏泄之，而水谷乃化。"肝藏血而主疏泄，脾统血而主运化，为气血生化之源，肝的疏泄功能和脾的运化功能之间相互作用，脾的运化有赖于肝的疏泄，肝的疏泄正常则脾的运化健旺。若肝失疏泄，则影响脾的运化，进而呈现出肝脾不和的病机，见腹胀腹痛、泄泻便溏等症。并且，肝与脾在血的生成、储藏、运行方面相互联系。脾运正常，血生化有源，运行循脉，肝有所藏；脾运虚怠，生化乏源，或脾失统摄，血逸脉外，则肝血不足。其次，肝与脾在调节气机方面关系密切。肝木条达，气机疏散正常；脾为气机升降之枢，斡旋于五脏六腑之间，两脏共同调节周身气机。肝疏泄不及或太过，气机失于条达，则脾亦升降失调。若脾虚失于运化，则水湿壅滞、清气不升，阻碍肝之疏泄条达，气机因而郁结，则肝脾同病。若肝木趁脾虚而乘之，则可加重脾虚。脾胃病的发生与情志不遂尤为相关。若恼怒过度，肝疏泄太过，则肝亢旺克伐脾；若忧虑过度，肝疏泄不及，气机失于条达，则脾不能升清，且胆汁排泄不畅，脾胃运化无助；肝主疏泄亦表现在与脾共同调节血和津液的运行，疏泄异常、升降出入失司，则可形成湿、瘀等病理产物，则使疾病愈发加重难愈。因此，治脾胃的同时亦重视他脏，尤其要从肝入手。

（2）脏与腑同病

脏与腑因其所主司的功能相关，故可出现同病。例如，小肠主分泌清浊，进而影响脾之输布，故小肠功能失职，可见二便失宜的症状；大肠与肺相表里，若脾运失健，肺失肃降，可进而影响大肠传导的功能，而大肠壅塞不通，可影响脾胃和肺气的疏利，见大便干结、口臭嗳气、咳喘等症；三焦为水液升降出入之道路，脾胃失调则水道不利，而三焦病变亦可致脾胃功能受损，出现水液停聚、二便异常的表现。

（3）腑与腑同病

六腑以通为用，《灵枢·本脏》言："六腑者，所以化水谷而行津液者也。"六腑相合，共同完成化物传导的生理功能，都具备"通而不能满"的生理特性，故其在病因病机上常相互影响。如胃的降浊与胆腑的降气彼此协同制约，胆气不降可克犯脾土，见胁肋疼痛、反酸呕恶、口苦等症；而脾胃湿热，熏蒸于胆，胆汁外溢，则亦出现口苦、黄疸等症；若胃强脾弱，约束津液，不得四布，脾虚津少，肠液枯燥以致大便艰涩难出；大肠传导失司亦可致胃气上逆，出现嗳气、呕恶等症。

3. 脏腑传变

在脾胃病中，脏腑传变主要体现了病位的改变，其传变规律遵循六经脏腑和五行生克制化理论。

（1）本脏腑相传

疾病在互为表里的脏与腑之间改变，最终表现为脏与腑同病。如脾胃体用互根，表里相合：脾虚不运，则胃气壅塞；脾阳不足，久则胃阳亦衰；胃阴不足，日久脾阴亏耗。此为本脏腑互传，脾之病传胃，胃病亦可传脾。又如肺与大肠相表里，皆属于金，肺气不宣则腑气不通，为肺之病传至大肠，若开宣肺气、提壶揭盖则腑气降；同时，大肠病亦可传肺。

（2）他脏腑相传

疾病在不为表里的脏腑之间，或脏与脏、腑与腑之间改变。如脾失健运而腑气不通，为太阴脾土之病传至阳明大肠，脏病传腑，脾阳虚弱，无力推动，故使糟粕留滞大肠；如胃热炽盛则肺失宣肃，为阳明胃土传病至太阴肺金，腑病传脏，胃火灼金，故肺气不利。又如脾胃清气升发依赖太阴肺金和太阴脾土的协同作用，故肺气不宣则脾气不升，反之亦然，此为脏病传脏；如胃气不降则大肠腑气不通，反之亦然，为手足阳明循经互传，腑病传腑，两腑滞涩不能为用，故受纳、腐熟、传导不利。

二、"十纲"辨证的证候

(一) 基本证候

1. 寒热辨证

（1）寒证

典型症状：腹中冷痛，或腹痛绵绵，畏寒喜温，口淡不渴，肢冷蜷卧；伴大便稀溏，痢下白色黏冻如涕状或赤少白多，清稀而不臭秽，小便清长；舌淡苔白而润，或见水滑苔，脉紧或迟。

证候分析：寒遏中焦或阳气虚弱，导致阴寒内盛，形体失却温煦，故见畏寒肢凉、腹中冷痛、喜温喜按等症；脾阳不足则运化水湿功能失职，或肾阳不足则蒸腾气化功能减退，导致水液运行障碍，蓄积体内，而津液未伤，则见排泄物澄澈清冷，口淡不渴，苔白而润。若饮食生冷失宜，起居不慎感受寒邪，多属实寒，起病一般较急，病程较短；若为久病失治，致使阳气虚弱，阴寒偏胜，多属虚寒，起病一般较缓，病程较长。

（2）热证

典型症状：胃脘腹中灼痛，反酸烧心，口干苦，喜冷饮，烦躁不宁，大便干结，或痢下赤多白少，小便短赤，舌红苔黄燥少津或苔黄腻，脉数。

证候分析：邪热侵扰或阴虚致阳气相对亢旺，灼伤胃络，故见胃脘灼痛；热伤阴津，故见大便干结、口干、喜冷饮、小便短黄、舌燥少津；邪热滞于肠间，壅滞气血，传导失司，肠络受伤，热迫血行故见腹痛、痢下赤多等症；热迫肝胆，疏泄不及，则见反酸烧心、口苦、烦躁不宁等症。因过食辛辣，或恼怒激动，或感受阳邪，致体内阳热过盛，多为实热，起病一般较急，病程较短；因内伤久病，阴虚阳亢者，多为虚热，起病一般较缓，病程较长。

2. 虚实辨证

（1）虚证

典型症状：胃脘隐痛，乏力疲倦，或大便稀溏，纳食不香，小便清长，舌淡有齿痕，苔少或水滑，脉细缓。

证候分析：先天禀赋不足，后天失养，疾病耗损，导致诸脏腑气血不足，正气损伤，可成虚证。其中胃络失其濡养，则见胃脘隐痛；气血不能输布于四肢百骸，则见疲倦乏力；脾气不足，不能运化水谷，则见纳食不香、大便稀溏；肾虚气化不利，小肠清浊不分，可见小便清长。虚证的症状表现繁多，较难一并概括，大体来说，久病及起病缓者多为虚证。

（2）实证

典型症状：腹痛剧烈，暴注下迫，或大便实硬；心烦易怒，口舌生疮；舌红绛，苔厚腻，脉滑数。

证候分析：若外邪侵犯，适逢机体气血充实，正邪交争剧烈，或因内脏功能失调，运化失职，气机阻滞，形成一系列有形的病理产物，故常显现出病势急迫、亢奋的倾向，症见如腹痛剧烈、暴注下迫或大便实硬等。实证的范围广泛，感受外邪属外因致病，气滞、血瘀、内生痰饮水湿为内因致病，饮食不慎所致食积等为不内外因致病，皆属实证范畴。因此，根据病邪的不同，临床表现亦较复杂，大体而言，起病急、病程短者多为实证。

3. 气血辨证

（1）气虚证

典型症状：食欲不振，纳食减少，便溏或排便无力；伴精神疲惫，体倦乏力，气短，自汗，动则诸症加重；脉虚，舌质淡嫩。

证候分析：若先天不足，年老体弱，或后天失养，如久病不愈、劳累过度，均可导致正气匮乏。脾气不足，运化无力，则见食欲不振，纳食减少；大肠传导，推动无力，则见排便费力；脏腑机能衰退，则见气短乏力；气虚不能固表，则见自汗；劳则气耗，故诸症动则加剧；气虚鼓动血行之力不足，气血不能荣养，故脉象虚弱、舌质淡嫩。事实上，不同脏腑气虚证各有其症状表现，而脾胃病常见脾气虚证、胃气虚证、肾气虚证，或多脏气虚的证候同在，而其特征均为特定脏腑机能下降的征象。气虚使脏腑机能下降，可逐渐形成血瘀、痰饮、水湿、食积等病理产物，成为虚实夹杂的证候。而就气血两纲来说，气虚则常导致气滞、血虚、血瘀，因"气为血之帅，血为气之母"，张教授则进一步提出"气虚则气必滞，气滞则血必瘀"。在脾胃病中，气虚常与气滞、血虚、血瘀兼而为病，表现为气虚气滞、气血两虚、气虚血瘀等证候。

（2）气滞证

典型症状：情志抑郁不舒，脘腹胀痛或窜痛，痛处不定，按之无形或游走，胁肋胀，并随情绪变化加重；伴呃逆嗳气、肠鸣矢气，疼痛胀满常随之减轻，稍后又作，时轻时重；脉弦，舌象可无明显变化。

证候分析：若因忧郁悲伤，思虑过度，或因水湿、痰饮、瘀血、食积等病理产物阻塞，或因脏气虚弱，运行乏力，皆可能导致气滞的发生。中焦气机运行不畅，则见脘腹胀满不舒；不通则脘腹疼痛，呃逆、嗳气、矢气后，气机暂通故症减。气滞则血行亦不畅，故常形成气滞血瘀的复合证候。气机不畅，机体运化不行，传导不利，常进而衍生为郁热、水湿、痰饮、瘀血、食积之证，或加重原有的上述证候。

（3）气逆证

典型症状：胃脘胀痛，呃逆嗳气，反酸烧心，恶心呕吐，不思饮食；或饮食不下，食入即吐；或咽中梗塞不爽，咳嗽喘憋，或伴头痛眩晕。

证候分析：多由痰饮瘀血内停、外邪侵袭、情志过激等导致肝气、胃气或肺气上逆。若胃气上逆为主，则见胃胀、呕恶等症；若肝气上逆为主，则见胃痛、反酸烧心等症，或伴头痛、眩晕；若肺气上逆为主，则见咳嗽、喘嗽等症。气逆是在气滞基础上的一种病机，多不独立存在。

（4）血虚证

典型症状：面色淡白或萎黄，大便干燥，排便困难，眼睑、口唇、舌质、爪甲色淡，头晕眼花，两目干涩，心悸多梦，健忘失眠，脉细无力。

证候分析：若久病不愈，劳累忧思过度，或起居不慎，饮食匮乏，或患血症出血，导致阴血亏耗、新血不生。血虚肠燥，故见大便干燥、排便困难；血虚不能充盈脉络，荣养四末，故见头晕眼花及颜面、眼睑、口唇、舌质、爪甲的颜色淡白，脉细无力；血虚不能荣养心神，故症见心悸多梦、健忘失眠等。血虚可与气虚、血瘀并存，表现为气血两虚、血虚夹瘀等证候。

（5）血瘀证

典型症状：胃脘刺痛，其痛处拒按，固定不移，夜间痛甚；或便下脓血或鲜血，或大便色黑如柏油状；或腹中结块，触及质硬而推之不移；或兼见面色黧黑，肌肤甲错；舌质暗，有瘀斑瘀点，舌下络脉曲张，脉细涩。

证候分析：多由水湿痰饮、气滞等原因，或由气虚运血无力，血行迟缓，而致瘀血内生。瘀血阻滞，不通则痛，故有胃脘刺痛、固定拒按；血不循经，故见便下柏油便、脓血或鲜血；夜间阳入于阴，瘀阻益甚，故症状加剧；瘀血不散，凝结成块，则见腹中硬块；脉络瘀滞，气血不能濡养，则见面色黧黑、肌肤甲错、舌暗、脉细涩等症。血瘀与气滞互为因果，而成气滞血瘀证。

4.湿燥辨证

（1）辨湿之证

在脾胃病中，湿邪致病较为多见，因脾主司水湿运化，其所居之中焦亦为转枢，湿邪不论外感或内生，脾胃皆首当其冲，并最先出现腹胀、纳差、呕哕、吐泻等症状，故在辨治脾胃病时强调辨湿之证具有重要意义。广义之"湿"为机体水液代谢失常的产物，为有形之邪。湿邪根据其形之不同，又有水湿痰饮四种类型。"湿聚为水，水停成饮，饮凝成痰"，其区别在于质地的清稀黏稠以及弥散的范围。其中，水和饮质地最为稀薄，多分布于体表和胸腹，两者亦最为相近，故多合论；而痰较为黏稠，且流窜于周身脏腑；湿则为水气弥散于机体的一种状态，故需明确区分。水、湿、痰、饮本属一类，又常相互转化兼病，故多有痰饮、痰湿等复合证候。

①湿证

典型症状：胃脘痞闷，口腻不渴，纳呆，恶心呕吐，大便溏稀或黏滞不爽；或伴身体困重，头目昏沉，小便浊而不畅；舌苔滑腻，脉濡缓或细。

证候分析：多因外感邪气，或素体脾虚失运，或饮食失宜，致使湿浊内生，停于中焦。湿为阴邪，可阻遏气机，损伤阳气，其性黏滞缠绵，有重浊趋下的特点。湿阻脾胃气机，中焦运化不行，故脘腹痞胀、纳呆、恶心呕吐；湿浊下注，故大便溏、小便浊；湿浊上犯，故见口腻不渴、舌苔滑腻；湿邪困表，故肢体困重。湿有外感、内生之分，在脾胃病中，两者兼见，并进而可与寒邪或热邪相合而成寒湿或湿热，形成寒湿困脾、湿热蕴脾、肠道湿热、肝胆湿热等复合证候。

②痰证

典型症状：胃脘腹胀，或因腹中结块而满痛，呕恶纳呆，或见便溏稀黏冻状；伴咳嗽痰多，色白质稀，胸腹痞闷，肢重嗜卧，皮下硬结；舌淡胖苔腻，脉滑或缓弦滑。

证候分析：若饮食不当，或劳欲所伤，致使脾胃运化失常，水液酿而成痰。"痰随气行，无处不到"，痰浊阻于三焦，周身气机不畅，故见胸腹痞闷、肢重嗜卧；脾胃首当其冲，使得运化不行，升降失常，故见胃脘腹胀、呕恶纳呆；《丹溪心法》云"凡人身上中下有块者，多是痰"，痰阻裹邪，渐生包块，故见腹中结块满痛；痰湿重浊，下注大肠，故见便溏稀黏冻状；"脾为生痰之源，肺为储痰之器"，肺失宣肃，故可伴咳喘。痰邪致病广泛，《杂病源流犀烛》云："痰之为物，流动不测，故其为害，上至颠顶，下至涌泉，随气升降，周身内外皆到，五脏六腑俱有。"痰阻碍气血运化，影响气机升降，又多夹湿、热、寒、瘀等为患，致使病势缠绵难愈，症状变化多端，故临证时应格外注意辨识。

③水饮证

典型症状：心下坚满，腹大如鼓，甚则包块起伏，肠中辘辘有声；或兼见胸满而喘，小便不利，无汗；舌淡胖大，苔水滑，脉缓或滑。

证候分析：内伤七情、饮食劳逸、瘀血内停等致病因素影响水液代谢，造成水饮停滞，水液输布失常，泛溢肌肤，故见水肿；水饮停聚于胃肠或脏腑间隙，故见心下坚满、腹部包块、肠中辘辘有声；水饮停肺，肺失宣降，故见胸满而喘；膀胱气化不利，故见小便不利、无汗。水饮停聚于不同位置，可分别引起各自的症状，且因其为有形之邪，又具有流动性，故临证不可拘泥于脾胃两脏。水湿痰饮是因机体水液代谢紊乱，水谷精微不能正常运化而形成的病理产物，其作为新的致病因素，又可进一步干扰脏腑功能，形成复杂病机变化。

（2）辨燥之证

燥证亦有外感、内伤之分。在脾胃病中，以内伤致燥较多。燥证根据程度的不同，又可分为津亏证和阴亏证。

①津亏证

典型症状：口干喜饮，大便干结、数日一行，或见口臭、嗳气；或伴有皮肤干燥，目干咽干，小便少；舌红少津，苔黄燥，脉细。

证候分析：多因久病，或年老，或饮食失宜，导致津液亏损。若肠失濡润，传导滞涩，则见大便干；胃失润降，则见口干、口臭、嗳气等症；周身失其润泽，则见皮肤干燥、咽干目干；津液不足，无以气化，则可见小便少。本证症状程度较轻，多无严重的全身表现，以津少失润为特征。

②阴亏证

典型症状：胃脘嘈杂、隐隐不适，不思饮食，或知饥不食，食后饱胀反哕，大便燥结；甚则伴有五心烦热，失眠头晕，手足心热，两颧红赤，消瘦目陷；舌红，舌体瘦少津或少苔，脉细数。

证候分析：多因素体阴亏，或年老阴血自伤，或久病耗伤阴液，致使阴液亏虚。胃阴不足，失于润降，故见嘈杂不适，纳食异常；大肠失濡润，传导滞涩，则见大便燥结；阴不制阳，虚火内扰，故见五心烦热、头晕目眩；阴虚不能敛神，故见失眠多梦；阴精不能充养，故见消瘦目陷。本证症状程度较津亏证为重，以阴液不足导致不能濡养、滋润、制阳为特征。

5.脏腑辨证

（1）辨脏之证

①脾证

典型症状：乏力，不思饮食，纳少便溏，甚则肢体浮肿。

证候分析：脾为后天之本，主运化水谷，输布精微，为气血生化之源，又能统摄血液的运行，且主升清，喜燥恶湿。因此，脾证多为因上述功能失职，致使水湿内停、纳谷不化、化源不足、血失统摄的证候，故可见腹胀腹痛、不思饮食、纳少便溏、肢体浮肿等症。脾证可分虚实不同，饮食劳倦，或病后耗伤，可致脾气虚、脾阳虚、脾不统血等虚证；饮食不节，或外感病邪，亦可致湿热蕴脾、寒湿困脾等实证。

②肝证

典型症状：脘腹胸胁胀满疼痛，忧郁烦躁；伴食欲不振，反酸烧心，口苦；目眩耳鸣，月经不调，乳房胀痛，睾丸疼痛；脉多弦。

证候分析：肝主疏泄，其性升发，喜条达而恶抑郁，能调畅气机，疏泄胆汁以助运化，并可调节精神情志和生殖功能；又能藏血，开窍于目，其循经所过为少腹、胸胁。因此，肝证多为上述生理功能失常以及循经部位异常的证候。气机不畅，中焦不通，兼有肝气克犯脾胃，故见脘腹胀满疼痛、食欲不振；

肝失疏泄，气机逆乱，胆汁横逆，故见反酸烧心、口苦；肝经所过，皆可不适，故见胸胁胀痛、颠顶痛、目眩耳鸣、乳房胀痛、睾丸疼痛等。肝证以实者多见，脾胃病中常见肝郁气滞、肝阳上亢、肝经湿热等证。

③肾证

典型症状：肾证多虚，需先分阴阳。脾胃病中肾阳虚者，可见大便滑脱不尽、五更泻，伴少腹冷痛绵绵、喜按喜温、形寒疲倦、腰痛遗精、水肿等症；肾阴虚者，多见大便秘结，伴口咽干痛、眩晕耳鸣、经闭不孕、阳强易举、失眠盗汗等症。

证候分析：肾主藏精，主司生长发育、生殖、纳气、行水。肾证多为上述功能失常所致证候。肾证多虚，先天禀赋不足，老年体虚，久病或房事不节，可导致肾之亏损。在脾胃病中，常有脾阳虚与肾阳虚同见，而肾阴虚常与胃阴亏虚、大肠失润同见。若命门火衰，则无以助脾胃之化熟水谷，且肾为胃之关，主司二便，肾气不足，关门不利，则见大便滑泄；黎明前阴气盛而阳气未复，肾阳虚者，胃关不固，故作五更泄；肾阳失于温煦，气化不及，故见少腹冷痛、形寒疲倦、水肿；腰为肾之府，主骨生髓，肾亏则腰痛。肾阴亏虚，虚火灼津，故见大便秘结、胃中灼热、口咽干痛；阴虚不能濡养心神，故见失眠；阴不敛阳，虚火气化失宜，故见盗汗；肾精不足，脑髓空虚，故见眩晕耳鸣；热扰阴室，故见经闭不孕、阳强易举。

④肺证

典型症状：在脾胃病中指肺脾两虚并见证，或脾虚痰湿影响肺的功能，可见乏力、气短，伴咳喘痰多、便溏等症。

证候分析：脾胃病中肺的功能常受牵连。脾失健运，水湿潴留，聚为痰饮，可影响肺的呼吸与宣降功能；肺气虚弱，宣降失职，亦可致水液潴留，而影响脾的运化功能。肺与大肠相表里，肺失清肃，则传导受阻，正如《脾胃论·随时加减用药法》所云："浊气在阳，乱于胸中，则䐜满闭塞，大便不通。"若肺热壅盛，灼伤津液，或肺失肃降，津液不能下达，肠道失润，腑气不通；肺气虚弱，肃降无权，大肠传导无力；若腑气壅滞不通，可导致肺失宣肃。因此，脾胃病中肺证，可见胃脘腹胀或伴咳喘痰多、便溏或干结难解等传导失常，肺失宣降，水湿停滞的症状表现。

⑤心证

典型症状：指心脾两虚并见证，或心脾积热导致的证候。可见心悸怔忡，胸痛，心烦喜思，失眠健忘，口舌生疮等症。

证候分析：脾与心皆与血液生化运行和情志思虑有关。脾胃病中，若脾虚心血化源不足，导致血虚而心无所主，则见心悸怔忡；若运化不行，常有痰浊瘀血停滞，心脉亦不畅，则见胸痛；若思虑过度，可使心脾功能同时受损，同时若心脾同病，情志过极，则见心烦、失眠；阴血化生不足，心阳失抑，心火上炎，故见口舌生疮。

（2）辨腑之证

①胃证

典型症状：纳食异常，胃脘痞胀疼痛，恶心呕吐，呃逆嗳气。

证候分析：胃为仓廪之官，主受纳腐熟水谷；胃以降为顺，喜润恶燥。故胃的病变主要反映在受纳、腐熟功能障碍，以及胃失和降、胃气上逆方面，症见纳食异常、胃脘不适、呃呕嗳气。临床常见胃气虚、胃阳虚、胃阴虚、寒滞胃脘、胃热炽盛、寒饮停胃、食滞胃脘、胃脘气滞等证。

②胆证

典型症状：反酸烧心，口苦口干，黄疸胁痛，胆怯易惊。

证候分析：胆能贮藏和排泄胆汁，助脾胃消化水谷，又主决断，胆气宜降，胆证主要表现为消化、胆汁排泄以及情志的异常，故见反酸烧心、口苦口干、黄疸胁痛、胆怯易惊等症。临床常见肝胆湿热、胆热脾寒等证。

③大肠证

典型症状：便秘，腹泻，便下脓血，腹痛，腹胀。

证候分析：大肠为传导之官，吸收水分，排泄糟粕，故大肠证多表现为大便传导功能的失常，故见便秘、腹泻、便下脓血，以及腹痛、腹胀等。常见大肠湿热、大肠津亏等证。

（二）常见同病证候

1.脏腑同病

（1）脏与脏同病

①脾肾虚寒证

典型症状：脘腹冷痛，喜温喜按；久泄久痢，或五更泄泻，完谷不化，便质清冷或腹胀如鼓，或有腹水；伴形寒肢冷，肢体浮肿，腰膝冷痛，小便短少；舌淡胖苔白滑，脉沉迟。

证候分析：本证多由久泄久痢，或过用苦寒之品，导致脾肾阳气同时损伤，虚寒内生，温化无权，水谷不化，水液潴留。脾主运化，肾司二便。阳虚阴寒内盛，气机凝滞，故下腹冷痛；脾肾阳虚，运化水谷精微及排泄二便功能失职，故见久泄久痢；阳气虚，不能腐熟水谷，故见泄泻完谷不化，便质清冷；寅卯之交，阴气极盛，阳气未复，命门火衰，阴寒凝滞，则黎明前腹痛泄泻，为五更泄；脾肾阳虚，不能温化水液，水湿集聚，故见腹水；水湿气化不利，泛溢肌肤，则为水肿、小便少；肢体失于温养，故形寒肢冷，腰膝冷痛；舌淡胖，苔白滑，脉沉迟为脾肾阳虚失于温运而寒湿内停之象。

②肝脾不调证

典型症状：胃脘胀痛，或腹胀肠鸣，矢气频，呃逆嗳气，善太息；食欲不振，食少腹胀；大便溏泄，或腹痛欲便，泻后痛减，或大便溏结不调；伴胸胁胀痛，恼怒抑郁；舌暗苔白，脉弦或缓。

证候分析：本证为肝失疏泄而脾失健运之证。多因情志不遂，肝失条达，横乘脾土；或脾伤在前，土反侮木。肝气横逆犯脾，脾气虚弱，中焦气滞不通，故见胃脘胀痛、食少腹胀；气机上逆，故见呃逆、嗳气；水湿运化不行，湿阻胃肠，故见肠鸣矢气、便溏不爽，或溏结不调；肝气犯脾，气机郁滞，运化失常，故痛泻交作；便后气机暂通，故见泻后痛减；肝失疏泄，经气郁滞，则胸胁胀痛；气结欲得疏解，故善太息；舌暗苔白，脉弦或缓为肝郁脾虚，肝脾不调之象。

③脾肺气虚证

典型症状：食欲不振，纳少不化，腹胀嘈杂，或恶心呕吐，或腹痛便溏；伴疲倦乏力，面色少华，手足不温或伴久咳不止，短气而喘；舌淡嫩苔白，脉虚或虚数。

证候分析：本证多由饮食劳倦伤脾，脾虚及肺，或久病咳喘，肺虚及脾所致。若因饮食不节，损伤脾气，湿浊内生，脾不散精，则肺亦虚损；或因久咳肺虚，肺失宣降，气不布津，水聚湿生，则脾亦失健。脾运失健，故见食欲不振、脘腹胀满。脾虚湿浊内生，阻于中焦，则见腹胀嘈杂、恶心呕吐；下注大肠，则见便溏。脾肺气虚，四肢百骸失其所养，故见疲倦乏力、面色少华、手足不温；肺气受损，故久咳不止、气短而喘；舌淡嫩苔白，脉虚或虚数，均为脾肺气虚之征。

④心脾两虚证

典型症状：腹胀而满或隐隐作痛，食欲不振，不知饥饱，大便稀溏或便中带血，神疲乏力，面色萎黄；伴心悸怔忡，失眠多梦，头晕健忘，或兼见皮下紫斑，女子月经量少色淡、淋漓不尽；舌淡，脉细弱。

证候分析：本证多由饮食不节、劳倦伤脾，或思虑过度、暗耗阴血，或久病失调及慢性出血等，导致心血耗伤，脾气亏虚。脾为气血生化之源，又主统血，脾虚生血不足，或统摄无权，可导致心血亦亏。心主血，血充则气足，血虚则气弱，心血不足，无以化气，则脾气亦虚，两者互为其因，常成心脾两虚证。脾气不足，运化失健，故见食欲不振、腹胀便溏；气虚不能敛神，血虚不能养神，故见神倦乏力、心悸怔忡、健忘失眠；肌肤失荣，故面色萎黄无华；头目失养，则眩晕健忘；脾虚不能摄血，可见便中带血、皮下出血、月经量减少色淡、淋漓不尽；舌质淡，脉细弱，皆为气血不足之征。

（2）脏与腑同病

①脾胃湿热证

典型症状：脘腹胀闷，纳呆，恶心欲呕，口中黏腻，渴不多饮，便溏不爽，小便短黄，肢体困重，或身热不扬，汗出热不解，或见面目发黄、色鲜明，或皮肤发痒，舌质红，苔黄腻，脉濡数或滑数。

证候分析：本证多由外感湿热之邪，或本为脾气虚弱，湿邪中阻，湿郁化热，或嗜食肥甘厚腻，饮酒无度，酿成湿热，内蕴脾胃所致。湿热阻滞中焦，纳运失健，升降失常，气机阻滞，则脘腹痞闷、纳呆食少、恶心呕吐；湿热蕴脾，上蒸于口，则口中黏腻、渴不多饮；湿热下注，阻碍气机，大肠传导失司，则便溏而不爽；湿热交结，热蒸于内，湿泛肌肤，阻碍经气，气化不利，则为肢体困重、小便短黄；湿遏热伏，郁蒸于内，故身热不扬；湿热之邪，黏滞缠绵，故汗出热不解；若湿热蕴结脾胃，熏蒸肝胆，疏泄失权，胆汁不循常道而泛溢肌肤，则见面目发黄色鲜明；湿热行于皮里，则皮肤发痒；舌质红，苔黄腻，脉濡数或滑数，均为湿热内蕴之征。

②脾胃寒湿证

典型症状：脘腹胀闷，口腻纳呆，泛恶欲呕，口淡不渴，腹痛便溏，头身困重；或小便短少、肢体肿胀；或身目发黄、面色晦暗不泽；或妇女白带量多；舌体淡胖，舌苔白滑或白腻，脉濡缓或沉细。

证候分析：本证多因淋雨涉水，居处潮湿，气候阴雨，寒湿内侵伤中；或由于饮食失节，过食生冷、瓜果，以致寒湿停滞中焦；或因嗜食肥甘，湿浊内生，困阻中阳所致。外湿内湿，互为因果，以致寒湿困阻，脾阳失运。脾喜燥恶湿，寒湿内盛，脾阳受困，运化失职，水湿内停，脾气郁滞，则脘腹痞胀或痛、食少；脾失健运，湿滞气机，则口腻、纳呆；水湿下渗，则大便稀溏；脾失健运，影响胃失和降，胃气上逆，故泛恶欲呕；湿为阴邪，其性重浊，泛溢肢体，遏郁清阳，则头身困重；若寒湿困脾，阳气被遏，水湿不运，泛溢肌肤，可见肢体肿胀、小便短少；寒湿困阻中阳，若肝胆疏泄失职，胆汁外溢，加之气血运行不畅，则为面目肌肤发黄、晦暗不泽；若寒湿下注，损伤带脉，带脉失约，妇女可见白带量多；口淡不渴，舌体胖大，苔白滑腻，脉濡缓或沉细，均为寒湿内盛之象。

③脾胃虚寒证

典型症状：腹痛绵绵，喜温喜按，畏寒；食少腹胀，大便稀溏、完谷不化，或下利不止；四肢不温，口淡不渴；舌质淡胖有齿痕，苔白滑，脉沉迟无力。

证候分析：过食生冷，苦寒折中，或禀赋不足，或由气虚发展而来，可导致脾胃虚寒的发生。脾阳虚衰，运化失权，则为食少腹胀、大便稀溏；寒盛气机凝滞，故见腹痛绵绵、喜温喜按；中焦失于温煦，故见畏寒肢冷；阳虚气血不荣，水气上泛，故口淡不渴；舌质淡胖有齿痕，苔白滑，脉沉迟无力为阳虚失运所致。

④肝胃不和证

典型症状：脘胁胀闷疼痛，嗳气呃逆，嘈杂吞酸，烦躁易怒，舌红，苔薄黄，脉弦数；或脘腹冷痛，呕吐涎沫，颠顶疼痛，遇寒则甚，得温痛减，舌淡，苔白滑，脉沉紧。

证候分析：本证可为肝郁化火，横逆犯胃，亦可为寒邪侵犯肝胃。若肝郁化火，横逆犯胃，肝胃气滞，则脘胁胀闷疼痛；胃失和降，气机上逆，故嗳气呃逆；肝胃气火内郁，可见嘈杂吞酸；肝失条达，故急躁易怒；舌红苔黄，脉弦数，均为气郁化火之象。若寒客肝胃，中焦受邪，则脘腹冷痛；中阳损伤，水津不化，则呕吐涎沫；阴寒之气循肝经上达颠顶，故颠顶疼痛；寒性阴凝，得热则缓，得寒则凝，故头痛遇寒加剧、得温痛减；舌淡苔白滑，脉沉紧为寒邪内侵之象。

（3）腑与腑同病

①胃肠食滞证

典型症状：脘腹胀满疼痛拒按，嗳腐吞酸，厌食呕恶；或腹痛欲泻，吐泻之后则痛减，或大便秘结或臭秽；舌苔厚腻，脉滑。

证候分析：暴饮暴食，过食肥甘厚腻或生冷，可导致饮食积滞。食滞中焦不下，故见脘腹饱胀；胃失和降，中焦滞满，故脘腹胀痛拒按、恶心欲吐；浊气上逆，故嗳气吞酸；呕出或泻下后，积滞减少故痛减；腑气不畅，故大便秘结；积滞化腐，故大便臭秽；苔厚腻，脉滑为食积之象。

②胃肠气滞证

典型症状：脘腹胀痛走窜，嗳气呃逆，肠鸣矢气，大便滞涩难下。

证候分析：情志不遂，病理产物或病邪停滞，均可导致胃肠气滞。胃肠气机滞涩，传导通降不行，则脘腹胀满疼痛；气机游走，时聚时散，故胀痛位置走窜；胃气上逆，故见嗳气呃逆；大肠传导不畅，故肠鸣矢气、大便滞涩。

③胃肠寒阻证

典型症状：脘腹胀满、绞痛剧烈，遇寒则剧，得温痛减，或泛吐清水，大便溏泄或下痢或难解，或伴恶寒肢冷；舌紫苔白润，脉弦紧或沉。

证候分析：多为寒邪侵袭胃肠而致。因寒主收引，凝滞气机，故脘腹冷痛、痛势剧烈；寒得温则散，故得温痛减、遇寒则剧；寒邪伤阳，胃中水饮难化，胃气上逆，故泛吐清水；若水湿下注，则便溏；寒邪阻滞气血，正邪搏结，日久化腐，则可见下痢；寒邪于内遏滞阳气，于外束表，故见恶寒肢冷；舌紫苔白润，脉弦紧或沉为寒邪凝阻气机之象。

④胃肠热盛证

典型症状：胃脘胀满灼痛，腹满硬痛，消谷善饥，大便秘结或热结旁流；伴口渴喜冷饮，口臭，牙痛齿衄，小便短黄，甚则日晡潮热；舌质红苔黄厚而燥，脉沉数有力。

证候分析：因过食辛辣肥甘、燥热刺激，或因邪热内侵，或因失治误汗，或因情志不遂、肝郁化火，致使火热壅滞于胃肠。火热熏灼，壅塞胃气，中焦阻滞不通，则胃脘灼痛而拒按；里热烧灼津液，肠道失润，燥屎内结，腑气不通，故腹满硬痛、大便秘结；邪热迫津下泄，故见热结旁流；胃火炽盛，受纳腐熟亢进，故消谷善饥；热盛伤津，则口渴喜冷饮、小便短黄；胃火内盛，浊气上逆，则口臭；胃经经脉络于龈，胃火循经上炎，气血壅滞，热伤龈络，则见牙痛齿衄；大肠属阳明，经气旺于日晡，故日晡潮热；舌质红，苔黄厚而燥，脉沉数有力为热盛灼津之象。

⑤胃肠湿滞证

典型症状：胃痞腹胀，胸闷，纳差，大便溏泄，肢体困重，口淡口黏，舌苔腻。

证候分析：本证由于外感湿邪、饮食肥甘等原因，致使水湿内停，湿滞胃肠。湿阻中焦，纳运失健，气机不通，故见胃痞腹胀、纳差便溏；湿浊流于肢体肌肉，阻碍经气，故见肢体困重；胸为清阳之府，湿为阴邪，遏制清阳之升，故见胸闷；湿浊上泛于口，则口中黏腻、口淡、苔腻。本证可应夏季或雨季而发，其暑湿邪气可加重内湿。

⑥胃肠湿热证

典型症状：腹痛剧烈，暴泻如注，里急后重；或下痢脓血，色鲜红紫黑，浓厚黏稠；或大便臭秽，或肛门灼热，大便黏滞不爽；可伴小便短黄；舌红，苔黄腻，脉滑数。

证候分析：可因感受暑湿热毒之邪，或饮食不洁，进食腐败之物，湿热秽浊之邪蕴结肠道而成。湿热之邪侵犯肠道，阻碍气机，气滞不通，则腹痛腹胀；湿热侵袭肠道，气机紊乱，清浊不别，水液下趋，则暴注下迫；湿热内蕴，损伤肠络，瘀热互结，则下痢脓血；火性急迫而湿性黏滞，湿热疫毒侵犯，肠道气机阻滞，则腹痛阵作而欲泻，却排便不爽，肛门滞重呈里急后重之象；肠道湿热不散，秽浊蕴结不泄，则腹泻不爽而粪质黄稠、秽臭，排便时肛门有灼热感；湿热蒸达于外，则身热；热邪伤津，泻下耗液，则口渴、尿短黄；舌质红，苔黄腻，脉滑数，为湿热内蕴之象。

⑦胃肠寒湿证

典型症状：腹痛拘急，喜温而拒按；大便质黏不爽，清淡无臭，或赤白黏冻，白多赤少，里急后重；形寒身重，舌淡苔白厚腻，脉沉或濡。

证候分析：因过服寒凉，或感受寒湿，寒湿滞留于肠中，与气血相搏，夹糟粕下注，则见大便质黏不爽、清淡无臭，或赤白黏冻、白多赤少；湿黏滞趋下，故排便不爽、里急后重；寒湿皆为阴邪，寒性收引，湿性黏滞，气机黏滞不通，故见腹痛拘急；寒得温略减，故喜温；寒湿为实邪，故其拒按；寒湿困扰清阳，肢体不充，故见形寒身重；舌淡，苔白厚腻，脉沉或濡，为寒湿之象。

2. 气血同病

（1）气滞血瘀证

典型症状：胃脘腹部胀满刺痛，呃逆嗳气，矢气多；或见胁下腹中包块，位置固定，按之疼痛，纳食少；大便难下，或便干，或便下脓血，或便血；或伴面色黧黑，失眠虚烦；舌紫暗有瘀斑，脉细涩。

证候分析：本证为气血同病，血瘀与气滞互为因果，而成气滞血瘀证。气机不畅，瘀血阻滞，不通则痛，故有胃脘、腹部胀满刺痛；中焦气滞，胃气上逆，故见呃逆嗳气；血不循经，故见便下脓血或鲜血；气滞血瘀交接，凝结而成痞块，则见包块固定疼痛；脉络瘀滞，气血不能濡养，则见面色黧黑；瘀血不去，新血难生，血不养神，故见失眠虚烦；血不濡肠道，又兼大肠滞涩，传导不及，故见矢气多、排便难、大便干；舌紫暗有瘀斑，脉细涩，为血瘀之象。

（2）气血两虚证

典型症状：脘腹隐痛绵绵、喜按喜揉，口淡纳差，食少腹胀，大便溏或干，头晕目眩，少气懒言，乏力自汗；舌淡苔白，脉细弱。

证候分析：本证为气血同病，气虚与血虚同见。气虚运化无力，则见纳差食少；气血不荣于胃肠，因虚则痛，故见脘腹隐痛绵绵、喜按喜揉；气虚大肠传导不及，血虚肠道失润，则见大便溏或干；气血不荣于清窍，故见头晕目眩，少气懒言；气虚不能固表，血虚不能充养肢体，故见乏力自汗；舌淡苔白，脉细弱为气血两虚之象。

（3）气虚血瘀证

典型症状：胃脘刺痛延绵，痛处不移，纳食少，或见腹中包块，或见大便脓血，或便血而无里急后重；面色淡白或晦滞，身倦乏力，气少懒言；舌淡暗或有紫斑，脉沉涩。

证候分析：本证为气血同病，气虚推动无力，血行不畅而瘀滞。瘀血内阻，不通则痛，故脘腹刺痛不移；血瘀凝结而成痞块，则见腹中包块；瘀血内停，血不循经，气虚失于统摄，故见或下痢脓血，或便血；气虚不荣，故见面白、身倦乏力、气少懒言；瘀阻络脉，故见面色晦滞；舌淡暗或有紫斑，脉沉涩，均为气虚血瘀之象。

（三）常见错杂证候

1. 胃热脾寒证

典型症状：胃脘胸膈烦热，纳多能食，频欲呕吐，腹痛喜暖，便溏易泻；伴四肢困倦，面热心烦，口舌生疮，牙痛齿衄；舌胖大齿痕，苔黄厚而燥，脉弦或紧。

证候分析：本证为胃火尤盛而脾阳已伤之证。本证多由误用苦寒或攻下之剂，折伤中阳，而胃中之热犹在，故胃脘胸膈烦热、纳多能食；胃失润降，故见频欲呕吐；胃火上扰，故见面热心烦、口舌生疮、牙痛齿衄；中脏虚寒，水湿不运，则见腹痛喜暖、便溏易泻；水湿泛于肌肉体表，故见四肢困倦；舌胖大齿痕，苔黄厚而燥，脉弦或紧是胃热脾寒之象。

2. 胆热脾寒证

典型症状：反酸烧心，胸胁满胀，口干口苦欲饮，便溏易泻，小便不利；或伴寒热往来，心烦易怒，但头汗出，四肢困倦；舌淡胖有齿痕，苔白，脉弦。

证候分析：本证为少阳胆热兼脾虚寒之证。胆属少阳，枢机不利，胆热郁于上，故见胸胁满胀、口干口苦欲饮、往来寒热、心烦等症；胆腑郁热，胆汁疏泄不及而上泛，故见反酸烧心；枢机不利，又兼脾阳虚弱，运化不及，故见便溏易泻、小便不利；舌淡胖有齿痕，苔白，脉弦为脾脏虚寒而胆热上逆之象。

3. 肝热胃寒证

典型症状：胃脘冷痛、得温则减，泛吐清水，胸胁胀满疼痛，口干口苦，食少腹胀，大便偏干；伴急躁易怒，头晕目眩，目赤；舌红绛，苔白或水滑，脉紧数。

证候分析：本证为肝火亢旺与胃寒并见之证。胃为阳腑，其病多实，寒凝气机，故见胃脘冷痛；寒得温则散，故得温痛减；寒邪伤阳，胃中寒饮难化，胃气上逆，故食少腹胀、泛吐清水；肝火亢旺，疏泄太过，故见胸胁胀满疼痛、急躁易怒、大便干；肝阳上亢，热扰清窍，故见头晕目眩、目赤；肝火上灼津液，故见口干口苦；舌红绛，苔白或水滑，脉紧数为肝热胃寒并见之象。

4. 胃热肠寒证

典型症状：胃中灼热，喜冷饮，然进食生冷寒凉后，少腹冷痛，肠鸣辘辘，痛则泻，便质溏薄，纳多而善饥；舌红苔黄，脉沉紧。

证候分析：本证为胃热与大肠寒并见之证。热灼胃络，故见胃中灼热而喜冷饮；胃火消烁水谷，故见纳多善饥；进食生冷则肠中寒邪得助，故见少腹冷痛；寒主收引，大肠挛急，故肠鸣腹痛；大肠传导失司，故见腹泻便溏；舌红苔黄，脉沉紧为中焦有热而下焦有寒之象。

5. 脾虚胃实证

典型症状：大便难下，便干或溏，能食而不知味，四肢无力，肢体虚盛或消瘦，或伴小便数；舌质淡苔黄，脉沉或滑。

证候分析：本证为胃受纳之能实，脾运化之力虚。胃属腑为阳，且胃病多实，其受纳之力亢盛，故可见多食；脾虚运化不行，水湿不运，水谷不化，故可见食不知味，或大便稀溏；脾虚气血生化不足，四肢不充，故见四肢无力、肢体虚盛或消瘦；脾为胃行其津液的功能受到约束，使津液偏渗膀胱，不能还入大肠，导致大便硬、小便多；气机不行，推动乏力，故见大便难下。脾虚进一步发展，可致脾阳虚，胃实又多从阳化热演化为胃火，故本证常可发展为胃热脾寒证。

6. 肝郁脾虚证

典型症状：腹大胀满，撑胀不甚，不欲饮食；大便溏泄，便前腹痛，便后痛减；或伴胸闷胁痛，焦躁易怒，或见小便短少，下肢浮肿；舌淡苔白腻，脉弦或缓。

证候分析：本证为肝气疏泄太过而乘犯脾土之证。正如清代尤怡在《金匮要略心典》中所述："脏病惟虚者受传，而实者不受。"本证或因肝木亢旺在先而克伐脾土太过，或因脾土不足在先而反遭木乘，其实为一，皆属脾虚肝实，肝郁脾虚。肝失其柔润，故见胸闷胁痛、焦躁易怒；肝气横逆犯脾，脾气虚弱，不能运化水谷，故腹胀、纳少；中焦气滞不畅，与糟粕夹而下行，故肠鸣腹痛、大便溏泄；泻后气机暂通，故便前腹痛、便后痛减；脾虚水湿运化不行，故见小便短少、下肢浮肿；舌淡苔白腻，脉弦或缓为肝实脾虚。

7. 脾虚湿困证

典型症状：胃脘痞满饱胀，食少腹胀，大便溏泄，肢体困重浮肿；口淡口黏，或口甜，渴或不渴，但不欲饮，或但漱水而不欲咽；舌淡胖大，苔白腻，脉滑。

证候分析：本证为脾虚水液运化障碍，湿邪停滞于内之证。脾为湿土，不论外感内伤，皆同气相求，故湿必归脾而害脾。湿性黏腻重浊，阻滞中焦，故见胃脘痞满饱胀、腹胀；水谷不能运化，故纳食少、大便溏；脾主肌肉，湿困肌肤，故肢体困重、浮肿；湿浊上泛于口，故口淡口黏，或口甜、渴不欲饮；湿邪停于中焦，水液不循常路，阴津不能生化上呈，故亦可见口渴；舌淡胖大，苔白腻，脉滑为脾虚湿困之象。

8. 胃燥阴亏证

典型症状：胃脘痞满或灼痛嘈杂，不思饮食或消食易饥，泛恶干呕，大便秘结，咽干口燥，心烦少寐；舌红少津，苔少剥脱，脉细弱或数。

证候分析：若久病或吐泻、过食辛辣、情志化火，皆可耗伤胃阴，胃阴亏虚化火，热郁于胃，则见胃脘痞满，或灼痛嘈杂；虚热化食，则消食易饥；胃失濡润，则不欲食；胃失和降，胃气上逆，可见泛恶干呕；不能下润于肠，则大便干结；阴津不能上濡口舌，则见口燥咽干；阴不制阳，虚火扰神，故见心烦少寐；舌红少津，苔少剥脱，脉细弱或数为阴津亏耗之象。

9. 肠燥阴亏证

典型症状：大便干结，如羊粪状，排出困难，数日一行，甚则肛裂出血；伴口干口臭，五心烦热；舌红少津，苔黄燥，脉细。

证候分析：热病耗伤阴津，或年老体虚、阴液干涸，或饮食辛辣肥甘、肠热伤阴，致使大肠失润，传导失职。肠道失润，故大便干结难下；腑气不通，浊气上犯，故见口臭；阴津不能上濡口舌，则见口干；阴不制阳，虚火内扰，故见五心烦热；舌红少津，苔黄燥，脉细为津少阴亏之象。

三、"十纲"辨治脾胃病的临证思路

（一）辨证思路

1. 首辨主证

对于脾胃病或其他系统疾病来说，辨识主证都是正确诊断和有效治疗的前提。主证反映了病理状态下机体的主要矛盾，因此对于治疗决策和预后判断都有极大的指导作用。著名医家刘渡舟教授在《伤寒论十四讲》一书中曾指出："辨识主证反映了中医辨证论治的最高水平，而能否辨识主证是临证的关键问题。"值得注意的是，主证不完全等同于中医理论中症或证的概念，其既是疾病中占据主导地位的证候，又是体现疾病主要矛盾和矛盾主要方面的一组核心症状。举例来说，《伤寒论》中的六经提纲证就是六经病的主证。如少阳病提纲证"少阳之为病，口苦，咽干，目眩也"，描述的就是少阳病的主证。至于脾胃病，如胃脘痛脾胃虚寒证，见胃脘隐痛、喜温喜按、呕吐清水，即为主证，因其反映了本病证脾胃虚寒、失于温煦的病机关键。因此，在脾胃病辨治中，应首辨主证以把握疾病的本质，并围绕主证制定治疗的策略，选择祛邪扶正的手段，方能获得良效。

2. 分清标本

审度病证的标本，可为治疗的缓急先后提供依据。脾胃病多迁延反复，病因病机复杂多变，标本主次的矛盾尤为突出。治疗时，若不能及时辨清标本，有可能捉襟见肘，延误病机。例如便秘病人，见大便干结实硬、腹中胀满等腑实征象，此时亦见舌嫩少津、苔少剥脱、五心烦热等阴虚之象，可知其标为阳明腑实，本为阴血亏虚。若病情尚缓，治疗当从其本，采用养阴润肠通便之法，不可急于攻下，更耗津液，但若患者呼吸喘促、腹痛剧烈、饮食不下、食入即吐，可知标病甚急，危及生命，邪盛处于主导地位，故急则治其标，应先行通腑再调养阴血。总之，明辨标本缓急是决定治疗主次的前提，亦是"观其表，治其根"的先决基础，正如《素问·标本病传论》所言："故治有取标而得者，有取本而得者，有逆取而得者，有从取而得者。故知逆与从，正行无问；知标本者，万举万当。不知标本，是谓妄行。"

3.审度预后

脾胃病的预后取决于正邪两方面因素，感邪不同、禀赋差异、病位有别、治疗用药都会影响机体正气盛衰和胃气有无，并进一步决定疾病的发展方向。而在十纲辨证中，气血纲领能体现正邪斗争的趋势。气血是生命之本，是构成人体的物质基础，也是生命活动的动力和源泉。气血可以反映脏腑的精气，气血的虚滞亦反映了脏腑的异常，并进而与病情严重程度有关，所谓"得神者昌，失神者亡"。因此，以气血为纲领进行辨证，可以掌握疾病吉凶预后，如《灵枢·调经论》曰："血气未并，五脏安定……血气不和，百病乃变化而生。"《素问·玉机真脏论》更是将气血衰败之证列为四难之中："形气相失，谓之难治；色夭不泽，谓之难已。"显示了气血对于疾病预后的重要性。

（二）用药思路

1.温清并举，寒热并用

张教授指出，脾胃病的病机以寒热并见居多，纯热纯寒者较少，因此，治疗常遵循温清并举的思路。《医碥》有述："寒热并用者，因其人有寒热之邪夹杂于内，不得不用寒热夹杂之剂。"脾胃病中的寒热皆有虚实之分，实寒者需以辛温之剂祛散，虚寒者需以温补之剂扶助；实热者需苦寒之味制火，虚热者需甘凉之味清热。故温清并举的治疗思路实则包含了甘温补虚、辛温祛寒、苦温燥湿、苦寒泻热、甘凉清热等多个治法，针对证候的寒热轻重，或寓清于温，或寓温于清，不可偏执一端。若单用苦寒清热，可折伤正气；若单用辛温芳化，易助热化燥。反之，若在清热或温阳方药中配伍少量性味相反的药物，则可反佐补偏，增进疗效。可见，温清并举、寒热并用治疗脾胃病，可以更好地实现调和寒热的目标。

　　脾胃病中具有寒热错杂特点的典型证候，主要有胃热脾寒证、胆热脾寒证、肝热胃寒证、胃热肠寒证等。胃热脾寒证以半夏泻心汤为代表方，《伤寒论》中记述的泻心汤类方皆为治疗脾胃病寒热错杂证的经典方，其组方精妙，功专力宏，足资临床效仿。方中姜、夏辛开散痞以温燥脾湿，芩、连苦降泄热以清泻胃热，参、草、枣甘温益气以补脾胃之虚，三者相合，使泻心汤类方具有寒热并调之功。胆热脾寒证以柴胡桂枝干姜汤为代表方，以辛温之干姜、桂枝配伍寒凉之黄芩、牡蛎；肝热胃寒证以左金丸为代表方，辛温之吴茱萸配伍苦寒之黄连，可根据寒热比重调整黄连、吴茱萸用量；胃热肠寒证以乌梅丸为代表方，细辛、桂枝、附子、川花椒辛温，配伍黄连、黄柏苦寒之品。

　　临证使用上述治法方药时，需因人、因时、因地制宜，并根据寒热错杂病机的标本缓急进行调整。如偏于寒者，可选用干姜、公丁香、荜茇、吴茱萸、小茴香、白豆蔻、草豆蔻等温里药。若以中焦虚寒为主，可用干姜；见虚寒腹泻、便血者，则改用炮姜，因炮姜兼有收敛之性，且重在温散下焦之寒；若为肝经寒凝者，可用小茴香温中行气、散寒止痛；若见胃寒呕逆，可选用丁香温中降逆，补肾助阳；若虚寒呕逆，可用荜茇温中散寒，下气止痛；吴茱萸为治肝寒气滞诸痛要药，与黄连配伍，取左金丸苦降辛开、肝胃并治之义，张教授活用左金丸，黄连与吴茱萸的用量比例常取3：5或5：3或1：1，视其寒热偏颇定夺；若兼反酸烧心、胃中灼痛，则常以海螵蛸配浙贝母之乌贝散制酸止痛；白豆蔻与草豆蔻皆可温中燥湿行气，其中白豆蔻善行中上焦湿浊，而草豆蔻善治中焦寒湿。如偏于热者，常选用黄连、黄柏、黄芩、苦参、金荞麦、竹茹、珍珠母等寒凉药，其中黄芩偏泻上焦肺火，黄连偏泻中焦胃火，黄柏偏泻下焦相火。若见阳明腑实之热秘，可用黄芩配伍紫菀以宣上通下，为肺与大肠相表里之义；若为大肠湿热之下痢腹泻，常用黄柏配伍苦参清热燥湿止痢；若见便血或血痢，此为热入血分，可用苦参配伍生地黄；若为感受湿毒热夹滞，可用黄柏、苦参配伍金荞麦清热燥湿解毒；若兼见烦躁失眠、惊惧不安等邪热扰神、肝胆不宁之象，常用珍珠母、煅牡蛎清肝潜阳，镇惊安神；若咽中有痰，如鲠在喉，可配伍竹茹清热降气化痰。

2. 虚实兼顾，补虚泻实

脾胃病易成虚实夹杂之证，正如《诸病源候论》所云："胃受谷而脾磨之，二气平调则谷化而能食。若虚实不等，水谷不消，故令腹内虚胀，或泄不能饮食。"故治疗需兼顾虚和实两方面的病机，虚者补之，实者泻之，扶正不忘祛邪，补虚不忘泻实。若补虚而不泻实，则病邪难除；若泻实而不补虚，则正气愈伤，有病邪反复之虞。虚实夹杂有因虚致实，亦有因实致虚。张教授认为，脾胃病病机总不离脾虚二字，故治疗以补土为先。脾胃功能旺盛，一则可使生化得源，气血充盛；二则可使运化得行，气机畅通；三则可使正气健旺，抵御外邪。由此则气机不滞，水湿不停，瘀血不生，内外之邪无所依附，进而达到形与神俱、百病不生的境界。因此，治疗脾胃病应虚实兼顾，补虚泻实。若虚多实少，则补虚重于泻实；若实多虚少，则泻实重于补虚。

脾胃病之虚，关键在于脾虚。反观脾胃病之实，则较为繁杂多变，气、湿、痰、火、瘀、食积等皆可郁滞于中焦，故泻实的概念亦相对较为宽泛，需根据邪实性质的不同分证论治。

张教授临证有其独特的虚实论治思路。

首先，据患者脾胃虚弱的不同程度，灵活选用补益脾胃的方药及药物剂量，常用方剂有四君子汤、黄芪建中汤等，常用药物有党参、太子参、北沙参、黄芪、白术、茯苓、芡实等。其次，在健脾方药的基础上据邪实不同分证论治，随证配伍药对、药串或单味药。如以气机郁滞为主，可合用柴胡疏肝散或枳术丸，或在方中配伍木香、厚朴、枳实、陈皮、柴胡等行气之品；若以湿蕴为主，可合用平胃散、六一散、三仁汤等，或配伍苍术、薏苡仁、白扁豆等化湿利水之味；若见痰凝，可合用二陈汤、温胆汤，或配伍清半夏、胆南星、石菖蒲、浙贝母、瓜蒌等祛痰之品；若为火郁，可合用升降散，或配伍黄连、黄芩、黄柏、栀子、牡丹皮等以清热泻火；若见瘀血停滞之象，可合用逐瘀汤类方，或配伍三七粉、川芎、红花等化瘀之品；若见食积，可合用保和丸，或配伍连翘、焦三仙、鸡内金等以消食化积。总而言之，补虚泻实作为治疗的大法，细究之下仍需回归病机本身的特点。

3. 调气和血，相辅相成

气血是机体禀赋强弱的具体展现，而脾胃作为后天之本，肩负着生化气血的重要职能。脾胃病亦常累及气血，其主要表现为虚损、逆乱、瘀滞三种病变形式。张教授善用调气和血法治疗脾胃病，尤其对于病久不愈者，提出气血的盛衰决定了脾胃病正邪斗争的转归，病久不愈为双方争斗僵持不下，故施药必当助机体正气一臂之力，而调和气血即为扶助正气之法。

《素问·调经论》言"初病在气，久病入络"，揭示了脾胃病中气血同病的规律。《仁斋直指方论》云："以气为主导，调气为上，调血次之，治气在治血之先。"明确指出治血必先调气。调气即调整气的异常，气虚者补气，气逆者降气，气滞者理气。而治血必在调气的基础之上进行，针对病机施以养血、活血等治法，血虚和因虚致瘀者，在治血时需配合补气，才可事半功倍；因气滞血瘀者，必以活血化瘀配合行气，才能使气血恢复运转。

脾胃病初始常以气病为主，故以调气为要，兼顾和血以安未受邪之地，多选用逍遥散、越鞠丸、四逆散、柴胡疏肝散等，以理气为先，适当伍以当归、芍药、川芎等养血理血之品。脾胃病久则入络及血，故应在调气基础上加强治血的力度，可选丹参饮、桃红四物汤、血府逐瘀汤、补阳还五汤等，方中多兼顾治气和治血，其中香附为气中之血药，川芎为血中之气药，故在气血同病证中应用颇多，且常合用以通调气血。此外，张教授认为气虚、气滞、血瘀三者之间存在着递进转化，并强调气虚是脾胃病的基础病机，故治疗时不论理气、降气或活血、养血，皆以益气健脾为本。

4.湿燥相济，各得其宜

脾喜燥恶湿，胃喜湿恶燥，《临证指南医案》言："太阴湿土得阳始运，阳明燥土得阴自安，故脾喜刚燥，胃喜柔润。"《医经余论》云："脾之湿，每赖胃阳以运之；胃之燥，又借脾阴以和之。是二者有相须之用。"脾与胃燥湿相济，彼此制约调和。体现在其病证的治疗上，则为脾病重温燥，胃病重柔润。但在脾胃病治疗中，对润与燥的掌控是其难点，因既不可太过，亦不可拘泥一端，需视具体证候予以兼顾。脾虽喜燥，但若过用温燥之品，一则可损伤胃阴，二则可使脾土干涸，草木不生；胃虽喜润，然如过用滋润之剂，一则生湿蕴脾，二则亦使胃中壅塞不通。张教授在此基础上提出，临床亦可见胃因过润而壅塞不通之病证，其表现与食积相似，而无饮食失宜的病因，治疗应以和胃化湿为法。由此可见，脾胃病治疗需使润燥各得其宜，水土丰茂则草木亦盛。正如《医经余论》所言："治脾以燥药升之，所谓阳光照之也；治胃以润药降之，所谓雨露滋之也。"

在十纲辨证体系中，广义的湿有湿、痰、水、饮之别，其皆为因水液代谢异常而"过润"的病机形式。因此，治湿需根据水液停滞的不同形态，采取有差别的治法方药。但需要注意的是，湿、痰、水、饮常相互兼夹转化，又常从寒化热，故用药应灵活变通，而不拘泥一隅。水湿为主，常用平胃散、连朴饮；痰饮为主，常用温胆汤、二陈汤。偏于寒湿者，以草豆蔻辛温燥湿、苍术苦温燥湿；偏于湿热者，以薏苡仁淡渗利湿、黄芩燥湿清热；痰饮停滞中焦者，可选清半夏、石菖蒲、瓜蒌等。清半夏长于燥湿化痰，降逆止呕，消痞散结，适用于湿痰冷饮者；石菖蒲与清半夏同用，可加强化痰之力，其气芳香，能化湿辟浊、开胃宽中，适于湿滞气塞者；瓜蒌味甘苦寒，能宽肠润燥、清热涤痰，适用于痰热便秘者。对于狭义之湿，即水气弥散于机体的状态，治法有健脾化湿、芳香化湿、淡渗利湿、宣散化湿、祛风化湿等。健脾化湿，可选香砂六君子、防己黄芪汤等，常用茯苓、白术、生薏苡仁等药；芳香化湿，可选藿香正气散、不换金正气散等，或配伍苍术、佩兰、砂仁、木香、草豆蔻等；淡渗利湿，可选五皮散、五苓散等，或配伍泽兰、玉米须、竹叶等；宣散化湿，可用越婢汤、青龙汤类等，或配伍麻黄、桂枝、香薷等；祛风化湿，可用独活寄生汤，或配伍羌活、防风、白芷等。

燥湿多用温燥相对，润养胃阴多用甘味药。胃失柔润常与肝用过极等有关，其治多用酸甘之味，酸能制肝敛津，甘能令津还，酸甘可化阴生血，常选乌梅、白芍、木瓜等，其中又有酸甘凉润、酸甘柔润、酸甘温润等变法。胃阴不足，虚火内灼，此时宜用甘寒之味，以甘寒滋阴，使两阴相济，药如鲜生地、鲜石斛、天冬、麦冬、天花粉等；如胃中火盛，可酌加少量黄连、黄芩、山栀等苦寒之品清胃，为酸苦相伍、泄热存阴之义；胃主纳食，胃虚则重味难支，此时可用甘平薄味濡柔之品，如石斛、沙参、玉竹、扁豆、莲肉、谷芽等以养胃生津，用量不宜过大；气虚不化津液，或津虚不能化气而致津气俱伤，此时可用甘温之品，如太子参、西洋参、党参等，甘温相合，补气以化阴生津，对于阴津因气虚而损者尤为适用，但对于阴虚有热者需谨慎。此外，胃受水谷之养，故粳米、山药、扁豆、大枣等药食同源之味亦可借谷气以益阴养胃。胃腑以通降为和，故治胃须走守并重，动静相合，使润不腻滞，通不伤正。而对于肠燥、肺燥、肌肤燥、口燥、毛发燥者，用药亦各有侧重。如肠燥为主，可用火麻仁、柏子仁、瓜蒌仁、郁李仁等油润之品以润燥滑肠；肺燥为主，可用黄精、川贝母、麦冬等润肺养阴；肌肤燥为脾肺不能充养者，可用当归、山药、薏苡仁、黄芪等；口燥属津液亏少者，可用石斛、麦冬、玉竹等；毛发燥为肺肾不能滋养者，可用何首乌、熟地黄、女贞子等。

5. 调治五脏，重在肝脾

脾胃之病与五脏六腑皆有关，肝、肾、心、肺的病理变化皆可影响脾胃的功能，其中尤以肝与脾的关系最为密切。《景岳全书·论治脾胃》曰："善治脾者能调五脏，即所以治脾胃也；能治脾胃而使食进胃强，即所以安五脏也。"意在阐释治疗脾胃病统调五脏的重要性，而这正是脾胃病治疗整体观念的体现。

书中亦云："如肝邪之犯脾者，肝脾俱实，单平肝气可也；肝强脾弱，舍肝而救脾可也。心邪之犯脾者，心火炽盛，清火可也；心火不足，补火以生脾可也。肺邪之犯脾者，肺气壅塞，当泄肺以苏脾之滞；肺气不足，当补肺以防脾之虚。肾邪之犯脾者，脾虚则水能反克，救脾为主；肾虚则启闭无权，壮肾为先。"举例阐明了调治五脏以治脾胃的具体方法。

张教授尤为重视五脏之中肝脾相关在脾胃病发生发展过程中的作用，并提出肝脾相关理论是脾胃病病机研究的基石，肝脾不调为脾胃病病机的重要特征，而调肝理脾是脾胃病治疗的核心思路。遵循调肝理脾的思路治疗脾胃病，在遣方用药时需顾及肝脾两脏喜条达、喜温燥的生理趋向和司气血行、泄、摄、藏的功能特点。

在调肝理脾的思路下，根据患者病证病机的侧重，可采用不同的治则方药。若为因久病失治，或饮食失宜而致脾胃损伤，肝相对亢旺的土虚木乘之证，应以培土泄木为治则，常用方为黄芪建中汤、桂枝加芍药汤等；因恼怒不节致肝气横逆乘脾，或兼脾土不足致不耐肝木克制，而成木旺乘土之证，应以抑木扶土为治则，常用方有左金丸、痛泻要方、旋覆代赭汤等；若因忧思抑郁而致肝气郁结，疏泄不及，脾土阴凝板滞的木郁土中之证，应以疏肝健脾为治则，四逆散、逍遥散为常用基础方；若因脾土壅滞，反侮肝木，从而影响肝之疏泄功能，致气血郁滞，湿、瘀、痰、食、热等内生之邪或外邪壅滞中焦而成的土壅木郁之证，应以运脾疏肝为治则，常用方有泻肝煎、柴平汤、越鞠丸等；若为寒凝肝经兼脾虚寒证，应治以暖肝温脾，常用暖肝煎、吴茱萸汤等；若为肝阴不足、脾土干涸之肝脾阴虚证，则治以柔肝滋脾，常用一贯煎加减；若为肝脾湿热壅盛之证，多以清利湿热治之，方用茵陈蒿汤类方、龙胆泻肝汤等；若为肝脾气血两虚证，治宜健脾养肝，方选归芍六君子汤加减。

（赵静怡 张声生）

参考文献

[1] 陈家旭. 中医诊断学 [M]. 北京：中国中医药出版社，2008.

[2] 周强，赵鲁卿，张声生. "十纲"辨治脾胃病思路分析 [J]. 北京中医药，2019，38（6）：515-518.

[3] 余芳，宋瑾，张声生. 张声生治疗脾胃病寒热错杂证经验 [J]. 北京中医药，2019，38（11）：1111-1113.

[4] 张旭，周强，张声生. 张声生从"寒热""气血"论治溃疡性结肠炎 [J]. 中华中医药杂志，2018，33（7）：2885-2887.

[5] 张旭，张声生. 张声生教授运用寒热并用法治疗脾胃病的临床经验 [J]. 世界中医药，2017，12（4）：850-852+856.

[6] 赵静怡，赵鲁卿，张声生. 张声生以微观癥积论治慢性萎缩性胃炎伴低级别上皮内瘤变经验 [J]. 北京中医药，2020，39（1）：31-35.

[7] 刘赓，丁洋，张声生. 张声生从"虚""毒""瘀"论治慢性萎缩性胃炎 [J]. 中国中医基础医学杂志，2012，18（10）：1098-1099.

[8] 徐敏. 张声生辨治脾胃病学术思想 [J]. 中国民间疗法，2016，24（7）：21-22.

[9] 王琦. 脾胃外感论 [J]. 浙江中医杂志，2016，51（11）：782-785.

[10] 王春. 浅析中医整体观念下脾胃病的治疗 [J]. 中国实用医药，2013，8（16）：250-251.

[11] 张声生，陶琳. 肝脾不调证中医诊疗专家共识意见（2017）[J]. 中医杂志，2017，58（16）：1436-1440.

[12] 詹先锋，张声生. 肝气病三证源流探析 [J]. 中国中西医结合消化杂志，2018，26（5）：464-468.

[13] 周滔，张声生. 张声生教授运用调肝理脾法治疗疑难脾胃病的临床经验 [J]. 中华中医药杂志，2013，28（1）：131-133.

［14］李振华，李郑生．中医脾胃病学［M］．北京：科学出版社，2015.

［15］张清苓，姜元安．从抓主证论中医临床的辨病与辨证层次［J］．北京中医药大学学报，2007（11）：733-735.

［16］刘观涛．方证相对医案解读——刘渡舟医案（二）使用经方的关键在于抓主证［J］．中国民间疗法，2010，18（6）：1.

［17］刘渡舟．现代著名老中医名著重刊丛书（第十辑）·伤寒论十四讲［M］．北京：人民卫生出版社，2013.

［18］李高见，张声生，张旭．张声生教授从"对立病机"论治溃疡性结肠炎经验［J］．天津中医药，2020，37（1）：23-26.

［19］贾顺利．张声生教授辨治脾胃病经验举隅［J］．光明中医，2017，32（6）：795-797.

［20］王玉贤，周强，张声生．脾胃病从瘀论治探析［J］．中国中西医结合消化杂志，2018，26（7）：630-632.

［21］杨雪，赵鲁卿，张声生．张声生从气血辨治溃疡性结肠炎九法［J］．北京中医药，2016，35（3）：231-232.

［22］李晓玲，张声生．张声生教授运用调肝理脾法治疗脾胃病常用对药经验［J］．世界中医药，2015，10（7）：1041-1042.

［23］周强，张声生．论调肝十五法［J］．中医杂志，2015，56（19）：1648-1650.

［24］周强，王玉贤，张声生．张声生中医理脾十法概述［J］．北京中医药，2017，36（5）：442-444.

第二章
张氏"脾胃病八法"的提出和运用

一、张氏"脾胃病八法"的提出

(一) 中医传统"八法"

中医治疗的传统"八法"是在中医理论指导下的八种最常用的治疗大法，包括汗法、吐法、下法、和法、温法、清法、消法、补法。中医"八法"的相关内容早在《黄帝内经》已有相关论述，汉代张仲景在《伤寒论》和《金匮要略》中也有关于相关治法具体运用的阐述，但未作明确的八法归纳。清代程钟龄在《医学心悟·医门八法》中总结前人的经验，首次系统归纳提出了中医治疗"八法"，成为后世治疗内科疾病的主要治疗法则。

1. 汗法

汗法，又称解表法，运用解表发汗的方药开泄腠理，调和营卫，以达到祛除表邪治疗表证的治法。《素问·阴阳应象大论》说："其在皮者，汗而发之。"即指凡邪气在皮毛肌肤者，皆宜采用汗法，使邪从外解，既可以控制病邪由表入里的转变，又可以达到祛邪治病的目的。所以汗法的适应证为一切外感表证，某些水肿和疮疡病初起，以及麻疹透发不畅等兼表证者。

2. 吐法

吐法，又称为催吐法，是运用涌吐方药以引邪或毒物从口吐出的治疗大法。《素问·阴阳应象大论》云："其高者，因而越之。"即指病位在胸膈胃脘之上者，可以用吐法使病邪从口而出。因此，本法主要适应证为痰积，宿食停留于胸膈胃脘者，或误服毒物尚在胃中者。

3. 下法

下法，也称泻下法，是运用泻下作用的方药，通过泻下大便，以达到攻逐体内食、痰、血、湿、水等结聚目的的治疗大法。《素问·阴阳应象大论》云"其下者，引而竭之""中满者，泻之于内"就是指此法。即谓病位在中下焦之有形者，可以因势利导，逐引邪气从前后二阴出之。故而本法主要适用于寒、热、燥、湿诸邪与痰浊、宿食、瘀血、积水等内结的里实证。

4. 和法

和法，又称和解法，是运用和解疏泄的方法，祛除病邪，调整机体，扶助正气，使表里、上下、脏腑、气血、阴阳和调的治疗大法。本法应用范围颇广，如半表半里之少阳病、肝胃不和、肝脾不调、寒热不调、气血不调、营卫不和等诸证。

5. 温法

温法，又称温里法、祛寒法，是运用温热性质的方药以达到祛除寒邪和温养阳气目的的治疗大法。《素问·至真要大论》说"寒者热之"，即是指此法。凡寒邪内侵脏腑所致的实寒证，以及阳虚寒从中生之虚寒证都属于其适应证。

6. 清法

清法，又称清热法，是运用寒凉性质的方药，通过其泻火、解毒、凉血等作用，以解除热邪的治疗大法。《素问·至真要大论》说"热者寒之"即指本法。故本法适应证为一切里实热证。凡热性病，无论热邪在气、在营、在血，只要表邪已解，进而里热炽盛，又无实结者，均可用之。

7. 补法

补法，又称补益法，运用补益作用的方药，通过补养气血阴阳，以达到扶助正气，消除虚弱目的的治疗大法。《素问·阴阳应象大论》说："形不足者，温之以气；精不足者，补之以味。"指出了无论形或精，凡不足者皆当以补法施治。故本法之适应证为人体脏腑气血阴阳之诸虚劳损证。

8. 消法

消法，又称为消导法，是运用消食导滞或化瘀破积、软坚散结方药，消除食积、痰凝、血瘀、痞块、癥瘕、积聚等病证的治疗大法。《素问·至真要大论》说"坚者软之""坚者削之""结者散之"，皆属于本法。故不言而喻，其适应证亦即为气、血、痰、湿、食等所致的积聚、癥瘕、痞块等多种病证。

（二）张氏"脾胃病八法"

张教授在脾胃病临证实践30余年和汲取当代脾胃病名家经验的基础上，融合中医传统八法在脾胃病中的运用成果，创新提出了"补、消、温、清、和、化、升、降"治疗脾胃病的新八法。"新八法"保留了传统八法中的"补、消、温、清、和"五法，同时增加了"升、降、化"三法，既秉承了中医传统八法的精华，又充分体现了当代脾胃病特点，在脾胃病临床中更加实用，丰富了脾胃病治法的科学内涵。

升降理论是中医理论的重要组成部分，历代医家都非常重视。中医认为，人体气机应有升有降，只有升降正常，才能维持正常的生命活动，否则就会出现功能失常。如《素问·六微旨大论》中有"故非出入，则无以生长壮老已；非升降，则无以生长化收藏。是以升降出入，无器不有"，提出人体气机运动形式和自然界一样，离不开升降出入。脾与胃一脏一腑，互为表里，位居中焦，脾气主升，胃气主降，为气机升降之枢纽。清代吴达的《医学求是》一书认为"脾升胃降"是维持人体正常生理活动的基础。书中提出"人以中气为主，脾胃居中，水火金木赖以运行，脾升则化木火，胃降则化金水，乃四象之父母也"，以及"中气旺，则脾升而胃降，四象得以轮旋；中气败，则脾郁而胃逆，四象失其行矣"。说明只有在脾胃升降正常时，其他四脏才能生克制化得其常度，人体才能维持动态平衡。张教授临证中非常重视升降理论的应用，在新八法中提出升法和降法。其中，升法主要包括益气升清法、升阳举陷法；降法主要包括和胃降逆法、通腑降浊法。

脾胃为后天之本，主运化。其中运化包括两个方面：一是运化精微。《素问·经脉别论》言："饮入于胃，游溢精气，上输于脾，脾气散精，上归于肺。"饮食入胃，胃和脾共同进行消化，所产生的精微被吸收后，再由脾气帮助运送到身体各部，以滋养全身五脏六腑各器官，为机体正常运行提供原动力。二是运化水湿，促进水液的运转和排泄，配合肺、肾、三焦、膀胱等脏腑，维持水液代谢的平衡。当脾胃运化功能减弱，不能腐熟水谷，化生精微，则导致饮食积滞，水液代谢失常聚湿生痰，痰湿阻滞中焦，进一步可导致气滞血瘀。因此，在临床脾胃病的诊疗过程中，张教授非常重视脾胃的运化功能失常所产生的系列病理状态，而在"新八法"中又提出"化法"，主要包括化湿、化痰、化滞、化瘀。

除了新提出的"升、降、化"三法外，张教授根据脾胃病的临床特点，对于传统八法中的"补、消、温、清、和"在脾胃病中的应用也有新的见解和创新应用。其中，补法主要包括补气、补血、补阴、补阳；消法主要包括消积、消痞、消癥；温法主要包括温脾、温肾；清法主要包括清热泻火、清热解毒、清热燥湿、清热凉血、滋阴清热；和法主要包括调和肝（胆）脾（胃）、调和气血、调和寒热、调和营卫、和解少阳。

张氏"新八法"见图 2-1。

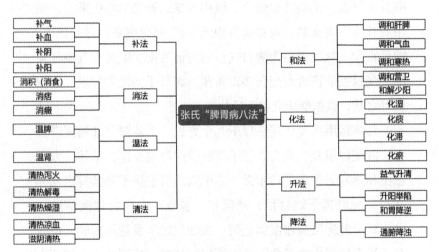

图 2-1　张氏"脾胃病八法"示意图

二、张氏"脾胃病八法"在临床上的应用

（一）补法

1. 补气

脾胃为后天之本，元气赖以培补升发，李杲《脾胃论》中云："真气又名元气，乃先身生之精气也，非胃气不能滋之。""元气之充足，皆由脾胃之气无所伤，而后能滋养元气；

若胃气之本弱，饮食自倍，则脾胃之气既伤，而元气亦不能充，而诸病之所由生也。"若因饮食劳倦或七情所伤，脾胃虚弱，元气就会不足，则诸病由生，所以张教授宗李杲补土派之原则，在临床诊疗中时时将补脾胃之气放在首位。《脾胃论》中云："脾虚，缘心火亢甚而乘其土也；其次肺气受邪，为热所伤，必须用黄芪最多，甘草次之，人参又次之，三者皆甘温之阳药也。……黄芪之甘温，以益皮毛之气，而闭腠理，不令自汗而损其元气也。上喘气短懒语，须用人参以补之。心火乘脾，须用炙甘草以泻火热，而补脾胃中元气。"面色萎黄，气短乏力，纳呆食少，脉象细弱为脾胃气虚的辨证依据。但凡有气虚征象的，张教授临证方剂用药多以黄芪、四君子汤之类打底，夯实脾胃之基，根据临床症状随证加减。

具体运用主要体现在以下几个方面：①若脾气虚便溏泄泻者，可配白扁豆、芡实、莲子等药健脾渗湿止泻，常用《太平惠民和剂局方》参苓白术散。方中以四君子汤平补脾胃之气为君药。配以莲子之甘涩，薏苡仁、扁豆、山药之甘淡辅助白术，既可健脾又能渗湿而止泻；加砂仁之辛温芳香醒脾，佐四君子汤更能促中焦运化，使上下气机畅通，吐泻可止；桔梗为手太阴肺经引经药，如舟楫载药上行，达于上焦以润肺。②若虚劳里急，诸不足者，常配芍药、桂枝、饴糖温中补气，和里缓急，常用《金匮要略》黄芪建中汤。方中黄芪、大枣、甘草补脾益气，桂枝、生姜温阳散寒，白芍缓急止痛，饴糖补脾缓急。③若气虚下陷引起的脱肛、胃下垂等脏器脱垂诸症，常配柴胡、升麻升阳举陷，常用《脾胃论》补中益气汤。方中君药黄芪补中益气，升阳固表；辅以人参、白术、甘草益气健脾；佐以陈皮理气和胃，当归补血活血，取其补而不滞、气血相生；

使以升麻、柴胡升清举陷。④气为血帅，若气虚失于固摄，血不循经而外溢，常见吐血、便血等诸种血证，常与当归、龙眼肉等合用，使气充血固，常用《济生方》归脾汤。方中黄芪甘温，益气补脾；龙眼肉甘平，既补脾气，又养心血以安神为君药。人参、白术补脾益气，助黄芪益气生血，当归补血养心，龙眼肉养血安神为臣药。茯神、酸枣仁、远志宁心安神；木香辛香而散，理气醒脾，与大量益气健脾药配伍，补而不滞，滋而不腻，为佐药。炙甘草补气调中为佐使药。⑤若气虚肠道传导无力，大便秘结难去，可配麻仁、白蜜、陈皮润肠助运，以复传导之职，常用《金匮翼》黄芪汤。黄芪为君药，补脾肺之气；辅以麻仁、白蜜润肠通便，陈皮理气。

2. 补血

脾胃所化生的水谷精微是生成血液的基本物质，《灵枢·决气》云："中焦受气取汁，变化而赤，是谓血。"《名医指掌》云："血者，水谷之精也，生化于脾。"脾胃在血的生成过程中起着重要作用，脾胃虚弱可致血虚。面色淡白或萎黄，唇舌爪甲色淡，头晕眼花，心悸多梦，脉细等为血虚的辨证依据。但凡有血虚征象，张教授在临证中多注重补血，选用当归、白芍、熟地等品。《景岳全书·本草正》中云："当归，其味甘而重，故专能补血；其气轻而辛，故又能行血。补中有动，行中有补，诚血中之气药，亦血中之圣药也。"《本草正义》中云："补血，益肝脾真阴，而收摄脾气之散乱，肝气之恣横，则白芍也……故益阴养血，滋润肝脾，皆用白芍。"《药品化义》中云："熟地，借酒蒸熟，味苦化甘，性凉变温，专入肝脏补血。因肝苦急，用甘缓之，兼主温胆，能益心血，更补肾水。……安五脏，和血脉、润肌肤、养心神，宁魂魄，滋补真阴，封填骨髓，为圣药也。"

具体运用主要体现在以下几个方面：①若治肝血亏虚，面色苍白无华或血虚萎黄、眩晕心悸、爪甲不荣等症，多以上三味与川芎同用，即《仙授理伤续断秘方》四物汤，此乃补血之要方。方中当归补血养肝、和血调经为君，熟地黄滋阴补血为臣，白芍药养血柔肝和营为佐，川芎活血行气、畅通气血为使。四味合用，补而不滞，滋而不腻，养血活血，可使营血调和。治血虚诸症，无论属寒属热，皆可以此加减为治。②若治血虚肝旺，气郁胁痛者，常配柴胡、薄荷等药，养血柔肝，理气止痛，常用《太平惠民和剂局方》逍遥散。方中柴胡疏肝解郁，使肝气得以调达为君药。当归甘辛苦温，养血和血；白芍酸苦微寒，养血敛阴，柔肝缓急为臣药。白术、茯苓健脾去湿，使运化有权，气血有源；炙甘草益气补中，缓肝之急为佐药。加入薄荷少许，疏散郁遏之气，透达肝经郁热；煨生姜温胃和中为使药。③若治肝血不足，肝脾不和，脘腹挛急疼痛不适，常配炙甘草以养血柔肝，缓急止痛，常用《伤寒论》芍药甘草汤。方中芍药酸寒，养血敛阴，柔肝止痛；甘草甘温，健脾益气，缓急止痛。二药相伍，酸甘化阴，调和肝脾，有柔筋止痛之效。④若血虚大便干结、排出困难、乏力、面色无华、头晕目眩，常配桃仁、火麻仁、枳壳，常用《丹溪心法》润肠丸。方中当归、生地滋阴养血，火麻仁、桃仁润肠通便，枳壳、木香、槟榔引气下行。

3. 补阴

脾阴与胃阴均为保证人体消化吸收功能正常的物质基础。脾阴多指由水谷精微所化生，具有濡养脏腑、四肢百骸所必须的营养物质。脾阴是有形的物质，而脾阳（气）是无形的功能活动，二者相互联系、密切配合，共同推动脾脏的生理活动的完成。胃阴多指胃中特有的津液，胃的受纳腐熟和通降功能，不仅依赖胃气的推动和蒸化，亦需胃阴即胃中津液的濡润。张教授认为，脾阴虚多易被医者忽视。其病程较长，病久耗伤津血，导致脾阴不足，不能正常维持脾的运化功能，同时不能滋养形体肌肤，甚者可伤及肺肾之阴，临床多出现不思饮食、食后饱胀、口淡无味、口唇干燥、面色无华、形瘦无力、舌红少津、苔少或无苔、脉细无力等症。对于脾阴不足患者，张教授多以滋阴益脾、养营生津为主，甘淡为宜，平补为贵，如黄精、怀山药、白扁豆、太子参、莲子肉等，其中黄精和怀山药尤为常用。《本草便读》中云："黄精，为滋腻之品，久服令人不饥。若脾虚有湿者，不宜服之，恐其腻膈也。此药味甘如饴，性平质润，为补养脾阴之正品。"《本草求真》中云："山药，本属食物，古人用入汤剂，谓其补脾益气除热。然气虽温而却平，为补脾肺之阴，是以能润皮毛、长肌肉，不似黄芪性温能补肺阳，白术苦燥能补脾阳也。"

张教授认为，胃阴虚多病程相对较短，多为热邪伤阴，多表现受纳腐熟通降功能失职、津亏肠燥等征象。临床多见胃脘嘈杂灼痛，饥不欲食，口燥咽干，大便干结，干呕呃逆，舌红少津，脉细数。对于胃阴不足者，张教授多以生津益胃、滋阴清热为主，临床多选用凉、润之品，以益胃汤、沙参麦冬汤最为常用。益胃汤中生地、麦冬，味甘性寒，功擅养阴清热，生津润燥，为甘凉益胃之上品；北沙参、玉竹养阴生津，加强生地、麦冬益胃养阴之力；冰糖濡养肺胃，调和诸药。沙参麦冬汤中北沙参、麦冬清养肺胃，玉竹、天花粉生津，生扁豆、生甘草益气培中、甘缓和胃，以甘草能生津止渴，配以桑叶，轻宣燥热，合而成方，有清养肺胃、生津润燥之功。益胃汤与沙参麦冬汤均出自吴瑭《温病条辨》，两方比较：沙参麦冬汤肺胃阴同滋，偏于上焦气分；益胃汤则偏于滋胃阴，并能入血分凉血生津。

4. 补阳

脾胃病阳虚多以脾肾阳虚多见，具体应用见下文"温法"。

（二）消法

1. 消积（消食）

饮食不节，即为满口腹之欲，过食肥甘厚腻、贪享生冷或肆饮酒浆醪醴而伤及脾胃，脾胃运化无权，饮食遂积滞内停。张教授临床重视消积法的应用，多选用保和丸和枳实导滞丸等。①若食饮内停，阻碍中焦气机升降，故见脘腹胀满，甚或疼痛；食积中阻，伤及脾胃，脾阳不升则易泄泻，胃失和降则呕吐。临床常用保和丸加减，《丹溪心法》称之"治一切食积"。方中山楂，能消一切食饮积滞，尤其是肉食油腻之积；神曲善化酒食陈腐之积；莱菔子下气之力强，长于消谷面之积；陈皮、半夏理气化滞以止呕；茯苓渗湿健脾以止泻；连翘清热散结以清食积之热。七药合用，共奏消食化积和胃之效。②若饮食停滞，生湿蕴热，或素有湿热，与食积互结于肠胃，气机不畅，导致脘腹胀痛、不思饮食、大便秘结、痢疾里急后重等症。治疗则应在化积之时注重清热祛湿，临床多选用枳实导滞丸加减，《医方集解》称之"治伤湿热之物，不得施化，而作痞满、闷乱不安。饮食伤滞，作痛成积，必有以推荡之，大黄、枳实攻而下之，能止痛泻；伤由湿热，黄连、黄芩佐之以清热，茯苓、泽泻佐之以利湿，神曲化食解酒，白术补土固中，以防芩连苦寒伤胃也"。诸药合用，以消食导滞、清热祛湿。

2. 消痞

痞满以胃脘痞塞满闷不舒、按之柔软、压之不痛、视之无胀大之形为主要临床特征。由脾胃功能失调，升降失司，胃气壅塞而导致，是临床脾胃病最常见的病证之一。清代林珮琴在《类证治裁》中进一步阐释本病："痞则闭而不开，满则闷而不舒，病在胸膈气分，而外不胀急，但不知饥，不欲食。"对于消化系统疾病中以痞满为主要表现的病证，张教授临床重视消痞法的应用，尤善用《伤寒杂病论》的五个泻心汤、旋覆代赭汤、枳术丸。①半夏泻心汤中半夏为君药降逆和胃、散结消痞，臣药为黄芩、黄连和干姜。其中黄芩、黄连苦寒清降和胃；干姜辛热，温中散寒，消痞运脾。两者寒热并用，辛开苦降，助胃降脾升，脾胃即和。复与人参、大枣、甘草补脾气，使中州斡旋有力。其中人参、大枣甘温，既可防黄芩、黄连之苦寒伤阳，又可制约半夏、干姜之辛热伤阴为佐药；炙甘草补脾和中，调和诸药为使药。此方具有调和肝脾，寒热平调，消痞散结之功效。②生姜泻心汤由半夏泻心汤减去干姜二两，加生姜四两组成。生姜为君药，化水气、消食积，具有和胃消痞、散结除水之功效；主治胃阳虚弱，水饮内停，心下痞硬，肠鸣下利。③甘草泻心汤重用甘草，取其独入脾胃，甘平补中、健脾和胃之功；人参、大枣补脾和中，缓急止泻。干姜、半夏辛温开结，温中散寒，降逆止呕；黄连、黄芩苦寒降泄。本方寒热并用以和其阴阳，辛开苦降以复其升降，补泻兼施以调其虚实，标本兼治具有益气和胃、消痞止呕之功效。主治胃气虚弱，腹中雷鸣，下利，水谷不化，心下痞硬而满，干呕心烦不得安。④大黄黄连泻心汤中大黄、黄连性皆沉降，大黄更有泻下作用，治疗无形邪热壅聚于心下的痞证，当浊药轻投，不用煎煮而用浸溃，变沉降为轻扬，既能增强清热泄痞的效果，又不致直走肠胃具有泻热和胃开结之功效。主治心下痞，面色红赤，心烦，衄血或咳血，小便黄，大便秘结。⑤附子泻心汤是在大黄黄连泻心汤的基础上加黄芩、附子，加用黄芩为加强泻热消痞的效力，伍附子意在温经助阳而止汗，具有泻热消痞、扶阳固表之功效。主治阳虚热结，心下痞闷，恶寒汗出，脉沉。⑥对于胃虚痰气交阻而致痞，临床表现为胃脘痞闷或胀满、按之不痛，频频嗳气，或见纳差、呃逆、恶心，甚或呕吐时，张教授多用旋覆代赭汤。该方旋覆花性温而能下气消痰，降逆止嗳为君药；代赭石质重而沉降，善镇冲逆为臣药。生姜于本方用量独重，寓意有三：一为和胃降逆以增止呕之效，二为宣散水气以助祛痰之功，三可制约代赭石的寒凉之性，使其镇降气逆而不伐胃；半夏辛温，祛痰散结，降逆和胃，并为臣药。人参、炙甘草、大枣益脾胃，补气虚，扶助已伤之中气，为佐使之用，降逆化痰。该方益气和胃，使痰涎得消，逆气得平，中虚得复，则心下之痞硬除而嗳气、呕呃可止。⑦张教授认为，痞满主要病机均不离脾胃虚弱，气滞食积。因此，临床诊疗中在其他消痞方剂基础上多合用枳术丸。该方白术为君，重在健脾益气，以助脾之运化；枳实为臣，破气化滞，消痞除满。白术用量重于枳实一倍，意在以补为主，寓消于补之中。该方具有健脾消食，破气消滞之效。

3. 消癥

《诸病源候论》立癥瘕之名，对癥进行了具体描述："癥瘕者，皆由寒温不调，饮食不化，与脏气相搏结所生也。其病不动者，直名为癥。"张教授认为，癥是指腹腔内有形的结块，多由寒温失宜、饮食不节、情志失调致脏腑之气虚弱，气血滞涩，痰瘀交阻，聚结在内，逐渐而成。在脾胃病诊疗中，消化道息肉、消化道肿瘤、胃肠黏膜的异型增生等均属于中医"癥"的范畴，均可通过消癥法治疗。张教授多采用逐瘀消癥、化痰消癥、通络消癥、解毒消癥等多种治法。①逐瘀消癥，临床多选用三七、丹参、三棱、莪术等。其中三七最为常用，化瘀血而不伤新血，为理血要品；丹参专入血分，功在活血行血，可内达脏腑而化瘀滞；瘀血较甚者，张教授多三棱、莪术合用，《本草经疏》中云："三棱，从血药则治血，从气药则治气。老癖癥瘕积聚结块，未有不由血瘀、气结、食停所致，苦能泄而辛能散，甘能和而入脾，血属阴而有形，此所以能治一切凝结停滞有形之坚积也。"②化痰消癥，临床多选用瓦楞子、僵蚕、浙贝等。其中瓦楞子最为常用，《医林纂要》记载本药："攻坚破瘀，去一切痰积、血积、气块，破癥瘕，攻瘰疬。"《日用本草》记载："消痰之功最大，凡痰膈病用之。"③通络消癥，张教授临床善用虫类药地龙、全蝎、蜈蚣等。虫类之品可搜剔经络之痰、瘀，络道疏通，气血畅流，癥方能除。叶天士在《临证指南医案》中云"邪留经络，须以搜剔动药""借虫蚁搜剔以攻通邪结"。④解毒消癥，临床多选用白花蛇舌草、半枝莲、蜂房、蛇莓、藤梨根等。此类药物多具有攻毒散结、抗癌消癥之功效，对于消化道肿瘤或胃肠黏膜异型增生等癌前病变尤为常用。另外，张教授在消癥同时不忘固护脾胃正气，多兼用党参、黄芪等补气健脾，元气既旺，方能鼓舞消癥之品发挥其效。正如《医宗金鉴》中云："凡治诸癥积，宜先审身形之壮弱，病势之缓急而治之。如人虚，则气血衰弱，不任攻伐，病势虽盛，当先扶正气，而后治其病。"

（三）温法

1.温脾

脾气虚日久伤及脾阳，或过食生冷、外寒直中、过用苦寒药物而损伤脾阳，或命门火衰不能温煦脾阳，均可出现脾阳不足，阴寒内生。脾阳虚衰，运化失职，饮食水湿不化，下注肠中，可出现纳呆腹胀、泄泻便溏；脾阳虚不温四末，故形寒肢冷；阳虚则寒从中生，寒凝气滞，故常见腹痛喜温喜按；寒积于肠间，腑气不通，可出现便秘。张教授临床多应用温脾法治疗脾阳不足导致的脾胃病系列症状。①若患者以阳虚饮食水湿不化，见纳呆腹胀、泄泻便溏为主要表现，多选用理中汤、苓桂术甘汤加减治疗。《伤寒论》理中汤中干姜辛热，温中焦脾胃，助阳祛寒为君药；人参益气健脾，培补后天之本助运化为臣药；白术健脾燥湿为佐药；炙甘草益气和中，缓急止痛，调和诸药为使药。四药合用，温中焦之阳气，祛中焦之寒邪，健中焦之运化。对于泄下便溏，伴有腹胀纳呆、四肢不温者适宜。《伤寒论》苓桂术甘汤中重用甘淡之茯苓为君，健脾利水，渗湿化饮，既能消除已聚之痰饮，又善平饮邪之上逆；桂枝为臣，可温阳化气、平冲降逆。苓、桂相合，为温阳化气、利水平冲之常用组合。白术健脾燥湿，苓、术相须，为健脾祛湿的常用组合，在此体现了治生痰之源以治本之义；桂、术同用，也是温阳健脾的常用组合。该方对于泄泻伴有饮留肠间、肠鸣辘辘者更为适宜。②若患者以阳虚腹痛为主，多选用小建中汤、黄芪建中汤和大建中汤加减治疗。以上三方均有温中补虚止痛功效，但是临床应用各有侧重。《伤寒论》小建中汤中重用甘温质润之饴糖为君，温补中焦，缓急止痛。在临证用药找不到饴糖时，张教授常用蜂蜜来代替，往往也取得很好效果。臣以辛温之桂枝温阳气，祛寒邪；酸甘之白芍养营阴，缓肝急，止腹痛。佐以生姜温胃散寒，大枣补脾益气；炙甘草益气和中，调和诸药，为佐使之用。该方对于阳虚而营阴亦有不足的患者更为适宜。黄芪建中汤是小建中汤内加黄芪，增强益气建中之力，阳生阴长，诸虚不足之证自除。大建中汤补虚散寒之力远较小建中汤、黄芪建中汤为峻，且有降逆止呕作用，用治中阳衰弱，阴寒内盛之腹痛呕逆。③若患者以脾阳不足，寒积便秘为主，多选用《备急千金要方》温脾汤加减。方中附子配大黄为君，用附子之大辛大热温壮脾阳，温散寒凝，配大黄泻下已成之冷积。芒硝润肠软坚，助大黄泻下攻积；干姜温中助阳，助附子温中散寒，均为臣药。人参、当归益气养血，使下不伤正为佐；甘草既助人参益气，又可调和诸药为使。诸药协力，使寒邪去，积滞行，脾阳复。本方温通、泻下与补益三法兼备，寓温补于攻下之中，具有温阳以祛寒、攻下不伤正的特点。

2. 温肾

肾为先天之本，肾阳是全身阳气之根本，脾阳根于肾阳，肾中命门之火可温煦脾土，脾脏依靠肾阳的温煦方能正常发挥其运化水谷、运化水液的功能。若肾阳不足，命门火衰，则出现饮食不化、腹痛、五更泻、完谷不化、久泻久痢、便秘等。《医贯》中云："饮食入胃，犹水谷在釜中，非火不熟，脾能化食，全借少阳相火之无形者在下焦蒸腐，始能运化也。"《医门棒喝》中云："脾胃之能生化者，实由肾中元阳之鼓舞。"《华佗神医秘传》中云："肾泄者，五更溏泄也。其原为肾阳虚亏，既不能温养于脾，又不能禁锢于下，故遇子后阳生之时，其气不振，阴寒反胜，则腑鸣奔响作胀，泻去一二行乃安。此病藏于肾，治宜下而不宜治中。"张教授强调脾的运化功能有赖于肾阳的温煦作用，认为欲补太阴脾土，须先补肾中少阳相火。临床温补肾阳需根据不同脾胃病的症状表现，多选用附子理中汤、四神丸、济川煎等。①若脾肾阳虚，少腹冷痛，大便溏泄，多选用《太平惠民和剂局方》附子理中汤。郑钦安《医理真传》中云："非附子不能挽救欲绝之真阳，非姜术不能培中宫之土气。"方中附子味辛甘性热，既能补肾火而助肾阳，又能温脾；白术健脾燥湿，补中宫之土；干姜温胃散寒；人参补气益阴；炙甘草补后天脾土，调和诸药。五味药配合得当，治疗中下焦虚寒、火不生土诸证。②若脾肾阳虚，五更泄泻，久泻久痢，多选用《证治准绳》四神丸。如方中补骨脂补命火，散寒邪为君药；吴茱萸温中散寒，肉豆蔻温暖脾胃、涩肠止泻均为臣药；五味子收敛固涩是为佐药；生姜暖胃散寒，大枣补益脾胃同为使药。全方共成温肾暖脾，涩肠止泻之功。同时张教授多加用菟丝子，本品既能助阳，又能益精，不燥不腻，为平补肝、肾、脾之良药，用治脾肾两虚之食少纳差、泄泻便溏、休息痢等症。③若阳虚便秘，多选用《景岳全书》济川煎。方中肉苁蓉甘温质润，无燥烈之害，既能温肾阳，又能益精血、润肠燥为君药。当归补血润燥，润肠通便；牛膝补益肝肾，壮腰膝，性善下行共为臣药。枳壳下气宽肠而助通便，泽泻渗利小便而泄肾浊；妙用升麻以升清阳，清阳升则浊阴自降，以助通便之效，共为佐药。诸药合用，既可温肾益精治其本，又能润肠通便以治标。

（四）清法

1. 清热泻火

脾失健运，胃失和降，中焦清气不升，浊气不降，气机痞塞不通，日久可化热化火；或因肝气不疏，气机不调，郁积日久化热生火。火热内蕴中焦，可进一步导致热遏气机，气机不畅，不通则痛，则可出现胃痛、腹痛；中焦火郁随胃气上逆而出现呕吐、吞酸、烧心，上犯于口则出现口臭、口疮、牙龈肿痛等；火邪下流肠道耗伤津液，则出现便秘等；火邪留滞肝胆，则出现胁痛、口苦等。

张教授治疗脾胃病清热泻火药的应用，多选用生石膏、知母、栀子、芦根、龙胆草等。①生石膏辛甘性寒，生用善于清泻肺、胃二经气分实热而有除烦止渴之功，同时又具解肌透热之效。若邪在气分，出现壮热、烦渴、汗出、脉洪大等实热亢盛之证，常与知母相须为用，如《伤寒论》白虎汤；若邪渐深入，气血两燔者，宜与生地黄、丹皮等清热凉血药同用，以气血两清，常以《疫疹一得》清瘟败毒饮加减；若胃经积热，上攻口舌，牙龈肿痛，口臭口疮，常与升麻、黄连等配伍，常以《外科正宗》清胃散加减；若阴虚胃热，烦渴牙痛，消谷善饥，可与熟地黄、麦冬等配用，以清胃滋阴，常以《景岳全书》玉女煎加减。②知母甘寒质润，善清肺胃气分实热，而除烦止渴，常与石膏相须为用。本品又有滋阴润燥之效，若用于肠燥便秘，则与当归、火麻仁等药同用，又具润肠通便之功。③栀子苦寒清降，清泻三焦火邪，有清心除烦之效。若兼有邪热客心，心烦郁闷，躁扰不宁等症，每与淡豆豉合用，以宣泄邪热，解郁除烦，常用《伤寒论》栀子豉汤；若气滞火郁，胸膈痞闷，吞酸呕吐者，又与川芎、香附等配伍，以行郁滞、解火郁，常用《丹溪心法》越鞠丸；若胃火呕吐，口中或酸或苦，常与黄连、陈皮、苍术等配用，常用《症因脉治》栀连平胃散；若口疮溃疡，咽喉肿痛，又可与大青叶、黄柏等同用，常用《普济方》栀子汤。④芦根甘寒质轻，能清透肺胃气分实热，并能养阴生津、止渴除烦、清胃降逆，且无恋邪之弊。如《本草经疏》中云:"芦根,味甘寒而无毒。消渴者,中焦有热,则脾胃干燥,津液不生而然也。甘能益胃和中,寒能除热降火,热解胃和,则津液流通而渴止矣。"若用于热病伤津,烦热口渴,或舌燥少津之证,常与天花粉、麦冬等同用,亦可与藕汁、梨汁、荸荠汁等合用,如《温病条辨》五汁饮;本品又可清泄胃热而降逆止呕,若用于胃热呕逆,饮食不下,常与竹茹、生姜等同用,常用《备急千金要方》芦根饮子。⑤龙胆草苦寒沉降,能泻肝胆实火,清肝和胃。若用于肝胆实火,胁痛口苦,头痛耳鸣等症,常与柴胡、生地、当归等配用,常用《兰室秘藏》龙胆泻肝汤;本品又具有"开胃进食"之效,用于肝胃不和,胃脘胀痛,食欲不振之症,正如《医学衷中参西录》中云:"龙胆草,味苦微酸,为胃家正药。其苦也,能降胃气,坚胃质;其酸也,能补益胃中酸汁,消化饮食。凡胃热气逆,胃汁短少,不能食者,服之可以开胃进食。……微酸属木,故又能入肝胆,滋肝血,益胆汁,降肝胆之热使不上炎。举凡目疾、吐血、衄血、二便下血、惊痫、眩晕,因肝胆有热而致病者,皆能愈之。其泻肝胆实热之力,数倍于芍药,而以敛辑肝胆虚热,固不如芍药也。"

2. 清热解毒

饮食不节,嗜食辛辣之品,热毒内生,壅滞不通,甚则热盛肉腐。热毒壅滞胃部,易发为胃痛、胃疡等;热毒留滞肠道,损伤肠膜脉络,则可发为肠痈、热毒血痢等。

张教授临床清热解毒,常选用蒲公英、败酱草、红藤、白花蛇舌草、白头翁等。①蒲公英最为常用,本品苦以泄降,甘以解毒,寒能清热兼散滞气,为清热解毒、消痈散结之佳品,主治内外热毒疮痛诸证,但一般用量较大,以15～30g为宜,如《本草新编》云:"蒲公英,至贱而有大功,惜世人不知用之。阳明之火,每至燎原,用白虎汤以泻火,未免太伤胃气。盖胃中之火盛,由于胃中土衰也,泻火而土愈衰矣。故用白虎汤以泻胃火,乃一时之权宜,而不可恃之为经久也。蒲公英亦泻胃火之药,但其气甚平,既能泻火,又不损土,可以长服久服而无碍。凡系阳明之火起者,俱可大剂服之,火退而胃气自生。但其泻火之力甚微,必须多用为一两,少亦五六钱,始可散邪辅正耳。"②败酱草辛散苦泄,清热解毒,消痈排脓,祛瘀止痛,为治疗肠痈的要药。对于肠痈脓已成者,常与薏苡仁、附子同用,常用《金匮要略》薏苡附子败酱散;若肠痈初起,腹痛便秘,未化脓者,多与金银花、红藤、大黄等配伍。③红藤味苦,长于清热解毒,活血止痛,入大肠经,又善散肠中瘀滞,为治肠痈腹痛、血痢常用药物。④白花蛇舌草苦寒,有较强的清热解毒作用,可治热毒诸症;同时,现代药理研究本品具有很强的抗癌消癥疗效,临床常与半枝莲、蜂房等合用,治疗胃肠上皮内瘤变等癌前病变。⑤白头翁苦寒降泄,清热解毒,凉血止痢,尤善清胃肠湿热及血分热毒,为治热毒血痢的良药。用于热痢腹痛,里急后重,下痢脓血,可与黄连、黄柏、秦皮同用,常用《伤寒论》白头翁汤加减;若血虚下痢,多与阿胶、甘草、黄柏等配用,常用《金匮要略》白头翁加甘草阿胶汤;若小儿热毒下痢,便如鱼脑,常与黄连、石榴皮配伍,常用《太平圣惠方》白头翁散等。

3. 清热燥湿

素体脾胃虚弱或久病损伤脾胃;或情志失调,肝气郁结,横逆犯脾;或思虑伤脾,过食肥甘厚腻等均可导致脾运化无权,湿邪内蕴,日久化热,酿生湿热。湿热阻滞中焦影响脾胃气机升降，气机阻滞则出现胃痛、胃痞等；湿热互结，壅于大肠，可出现腹痛、腹泻等；湿热熏蒸肠道，与气血相搏，气滞血瘀，致使肠道传导失司，损伤血络，血败肉腐而发为下痢脓血。

张教授临床清热燥湿，常选用黄芩、黄连、黄柏、苦参、秦皮等。①黄芩苦寒，清热燥湿，能清肺、胃、胆及大肠经之湿热，尤善清中、上二焦湿热。用于湿热中阻，痞满呕吐，常与黄连、干姜、半夏等配伍，寒热并用，辛开苦降，常用《伤寒论》半夏泻心汤；若胃肠湿热之泄痢，可与黄连、葛根同用，常用《伤寒论》葛根黄芩黄连汤；若泄痢腹痛，又与芍药、甘草配用，常用《素问病机气宜保命集》黄芩芍药汤。②黄连大苦大寒，清热燥湿之力胜于黄芩，尤长于清中焦湿热郁结。若寒热阻滞中焦，气机不畅，心下痞满，恶心呕吐，常与黄芩、干姜、半夏等同用，常用《伤寒论》黄连汤；若热邪壅滞，心下痞，按之濡，大便燥结者，可与大黄同用，常用《伤寒论》大黄黄连泻心汤；若痰火互结，心下痞硬，按之痛，可与半夏、瓜蒌配伍，常用《伤寒论》小陷胸汤；若肝火犯胃，胁肋胀痛，呕吐吞酸，多与吴茱萸同用，常用《丹溪心法》左金丸；若脾胃虚寒，呕吐酸水，又与人参、白术、干姜等配用，常用《证治要诀类方》连理汤。同时，本品善除脾胃大肠湿热，为治痢要药，用于湿热泻痢，轻者单用即效；若泻痢腹痛，里急后重，可与木香同用，常用《兵部手集方》香连丸，亦可与芍药、当归、木香等同用，常用《素问病机气宜保命集》芍药汤。《本草正义》中云："黄连大苦大寒，苦燥湿，寒胜热，能泄降一切有余之湿火，而心、脾、肝、肾之热，胆、胃、大小肠之火，无不治之。上以清风火之目病，中以平肝胃之呕吐，下以通腹痛之滞下，皆燥湿清热之效也。"③黄柏苦寒沉降，清热燥湿，长于清泻下焦湿热，善清大肠湿热而治泻痢，泻湿热蕴结而退黄疸。若用于湿热泻痢，下利脓血，常与白头翁、黄连、秦皮同用，常用《伤寒论》白头翁汤；若用于湿热黄疸，小便黄赤，可与栀子、甘草配伍，常用《伤寒论》栀子柏皮汤。④苦参大苦大寒，燥性尤烈。用于湿热蕴结肠胃，腹痛泄泻，或下痢脓血，可与木香、甘草同用，常用《杂病源流犀烛》香参丸；用于湿热便血，肠风下血，痔漏出血，可与生地黄同用，常用《外科大成》苦参地黄丸。《本草正义》中云："苦参，大苦大寒，退热泄降，荡涤湿火。其功效与芩、连、龙胆皆相近，而苦参之苦愈甚，其燥尤烈，故能杀湿热所生之虫，较之芩、连力量益烈。"⑤秦皮苦寒，其性收涩，既能清热燥湿泻火解毒，又能收涩止痢。用于热毒泻痢，里急后重，常与白头翁、黄连、黄柏同用，常用《伤寒论》白头翁汤；能清肝泻火，明目退翳，用于肝经郁火，目赤肿痛，目生翳膜，常与栀子、淡竹叶同用，常用《外台秘要》秦皮汤。

4. 清热凉血

素体阳盛，或过食辛热助阳药物、食物，或感受热邪，或肝郁化火，热入营血，损伤胃络、肠络，迫血妄行，则出现吐血、便血、血痢等。

张教授临床清热凉血，多选用牡丹皮、赤芍、茜草。①牡丹皮性凉，入心、肝血分，能清营分、血分之实热，而有凉血止血的功效。用于温病热入营血，迫血妄行，吐血衄血，常与水牛角、生地、赤芍同用，共奏凉血散血之效，常用《备急千金要方》犀角地黄汤等；若肝郁血虚有热，潮热盗汗，胁肋脘腹胀痛，多与栀子、柴胡、当归等配用，常用《妇人良方》丹栀逍遥散等。②赤芍苦寒，主入肝经，善走血分，能清肝火，除血分郁热而有凉血止血散瘀之功。若血分热毒，血痢腹痛，可与黄柏同用，常用《太平圣惠方》赤芍药散等。③茜草味苦气寒，善走血分，为凉血止血之要药。用于血热妄行之吐血。若用治血热吐血，单用本品，可收清热降泄、凉血止血之效，常用《简要济众方》茜草为末煎服，以治吐血不止。若治湿热蕴结大肠，损伤血络，下痢赤白者，可用本品配伍黄连、升麻、白芍、地榆等同用，常用《世医得效方》茜根丸等；而与地榆、白芍、荆芥等配伍，又可用治肠风便血。

5. 滋阴清热

热病后期阴液被耗，或过食辛燥之品，或忧思劳倦，五志化火导致阴液耗伤，引起胃阴不足、脾阴亏虚、肝阴不足、津亏肠燥等；阴液亏虚，水不制火则导致诸多症状产生，如胃脘隐痛、饥不欲食、脘痞不舒、干呕呃逆、目涩干痛、胁肋疼痛、面部烘热、五心烦热、潮热盗汗、口干舌燥、大便秘结或干燥难下等。

张教授临床滋阴清热，多选用生地、玄参、麦冬、石斛、墨旱莲等。①生地甘寒质润，清热滋阴降火。若用于温病热入营分，身热夜甚，心烦口渴，舌绛脉数，常与生地、水牛角、麦冬等同用，常用《温病条辨》清营汤等；若用于温病后期，余热未尽，邪伏阴分，夜热早凉，舌红脉数者，常与鳖甲、青蒿、知母等同用，常用《温病条辨》青蒿鳖甲汤等；若阴虚火旺，盗汗不止，多与黄柏、黄芪、浮小麦等配用，常用《景岳全书》生地黄煎等；若用于热病伤阴，口干咽燥，烦渴多饮，常与玉竹、麦冬、沙参同用，常用《温病条辨》益胃汤等。②玄参甘寒质润，能养阴清热、生津润燥。若用于热病伤阴，津少口渴，肠燥便秘，多与生地、麦冬配伍，常用《温病条辨》

增液汤等；若用于热病伤阴，咽干口渴，心烦不寐，常与沙参、麦冬、柏子仁、酸枣仁、莲子心等配用；若风热上攻，咽喉肿痛，多与升麻、防风、桔梗等配用，常用《卫生宝鉴》玄参升麻汤等；《本草正义》中云："玄参，禀至阴之性，专主热病，味苦则泄降下行，故能治脏腑热结等证。味又辛而微咸，故直走血分而通血瘀；亦能外行于经隧，而消散热结之痈肿。寒而不峻，润而不腻，性情与知、柏、生地近似，而较为和缓，流弊差轻。"③麦冬甘寒质润，入胃经，益胃生津止渴，润肠通便。用于燥伤肺胃阴分，咽干口渴之症，常与沙参、玉竹、天花粉等配合，常用《温病条辨》沙参麦冬汤等；若用于胃气阴两伤，虚热烦渴，呕逆不欲食者，常配人参、小麦、茯苓、竹茹等，常用《医学入门》人参门冬汤；用于气阴两虚之呕哕反胃，烦热口渴，可配半夏、陈皮、枇杷叶等治疗，常用《太平圣惠方》麦门冬散等；若用于热结阴亏，燥屎不行，下之不通，津液不足，无水舟停之证，常配玄参、生地、大黄、芒硝，常用《温病条辨》增液承气汤等。④石斛味甘性寒，入胃经，善于养胃阴，生津液，止烦渴。若杂病胃阴不足，饮食不香，胃中嘈杂，胃脘隐痛或灼痛，干呕或呃逆，舌光少苔者，可配伍沙参、扁豆、麦冬、白芍、竹茹等；若胃热不清，胃阴不足，呕吐不食者，可与陈皮、枳壳、藿香、牡丹皮、赤芍、茯苓、扁豆等同用，常用《张氏医通》石斛清胃散等；若胃热炽盛，胃阴不足，消谷善饥的中消证，可与天花粉、南沙参、麦冬、玉竹、山药等同用。⑤墨旱莲性寒，入肝经血分而善凉血止血，又因其味甘酸而善滋阴，宜用于阴虚血热之吐血、便血、血痢等。若郁怒伤肝，肝气横逆犯胃，胃络受损则引起吐血，可选本品；若久痢伤阴，而致痢下赤白脓血，或下鲜血黏稠，脐腹灼痛，虚坐努责，心烦口干，宜选本品养阴收敛，凉血止痢。

（五）和法

1.调和肝（胆）脾（胃）

生理上，肝胆属木，脾胃属土。肝主疏泄，肝为刚脏，内寄相火，中见少阳，性喜条达而恶抑郁；脾胃中土，腐熟运化，乃气机升降之枢，脾胃升降离不开肝的疏泄功能正常。同时五行生克中存在"木克土"的关系。正常的"木克土"是维持机体平衡的重要环节，但木太过或土不及，这种平衡就会遭到破坏。木过于强盛，则克土太过，造成土的不足，即"木乘土"；木本不过于强盛，其克制土的力量也处于正常范围，但由于土自身不足，形成了木克土的力量相对增强，使土更加不足，即"土虚木乘"。张教授认为，临床中脾胃病多与肝（胆）脾（胃）不和相关，根据不同病机和表现，治疗多选用调肝理脾、调肝和胃、清胆和中等不同治法。

（1）调肝理脾

调理肝脾法是张教授临床治疗脾胃病最常用的治法，运用疏肝、健脾的药物以治疗肝脾不和证，适用于肝气犯脾和肝郁脾虚之证。五脏之中，肝与脾关系最为密切，生理上互相联系，病理上互相影响。病理情况下：①若土虚木乘，肝脾不和，脾失健运，出现肠鸣腹痛、大便泄泻、泻必腹痛、泻后痛缓，《医方考》说："泻责之脾，痛责之肝；肝则之实，脾则之虚，脾虚肝实，故令痛泻。"临床多选用《丹溪心法》痛泻要方，补脾柔肝，祛湿止泻为主。方中白术苦温，补脾燥湿，为君药；白芍酸寒，柔肝缓急止痛，与白术配伍，为臣药；陈皮辛苦而温，理气燥湿，醒脾和胃，为佐药；防风燥湿以助止泻，为脾经引经药，故为佐使药。如《医方集解·和解之剂》中云："此足太阴、厥阴药也。白术苦燥湿，甘补脾，温和中；芍药寒泻肝火，酸敛逆气，缓中止痛；防风辛能散肝，香能舒脾，风能胜湿，为理脾引经要药。陈皮辛能利气，炒香尤能燥湿醒脾，使气行则痛止。数者，皆以泻木而益土也。"②若七情郁结，肝失条达，或阴血暗耗，肝体失养，肝气横逆，同时脾虚运化无力，则出现肝郁血虚脾弱证。症见两胁作痛，头痛目眩，口燥咽干，神疲食少，或月经不调，乳房胀痛等。临床多选用《太平惠民和剂局方》逍遥散。方中柴胡疏肝解郁，使肝气得以调达，为君药；当归甘辛苦温，养血和血；白芍酸苦微寒，养血敛阴，柔肝缓急，为臣药。白术、茯苓健脾祛湿，使运化有权，气血有源；炙甘草益气补中，缓肝之急，为佐药。用法中加入薄荷少许，疏散郁遏之气，透达肝经郁热；烧生姜温胃和中，为使药。

（2）调肝和胃

肝主疏泄，主升发；胃主受纳腐熟水谷，主下降。肝升胃降，调节气机的升降平衡。肝木的条达疏泄，有助于胃受纳功能的正常进行。病理情况下：①若肝失疏泄，肝郁化火，横逆犯胃，肝胃气机不畅，胃失和降，则胃脘胁肋胀闷疼痛、嗳气吞酸、呃逆呕吐等，临床多选用《景岳全书》化肝煎和《丹溪心法》左金丸加减。化肝煎中，青皮疏肝理气，芍药养血柔肝，陈皮理气和胃、缓急止痛，丹皮、山栀清肝泻热，泽泻化湿泻热，土贝母清热散结。诸药配伍，共奏泻热和胃，疏肝理气之功。左金丸重用苦寒之黄连为君药，一则清心火以泻肝火，即所谓"实则泻其子"，肝火得清，自不横逆犯胃；二则清胃热，胃火降则其气自降。如此标本兼顾，对肝火犯胃之呕吐吞酸尤为适宜。吴茱萸辛苦而温，入肝、脾、胃、肾经。辛能入肝散肝郁，苦能降逆助黄连降逆止呕之功，温则佐制黄连之寒，使黄连无凉遏之弊，且能引领黄连入肝经，为佐药；二药辛开苦降，寒热并用，泻火而不凉遏，温通而不助热，使肝火得清，胃气得降，则诸症自愈。②寒邪侵袭肝胃，肝胃虚寒，阳虚失温，胃失和降，浊阴上逆，厥阴之脉夹胃属肝，上行与督脉会于头顶部，胃中浊阴循肝经上扰于头，则出现呕吐涎沫、颠顶疼痛、形寒肢冷等，临床常选用《伤寒论》吴茱萸汤。方中吴茱萸味辛苦而性热，既能温胃暖肝祛寒，又能和胃降逆止呕，为君药；生姜温胃散寒，降逆止呕，为臣药；人参益气健脾，为佐药；大枣甘平，合人参益脾气，为使药。

（3）清胆和中

胆腑内藏精汁，在肝胆疏泄作用下，胆液经胆道排入肠中，助脾胃腐熟消化水谷。病理情况下：①若素体胆气不足，复由情志不遂，胆失疏泄，气郁生痰，导致胆胃不和，胃失和降，则呕吐痰涎或呃逆、心悸等，临床常选用《三因极一病证方论》温胆汤。方中以半夏燥湿化痰，降逆和胃；竹茹清热化痰，除烦止呕，胆气清肃，烦呕得止；枳实破气消痰，与半夏相配，气顺痰消，气滞得畅，胆胃得和；陈皮燥湿化痰，助半夏祛痰，健脾加强枳实行气之力；茯苓健脾渗湿，以绝生痰之源，且有宁心安神之功；甘草益脾和中，协调诸药；生姜祛痰止呕，又可解半夏之毒。大枣与甘草、茯苓为伍，健脾祛湿；又与生姜相配，调和脾胃，使中州得运。诸药相合，痰热得化，胆热得清，胃气得降，共奏清胆和胃之功。②若湿遏热郁，阻于少阳胆与三焦，三焦气机不畅，使胆经郁热偏重，胆热犯胃，见口苦膈闷、胸胁胀满、吐酸苦水，甚则干呕呃逆，多选用《重订通俗伤寒论》蒿芩清胆汤。方中青蒿清透少阳邪热，黄芩善清胆热并燥湿，两药合用，既能清透少阳湿热，又能祛邪外出，故为君药。竹茹善清胆胃之热，化痰止呕；枳壳下气宽中，除痰消痞；半夏燥湿化痰，和胃降逆；陈皮理气化痰。四药配合，使热清湿化痰除，故为臣药。赤茯苓、碧玉散清热利湿，导邪从小便而出，故为佐使药。

2. 调和气血

气和血是人体内的两大类基本物质，《素问·调经论》中云："人之所有者，血与气耳。"气与血的关系可以概括为气为血之帅，血为气之母。气为血之帅，包括气能生血、气能行血、气能摄血。气盛则化生血液的功能增强，血液充足；气虚则功能减弱，易于导致血虚。气能推动与调控血液在脉中稳定运行，气行则血行，气乱则会出现血液妄行的病变，如气逆者血随气升、气陷者血随气下等。血为气之母，包含血能养气和血能载气。血液为气的生成和活动提供营养，气存于血中而不致散失以运行全身。中焦脾胃之升降为全身气机的枢纽，同时又是气血的生化之源，气血营运赖其所主。张教授认为，脾胃病多出现气血不和，根据不同病机和表现，临床治疗多选用补气养血、理气活血、补气摄血等不同治法。

（1）补气养血

劳倦伤脾，或思虑过度暗耗阴血，或久病失调及慢性出血等导致气血两虚。临床主要表现为食欲不振，腹胀便溏，眩晕健忘，神疲乏力，失眠多梦，面色不华，舌淡，脉细弱。张教授多选用《瑞竹堂经验方》八珍汤。全方八药，实为四君子汤和四物汤的复方。方中人参与熟地相配，益气养血，共为君药。白术、茯苓健脾渗湿，助人参益气补脾；当归、白芍养血和营，助熟地滋养心肝，均为臣药。川芎为佐，活血行气，使地、归、芍补而不滞；炙甘草为使，益气和中，调和诸药。如吴崑《医方考》中云："血气俱虚者，此方主之。人之身，气血而已。气者百骸之父，血者百骸之母，不可使其失养者也。是方也，人参、白术、茯苓、甘草，甘温之品也，所以补气。当归、川芎、芍药、地黄，质润之品也，所以补血。气旺则百骸资之以生，血旺则百骸资之以养。形体既充，则百邪不入，故人乐有药饵焉。"

（2）理气活血

若饮食邪气阻滞，或情志不舒，或体弱气虚不运，导致气滞不通，气滞日久则血运不畅。①若血瘀停留胃脘腹部，出现胃脘腹部走窜疼痛、急躁易怒、刺痛拒按、舌质紫暗或见瘀斑、脉涩等，张教授多选用《医林改错》血府逐瘀汤加减。方中桃仁破血行滞而润燥，红花活血祛瘀以止痛，共为君药。赤芍、川芎助君药活血祛瘀；牛膝活血通经，祛瘀止痛，引血下行，共为臣药。生地、当归养血益阴，清热活血；桔梗、枳壳，一升一降，宽胸行气；柴胡疏肝解郁，升达清阳，与桔梗、枳壳同用，尤善理气行滞，使气行则血行，以上均为佐药。桔梗并能载药上行，兼有使药之用；甘草调和诸药，亦为使药。本方配伍独具特点：一为活血与行气相伍，既行血分瘀滞，又解气分郁结；二是祛瘀与养血同施，则活血而无耗血之虑，行气又无伤阴之弊；三为升降兼顾，既能升达清阳，又可降泄下行，使气血和调。②若湿热下注大肠，搏结气血，气血失调，气滞血瘀，则导致下痢赤白脓血、腹痛、里急后重、肛门灼热、舌苔黄腻、脉象弦数等湿热内蕴，气血失和之象，张教授多选用《素问病机气宜保命集》芍药汤加减。方中黄芩、黄连性味苦寒，入大肠经，功擅清热燥湿解毒，以除致病之因，为君药。重用芍药养血和营，缓急止痛；配以当归养血活血，体现了

"行血则便脓自愈"之义，且可兼顾湿热邪毒熏灼肠络，伤耗阴血之虑；木香、槟榔行气导滞，"调气则后重自除"。四药相配，调和气血，是为臣药。大黄苦寒沉降，合芩连则清热燥湿之功著，合归、芍则活血行气之力彰，其泻下通腑作用可通导湿热积滞从大便而去，体现"通因通用"之法；方以少量肉桂，其辛热温通之性，既可助归、芍行血和营，又可防呕逆拒药，属佐助兼反佐之用。炙甘草和中调药，与芍药相配，又能缓急止痛，亦为佐使。诸药合用，湿去热清，气血调和，故下痢可愈。

（3）补气摄血

若因脾胃素虚，或脾胃因饮食所伤，或劳倦思虑伤脾，或久病耗伤脾气，均可使脾气虚弱，固摄无力，则血逸脉外而致出血，出现便血、衄血等；脾虚运化失司，气血生化无源，可见食少、腹胀、便溏、肢体倦怠、少气懒言、面色萎黄、心悸怔忡、健忘失眠等，张教授多选用《济生方》归脾汤加减。方中以人参、黄芪、白术、甘草甘温之品补脾益气以生血摄血，使气旺而血生，气旺则摄血有力；当归、龙眼肉甘温补血养心；茯苓、酸枣仁、远志宁心安神；木香辛香而散，理气醒脾，与大量益气健脾药配伍，复中焦运化之功，又能防大量益气补血药滋腻碍胃，使补而不滞，滋而不腻；用法中姜、枣调和脾胃，以资化源。

3. 调和寒热

《脾胃论》中云："饮食失节，寒温不适，脾胃乃伤。"《素问·太阴阳明论》云："阳道实，阴道虚。"脾为太阴，其气易虚，虚则有寒；胃为阳明，受邪易实，实则易热。外感寒邪、暑热之邪均可经口鼻而入，直犯脾胃，故脾胃易寒易热。邪滞日久，则可损伤脾阳而寒化；阴邪久居，亦可郁而化热。因此，寒热二邪常犯脾胃，又易合而为病，出现虚实夹杂、寒热错杂之证。张教授认为，脾胃病中寒热错杂非常多见，临床重视调和寒热，根据不同病机表现，多选用辛开苦降法、清上温下法。

（1）辛开苦降

失治误下，以致无形邪热内陷心下胃脘，导致中焦枢机不利，升降失职，寒热互结，虚实错杂，阴阳不和，上下不能交泰而致痞证。临床多采用辛开苦降除痞，多选用《伤寒论》泻心汤系列方剂。①若心下痞，但满而不痛，或呕吐，肠鸣下利，舌苔腻而微黄，多选用半夏泻心汤。方中半夏散结消痞，降逆止呕，为君药；干姜温中散邪，黄芩、黄连泻热消痞，故为臣药；人参、大枣甘温益气，补脾气，为佐药；甘草调和诸药，为使药。②若胃中不和，心下痞硬，干噫食臭，胁下有水气，腹中雷鸣，下利者，多选生姜泻心汤。生姜泻心汤即半夏泻心汤减干姜二两，加生姜四两而成。方中重用生姜，取其和胃降逆，宣散水气而消痞满，配合辛开苦降、补益脾胃之品，故能用治水热互结于中焦，脾胃升降失常所致的痞证。③若胃气虚弱，腹中雷鸣，下利，水谷不化，心下痞硬而满，干呕心烦不得安或是狐惑病，多选甘草泻心汤。甘草泻心汤即半夏泻心汤加重炙甘草用量而成，方中重用炙甘草调中补虚，配合辛开苦降之品，故能用治胃气虚弱，寒热错杂所致的痞证。④若心下痞满，头面部红肿热痛，吐衄出血，小便短赤，大便秘结，心烦喜冷，舌质红，苔黄腻，多选大黄黄连泻心汤。大黄黄连泻心汤是治邪郁化热，热邪壅聚之热痞方。大黄、黄连均为苦寒之品。大黄泻热和胃开结，黄连清心胃之火，二味合用，使热邪得去，气机通畅，则痞满自消。⑤若心下痞，恶寒，汗出者，多选用附子泻心汤。附子泻心汤在大黄黄连泻心汤基础上加用黄芩、附子，主治上热下寒，兼阳虚之寒热痞。方中的大黄、黄芩和黄连药性偏苦、寒，用于泄热，加上附子药性辛、热，温助阳气，配伍使用时可以共同起到温经回阳、泻热消痞的作用。⑥若胸中有热，胃中有邪气，腹中痛，欲呕吐者，多选用黄连汤。黄连汤即半夏泻心汤加黄连二两，并以黄芩易桂枝而成。本方证为上热下寒，上热则欲呕，下寒则腹痛，故用黄连清上热，干姜、桂枝温下寒，配合半夏和胃降逆，参、草、枣补虚缓急。全方温清并用，补泻兼施，使寒散热清，上下调和，升降复常，则腹痛呕吐自愈。

（2）清上温下

厥阴为阴尽阳生之时，正常生理状态下阴极阳生，常火初发，周而复始，为正常阴阳交替循环。厥阴病为病理状态下阳虚阴盛，阴盛至极，相火生成，导致气上撞心、心中疼热、饥而不欲食、下利不止等上热下寒，寒热错杂的表现。张教授多选用乌梅丸等加减。方中重用乌梅，至酸至柔，收敛肝气，养阴生津；细辛、桂枝、干姜、蜀椒、附子辛热之品温脏祛寒；配伍黄连、黄柏苦寒清热之品，人参补气培土御木侮，当归养血滋肝体。诸药相合，寒热并用，清上温下，攻补兼施，刚柔并济。

4. 调和营卫

营卫均来源于中焦脾胃的运化，且营卫调和与脾胃的功能正常有密切的联系。营卫二者协调，脾胃运化功能才会正常，从而保证食物精微的传输和转变，维持机体的生命活动；如果营卫不和，则会影响脾胃功能，运化失职，脏腑失养，导致多种脾胃病的发生。张教授在脾胃病的治疗中注重调和营卫，多以桂枝汤加减。清代医家王晋三于《伤寒古方通》中云："桂枝汤，和方之祖，故列于首。"《伤寒论》曰："病常自汗出者，此为荣气和。荣气和者，外不谐，以卫气不共荣气谐和故尔。以荣行脉中，卫行脉外。复发其汗，荣卫和则愈，宜桂枝汤。"方中桂枝散寒解肌为君；芍药敛阴和营为臣；生姜助桂枝解肌祛邪，大枣助芍药和营，并为佐药；甘草益气和中，调和诸药为使。配合成方，共奏解肌发汗，调和营卫之功。桂枝汤虽为太阳中风之主方，但凡自汗、恶风属营卫不和者均可应用。此外，需注意桂枝汤的加减变化。若太阳病发汗太过，致汗出不止，恶风，小便难，四肢拘急，难以屈伸者，用桂枝加附子汤加减治疗；若太阳中风兼经气不利，项背强几几，反汗出恶风者，桂枝加葛根汤主之；若虚劳里急及由阴阳不和而致心中悸而烦、腹中痛，用小建中汤；若营血虚弱，寒凝经脉，血行不利，桂枝汤去生姜，倍大枣，加当归、通草、细辛组成当归四逆汤，温阳与散寒并用，养血与通脉兼施，温而不燥，补而不滞。

5. 和解少阳

少阳病证是指邪犯少阳胆腑，枢机不运，经气不利所表现的证候。又称少阳半表半里证。少阳病的发生，一是太阳病不解传入少阳；二是外邪直犯少阳；三是三阴病（特别是厥阴）阳气来复，可转入少阳。其病变位置，既在表，又在里；既不完全在表，又不完全在里；既未完全脱离太阳，又未完全进入阳明，而以少阳胆腑为病变中心，并涉及太阳、阳明。就其病性而言，少阳病既有太阳寒证的表现，又有阳明化热的征象，寒热俱在，是表里之间的中间类型。少阳病常见肝胆病症状和脾胃升降失常的症状。少阳病证非和法不能解，张教授多用和解少阳法治疗少阳枢机不利等相关证候，多选用小柴胡汤加减。《伤寒论》言："伤寒五六日中风，往来寒热，胸胁苦满，默默不欲饮食，心烦喜呕，或胸中烦而不呕，或渴，或腹中痛，或胁下痞硬，或心下悸，小便不利，或不渴，身有微热，或咳者，小柴胡汤主之。"伤寒邪犯少阳，病在半表半里，邪正相争，正欲拒邪出于表，邪欲入里并于阴，故往来寒热；邪在少阳，经气不利，郁而化热，胆火上炎，而致胸胁苦满、心烦、口苦、咽干、目眩；胆热犯胃，胃失和降，气逆于上，故默默不欲饮食而呕。方中柴胡苦平，入肝胆经，透泄少阳之邪，并能疏泄气机之郁滞，使少阳之邪得以疏散，为君药；黄芩苦寒，清泄少阳里之热，为臣药。柴胡之升散，得黄芩之降泄，两者配伍是和解少阳的基本用药。胆气犯胃，胃失和降，佐以半夏、生姜和胃降逆止呕；邪从太阳传入少阳，缘于正气本虚，故又佐以人参、大枣益气健脾，一者取其扶正以祛邪，一者取其益气以御邪内传，俾正气旺盛，则邪无内向之机。炙甘草助参、枣扶正，且能调和诸药，为使药。诸药合用，以和解少阳为主，兼补胃气，使邪气得解，枢机得利，胃气调和，则诸症自除。少阳病多有兼见证，用小柴胡汤变方，如治疗少阳兼表证的柴胡桂枝汤、少阳兼里实证的大柴胡汤。柴胡桂枝汤是《伤寒论》中治疗太阳和少阳并病的方剂，是由小柴胡汤合桂枝汤各半量而组成，主要用于太阳少阳合病引起的发热恶寒、肢体疼痛等症。少阳阳明合病，往来寒热，胸胁苦满，呕不止，郁郁微烦，心下痞硬，或心下满痛，大便不解或协热下利，舌苔黄，脉弦数有力，可予大柴胡汤治之。

（六）化法

1. 化湿

《素问·厥论》云："脾主为胃行其津液者也。"脾失健运，津液输布障碍，水液不得运化，反内蕴中焦而化为湿浊。《素问·至真要大论》言："诸湿肿满，皆属于脾。"张教授临床根据湿邪不同特点，将化湿分为芳燥化湿、利水渗湿、清热燥湿、祛风胜湿等。

（1）芳燥化湿

若脾为湿困，运化失调所致的脘腹痞满、口淡多涎、呕吐泛酸、大便溏泄、食少体倦、口腻发甜、舌苔白腻等症。常以平胃散为基本方芳燥化湿。方中苍术味辛苦性燥，其辛能散湿，苦能燥湿，为燥湿运脾之要药；厚朴行气化湿除满，陈皮行气化滞，燥实醒脾；加生姜、大枣以调和脾胃，甘草和中。诸药合用，使湿浊得化，有"治湿先顺气，气顺湿自消，治胃在运脾，脾运胃自健"之义。

张教授临床也常用藿香、佩兰、砂仁、白豆蔻等辛温芳香之品，化湿醒脾。①藿香辛温芳香，辛散而不峻烈，微温而不燥热，故能运脾胃、化湿浊、和中止呕；同时，本品又可散表寒，对于暑月外感风寒、内伤生冷而致的恶寒发热、头痛脘痞、呕恶泄泻等症甚为适宜。《本草正义》云："藿香，清芬微温，善理中州湿浊痰涎，为醒脾快胃、振动清阳妙品。"②佩兰气味芳香，又入脾胃两经，故能芳香化湿，醒脾调中，常用于湿阻中焦之证。其化湿和中作用类似于藿香，两者常相须为用；同时本品能运脾胃之气而旺气血生化之源，亦有解郁散结、疏利气机之功。③白豆蔻辛温芳香，能运湿浊、健脾胃而行气化湿，常用于湿阻中焦，脾胃气滞诸症，对于胃寒气逆呕吐者疗效尤佳。④砂仁气辛性温，能散能通，入脾胃两经，长于化湿行气温中，有醒脾和胃之功，能温中健脾而止泄泻，和胃调中而止呕。

（2）利水渗湿

明代医家虞抟所著《医学正传》言："治湿不利小便，非其治也。"湿从小便分消而解，往往疗效立现。张教授重视利水渗湿法，常应用茯苓、薏苡仁、泽泻、玉米须等治疗。①茯苓甘能补脾，淡能渗泄，药性平和，既可祛邪，又可扶正，为利水渗湿之要药。用于脾胃虚弱之食少，便溏泄泻，常与人参、白术、甘草同用，如《太平惠民和剂局方》四君子汤；用于脾虚湿盛久泻，常与薏苡仁、山药等合用，如《太平惠民和剂局方》参苓白术散。同时本品通过益心脾之气，化凌心水湿，而奏宁心安神之功。对于心脾两虚，气血不足之心悸怔忡、健忘失眠，常与人参、当归、酸枣仁等同用，如《济生方》归脾汤。②薏苡仁淡以渗湿，甘以益脾，故能渗除脾湿，补益脾土，微寒而不伤胃，补脾而不滋腻，为清补淡渗之品。③泽泻甘淡性寒，利水作用较强，利小便而能实大便。对于湿盛泄泻，与赤茯苓、车前子、茵陈同用，如《世医得效方》通苓散；若伤湿夹食滞之腹胀泄泻，配伍苍术、厚朴、陈皮等同用，如《丹溪心法》胃苓汤。④玉米须性平，味甘淡，利水消肿，平肝利胆，与金钱草、郁金、茵陈等合用，治疗各种黄疸证。

（3）清热燥湿

见前文"清法"中介绍。

（4）祛风胜湿

张教授在化湿时尤善使用"风药"。"风药"一词首见于《脾胃论》，风性善行数变。风药芳香走窜，升发阳气，使脾胃功能得以恢复，湿邪得化。脾胃病治疗中多选用"风药"，如防风、荆芥穗、白芷、葛根、羌活、独活、薄荷、威灵仙、蔓荆子、藁本、天麻、苏叶等。张教授尤其倡导防风、葛根作为对药使用，共奏燥湿健脾、升阳止泻之效。①防风为风中润剂，疏肝和脾，善治肝脾不和之腹痛泄泻。若脾虚肝旺，肝郁横逆，脾不升清，腹痛泄泻，泄后痛不减者，常与陈皮、白术、白芍同用，常用《丹溪心法》痛泻要方；若脾虚肝旺兼有中焦湿热，痛泻脘痞，泻下不爽者，常与茯苓、薄荷、藿香、陈仓米等同用，常用《丁甘仁家传珍方选》止泻丸。②葛根升发清阳，鼓舞脾胃清阳之气上升，清阳升而浊阴降，善于止呕止痢止泄。若表证未解，邪热入里，身热，下利臭秽，肛门有灼热感之热泻热痢证，常与黄芩、黄连、甘草同用，常用《伤寒论》葛根黄芩黄连汤；若见胃脘实热，烦渴，咽干吐逆者，当与黄连、半夏、甘草同用，常用《圣济总录》葛根汤。

2. 化痰

脾为生痰之源，脾主运化水液，脾失健运则生湿，湿聚成痰。"百病皆由痰作祟"，痰之为病，无处不至，胸膈肠胃，四肢经脉，皆可有之。《临证指南医案》谓："胃强脾健，则饮食不失其度，运行不停其机，何痰饮之有？"《医宗必读》曰"治痰不理脾胃，非其治也"。张教授化痰多选用二陈汤和温胆汤等加减治疗。①痰浊留滞中焦，临床多见脘腹痞满、恶心呕吐、肢体困倦、不欲饮食，常用二陈汤燥湿化痰，理气和中。《太平惠民和剂局方》中记载二陈汤："治痰饮为患，或呕吐恶心，或头眩心悸，或中脘不快，或发为寒热，或因食生冷，脾胃不和。"方中半夏燥湿化痰，橘红理气行滞，茯苓渗湿健脾以杜生痰之源，炙甘草健脾和中。加生姜、乌梅煎服，因生姜可制半夏之毒，又可温化痰饮；乌梅酸敛，防止温燥伤阴。方广在《丹溪心法附余》中称赞二陈汤为"补脾则不生湿，燥湿渗湿则不生痰，利气降气则痰消解，可谓体用兼赅，标本两尽之药也"。②胆郁痰扰，出现胆怯易惊，头眩心悸，心烦不眠，呕恶呃逆，眩晕者，选用温胆汤化裁。温胆汤出自《三因极一病证方论》，由二陈汤去乌梅，加竹茹、枳实而成；较二陈汤更善理气化痰，清胆和胃。方中半夏辛温，燥湿化痰，和胃止呕，为君药；臣以竹茹，取其甘而微寒，清热化痰，除烦止呕；半夏与竹茹相伍，一温一凉，化痰和胃，止呕除烦之功备；陈皮辛苦温，理气行滞，燥湿化痰；枳实辛苦微寒，降气导滞，消痰除痞；陈皮与枳实相合，亦为一温一凉，而理气化痰之力增；佐以茯苓健脾渗湿，以杜生痰之源；煎加生姜、大枣调和脾胃，且生姜兼制半夏毒性；以甘草为使，调和诸药。汪昂在《医方集解·和解之剂》中言："橘、半、生姜之辛温，以之导痰止呕，即以之温胆；枳实破滞；茯苓渗湿；甘草和中；竹茹开胃土之郁，清肺金之燥，凉肺金即所以平肝木也。如是则不寒不燥而胆常温矣。"

3. 化滞

素体虚弱，气虚不运，或七情郁结，或寒邪凝滞，阳虚温运无力，均可导致气滞不通。气滞于不同之处而出现不同症状。气滞于中焦脾胃，则纳食减少、胀满疼痛、呃逆呕吐等；气滞于肝则肝气横逆，胁痛易怒。张教授多采用理气导滞、疏肝行滞、温中消滞等法。

（1）理气导滞

气滞脾胃、肠腹，出现脘腹胀痛、嗳气、恶心呕吐、便秘或腹泻、下痢者，张教授临床多用理气导滞法，多选用木香、陈皮、枳实、槟榔。①木香辛行苦降，芳香气烈而味厚，能通行三焦气分，尤善行中焦脾胃及下焦大肠之气滞，为行气止痛治疗脾胃和大肠气滞证的要药。若脾胃气虚气滞、脘腹胀痛，可配党参、白术、陈皮等同用，常用《时方歌括》香砂六君子汤等；若兼积滞内停，脘腹痞满，便秘，可配槟榔、青皮、大黄等同用，常用《儒门事亲》木香槟榔丸等；若属气痢，腹胀明显，可配砂仁、枳壳同用，常用《圣济总录》木香缩砂散等；若气痢日久不愈，可配肉豆蔻、砂仁、赤石脂同用，常用《圣济总录》木香丸等；若气痢兼加湿热明显，可配黄连，常用《太平惠民和剂局方》香连丸等。②陈皮本品辛行温通，芳香醒脾，主入脾经而行滞气，故能行气止痛，健脾和中；治脾胃气滞之脘腹胀痛，嗳气吞酸，恶心呕吐，便秘或腹泻等。若食积气滞，脘腹胀痛，可配山楂、神曲等同用，常用《丹溪心法》保和丸等；若脾虚气滞之腹痛喜按，纳呆，便溏，常配党参、白术、茯苓等同用，常用《小儿药证直诀》异功散等；若脾虚肝旺，肠鸣腹痛，大便泄泻，泻必腹痛，可配白术、白芍、防风同用，常用《丹溪心法》痛泻要方等；若气滞胃脘呕吐、呃逆者，可配竹茹、生姜、大枣等同用，常用《金匮要略》橘皮竹茹汤等。③枳实辛行苦降，主入脾胃和大肠经，作用较强烈，善破气除痞，消积导滞而治胃肠积滞诸症。若脾虚者，常配白术同用，常用《内外伤辨惑论》枳术丸等；若胃肠积滞、热结便秘，常配大黄、厚朴等同用，常用《伤寒论》大承气汤、小承气汤等；若湿热泻痢、里急后重，多配大黄、黄芪、黄连等同用，常用《内外伤辨惑论》枳实导滞丸等。④槟榔辛散苦泄，主入胃肠，功善行胃肠之气，消积导滞。若湿热积滞于大肠之痢疾泄泻，里急后重，常与木香、黄连、芍药等同用，寓通因通用之义，常用《素问病机气宜保使》芍药汤等。

（2）疏肝行滞

肝郁气滞，胸胁胀痛，或肝气犯胃，出现胃脘胀痛、呕吐吞酸、饮食不化等症，常用疏肝行滞法，多选用柴胡、香附、青皮、佛手等。①柴胡芳香疏泄，性苦、微寒，具有良好的条达肝气、疏肝解郁作用，常与香附、川芎、芍药等同用，常用

《景岳全书》柴胡疏肝散；若血虚肝旺，常与当归、白芍等同用，常用《太平惠民和剂局方》逍遥散等；若肝胆火旺，胸胁胀满，烦躁易怒，肝胆气滞化火，常与山栀、丹皮、青皮、苏梗等同用，常用《症因脉治》柴胡清肝饮等。②香附主入肝经气分，芳香辛行，善散肝气之郁结，味苦疏泄以平肝气之横逆，故为疏肝解郁、行气止痛的要药。若寒凝气滞、肝气犯胃的胃脘疼痛，可配高良姜同用，常用《良方集腋》良附丸等；若治气、血、痰、火、湿、食六郁所致胸膈痞满，脘腹胀痛，呕吐吞酸，饮食不化等，可配川芎、术、栀子等同用，常用《丹溪心法》越鞠丸等。③青皮主入肝经，苦泄下行，辛散温通，能疏肝理气、散结止痛而治肝郁气滞之胸胁胀痛，可配大腹皮同用，常用《症因脉治》青皮散等；若气滞甚，可配木香、枳实、槟榔等同用。④佛手辛行苦泄，入肝经，能疏肝解郁、行气止痛，用治肝郁气滞及肝胃不和之胸胁胀痛、脘腹痞满等症，常与柴胡、香附、郁金等同用；同时能醒脾和胃、行气导滞，用治脾胃气滞之脘腹胀痛、恶心、纳呆等症，常与木香、砂仁等同用。

（3）温中消滞

寒气凝滞胃脘肠腹，出现脘腹冷痛、呕吐清水、呃逆、泄泻、便秘等症，常用温中行气法，多选用荜茇、荜澄茄、乌药、沉香等。①荜茇辛散温通，能温中散寒止痛、降胃气、止呕呃。若用于胃寒脘腹冷痛、呕吐、泄泻、呃逆等症，可配伍干姜、厚朴、附子等同用，常用《圣济总录》荜茇丸等；若治脾胃虚寒之腹痛冷泻，可与白术、干姜、肉豆蔻等同用，常用《圣济总录》荜茇散等。②荜澄茄辛散温通，能温中散寒止痛，故可治胃寒脘腹冷痛、呕吐、呃逆，功似荜茇，可与高良姜、丁香、厚朴等同用。③乌药味辛行散，性温祛寒，入肺而宣通，入脾而宽中，故能行气散寒止痛，用治寒凝气滞之胸腹诸痛。若七情郁结，寒郁气逆，横扰于脾而腹胀痛，可与槟榔、沉香等同用，常用《济生方》四磨饮子等。④沉香辛温散寒，味苦质重性降，故善温降胃气而止呕，同时亦能温中暖肾，行气导滞。若寒邪犯胃，呕吐清水，可与陈皮、荜澄茄、胡椒等同用，常用《圣济总录》沉香丸等；若脾胃虚寒，呕吐呃逆，经久不愈者，可与丁香、白豆蔻、柿蒂等同用，常用沉丁二香散；治疗胃肠气滞，虚寒便秘，可与肉苁蓉、当归、枳壳等同用。

4. 化瘀

脾胃位于中焦，为气机升降之枢纽，脾胃升降失常导致人体气机运行障碍，气机运行障碍必然导致血液运行不畅，气无力推动血行，久而血亦随之停聚而成瘀血。瘀血停积，脉络不通，不通则痛，多为刺痛、痛处固定不移、入夜尤甚；瘀血阻塞络脉，血液运行受阻，以致血涌络破而见出血；瘀血不去，新血不生，可出现血虚表现；舌紫暗，脉细涩为瘀血常见之象。张教授常用的化瘀法，包括行气化瘀、化瘀止血、养血化瘀、通络化瘀。

（1）行气化瘀

气能行血，气行则血行，气滞则血瘀。张教授临床常用行气祛瘀类药物，多选用川芎、延胡索、三棱、莪术等。其中川芎、延胡索两药均具有辛散温通之力，均能活血行气止痛，均可用治气滞血瘀诸痛症，一般用于血瘀渐成初期；三棱、莪术苦平降泄，入血分能破血祛瘀，入气分能辛散气滞、消积止痛，多用于血瘀日久形成癥瘕积聚者。①川芎，《本草纲目》谓之"血中气药"，本品既能活血祛瘀通脉，又能行气化滞止痛，故临床大凡由瘀血阻滞或血瘀气滞所致的各种痛证，常与桃仁、赤芍等配伍，常用《医林改错》血府逐瘀汤。②延胡索，《本草纲目》谓其："能行血中气滞，气中血滞，故专治一身上下诸痛，用之中的，妙不可言。"本品辛散温通，能活血行气，为止痛佳品。治气滞血瘀所致之胸胁、脘腹疼痛，临床常与川楝子配伍同用，常用《素问病机气宜保命集》金铃子散；治寒凝血滞胃痛，可配高良姜、炮姜等药。③三棱辛散、苦泄、温通，既入血分，又入气分，能破血散瘀，消癥化积，行气止痛。用治瘀阻日久而成的癥瘕痞块，常常与莪术相须为用。由于两药合用的攻散之性较为猛烈，易伤正气，加上血瘀日久每兼耗气，因此在应用治疗癥瘕积聚时，常应配益气养血健脾之品，攻补兼施，以防伤正；若用治食积腹痛，常与莪术、青皮、山楂配伍同用。莪术药性功效与三棱相似，两者常相须为用。

（2）化瘀止血

若瘀血内阻，经脉不通，则血不循经而外溢，血瘀与出血常同时存在。张教授尤喜用化瘀止血类药物，包括三七、五灵脂、蒲黄等。此类药物具有活血行瘀止血之功，具有止血而不留瘀的特点。①三七甘温微苦，入血分，功善止血，又化瘀生新止痛，对于瘀滞不通导致的各种胃脘腹部疼痛，以及各种血证多适宜。如《医学衷中参西录》中云："三七，味苦微甘，性平（诸家多言性温，然单服其末数钱，未有觉温者）。善化瘀血，又善止血妄行，为吐衄要药。病愈血留于经络，证变虚劳（凡用药强止其血者，恒至血瘀经络成血痹虚劳）。兼治二便下血，女子血崩，痢疾下血鲜红久不愈（宜与鸦胆子并用），肠中腐烂，浸成溃疡，所下之痢色紫腥臭，杂以脂膜，此乃肠烂欲穿（三七能化腐生新，是以治之）。为其善化瘀血，故又善治女子癥瘕，月事不通，化瘀血而不伤新血，允为理血妙品。"②五灵脂苦咸温通疏泄，专入血分，长于通利血脉，散瘀止痛止血。治血瘀诸痛，常与蒲黄配伍应用，常用《太平惠民和剂局方》失笑散；治吐血不止，《本草纲目》则配伍黄芪为末冲服；治便血鲜红，《永类钤方》配伍乌梅、侧柏叶同用。③蒲黄常与五灵脂配伍治血瘀诸痛之症。

（3）养血化瘀

瘀血不去，新血不生。对于瘀血兼有血虚者，张教授多选用养血祛瘀类药物，包括当归、丹参、鸡血藤等。①当归味甘性温，气轻而辛，既能甘温补血养血，又能辛散活血，为补血活血止痛之良药。常与熟地黄、白芍、川芎配伍应用，即《太平惠民和剂局方》四物汤；同时《药性论》云"（当归）补诸不足，止痢腹痛"，本品和血行血，对痢疾腹痛、下利脓血之症经常选用，有"行血则便脓自愈"之效。治湿热痢疾，气血壅滞，下利赤白，里急后重者，常与黄芩、黄连、木香、槟榔等同用，常用《素问病机气宜保命集》芍药汤。当归全身皆可入药，不同部位的药效不同，《本草纲目》引李杲语："（当归）头，止血而上行；身，养血而中守；梢，破血而下流；全，活血而不走。"②丹参专入血分，可活血行血养血，同时内达脏腑而化瘀滞，"一味丹参功同四物"。治疗胃脘疼痛，常与檀香、砂仁同用，常用《时方歌括》丹参饮。③鸡血藤苦甘性温，善入血分，既能活血，又可补血，补血而不滞血，故凡血瘀兼有血虚者多可应用。对于血虚萎黄，可与黄芪、当归、熟地黄等同用。

（4）通络化瘀

血瘀日久，久病入络，张教授常用动物类中药地龙、全蝎、水蛭和植物药丝瓜络、橘络、威灵仙、乳香、没药等治疗。此类药物入络攻坚、散结止痛，具有良好的钻透剔邪、破血逐瘀、通络定痛等功效。

(七) 升法

脾气主升，因饮食、劳倦伤脾，或久病思虑过度损脾，脾气虚，脾阳不足，可导致脾不升清、气虚下陷等表现，张教授多以升法治疗，包括益气升清法和升阳举陷法。

1. 益气升清

脾的运化功能是以升清为主，而升清则是脾气的运动特点。如脾气衰弱，则升清失司，湿浊食滞中阻，症见面色不华、气短乏力、食少、头重倦怠、腹胀、便溏等。对于此类脾不升清者，张教授临床多治以益气升清法，多选用《脾胃论》中升阳益胃汤等加减。方中六君子补益脾气，健脾化湿；重用黄芪，加重补气固脾胃之功；柴胡、防风、羌活、独活升举清阳，祛风除湿；泽泻、茯苓泻热降浊；加芍药和血敛阴，少佐黄连以退阴火。全方补中有散，发中有收，使正气足、清阳升。《医宗金鉴·删补名医方论》曾评论本方云："人参属补，不知君于枳、朴中，即为补中泻也。羌、防辈为散，不知佐于参、芪中，即为补中升也。近世之医，一见羌、防辈，即曰发散不可轻用。亦不审佐于何药之中，皆因读书未明，不知造化别有妙理耳。"

2. 升阳举陷

脾气虚衰，脾阳不足，运化失职，内脏得不到气血精微之供养，使脏气虚衰，升举无力而下垂、脘腹坠胀，或久泄痢不止、肛门重坠外脱。对于此类气虚下陷者，张教授多治以升阳举陷法，选用《内外伤辨惑论》中补中益气汤加减，同时注重在临证中增加升阳举陷类中药，如黄芪、升麻、葛根等。补中益气汤中黄芪味甘微温，入脾肺经，补中益气，升阳固表，故为君药；配伍人参、炙甘草、白术，补气健脾为臣药；当归养血和营，协人参、黄芪补气养血；陈皮理气和胃，使诸药补而不滞，共为佐药；少量升麻、柴胡升阳举陷，协助君药以升提下陷之中气，共为佐使；炙甘草调和诸药为使药。全方共奏补中益气，升阳举陷之功效。

（八）降法

六腑的共同生理特点是"泻而不藏""实而不满"，六腑要完成受盛和传化水谷的生理功能，每一腑都必须适时不断地虚实更替，推动其内容物通降下行，保持六腑的通畅及功能的协调。因此，六腑具有"以通为用""以降为顺"的特性。六腑通降不及，都会影响饮食水谷的受盛和传化，出现各种病理状态，比如胃气上逆、腑气不通等。张教授临床多以降法治疗，其中和胃降逆法和通腑降浊法最为常用。

1.和胃降逆

胃宜降则和，胃失和降，气逆于上，临床表现为呕恶、嗳气、呃逆、吐酸等症，对于此类胃气上逆者，张教授多治以和胃降逆法，选用旋覆代赭汤、吴茱萸汤、左金丸。①对于胃气虚弱，痰浊内阻所致胃脘痞闷胀满、频频嗳气，甚或呕吐、呃逆等症，常以旋覆代赭汤等加减。方中旋覆花为君，下气化痰，降逆止噫；代赭石为臣，重镇降逆，长于镇摄肝胃气逆；半夏和胃降逆，化痰散结；人参、大枣、炙甘草健脾养胃。诸药相合，共奏降逆化痰，益气和胃之效。"诸花皆升，旋覆独降"，旋覆花能下气消痰涎，降逆除噫气，《神农本草经》谓其"主结气胁下满，补中下气"，《本经逢原》称其"升而能降……开胃气，止呕逆，除噫气"；代赭石苦寒质重，为纯降之品，《医学衷中参西录》曰"降胃之药，实以赭石为最效"。两药配伍，共奏和胃降逆，下气消痞之功，为治疗胃气上逆的常用药对。

②对于肝胃虚寒，浊阴上逆所致食后泛泛欲吐，或呕吐酸水，或干呕，或吐清涎冷沫等症，张教授常以吴茱萸汤加减。方中吴茱萸味辛苦而性热，既能温胃暖肝祛寒，又能和胃降逆止呕，为君药；生姜温胃散寒，降逆止呕，为臣药；人参益气健脾，为佐药；大枣甘平，合人参益脾气，为使药。③对于肝火犯胃，胃失和降，导致嘈杂吞酸、呕吐等症，张教授多选用左金丸等加味。方中重用苦寒之黄连为君药，一则清心火以泻肝火，即所谓"实则泻其子"，肝火得清，自不横逆犯胃；二则清胃热，胃火降则其气自降。如此标本兼顾，对肝火犯胃之呕吐吞酸尤为适宜。吴茱萸辛苦而温，入肝、脾、胃、肾经，辛能入肝散肝郁；苦能降逆助黄连降逆止呕之功，温则佐制黄连之寒，使黄连无凉遏之弊，且能引领黄连入肝经，为佐药。二药辛开苦降，寒热并用，泻火而不凉遏，温通而不助热，使肝火得清，胃气得降，则诸症自愈。

2. 通腑降浊

肠腑通降不及，有形之邪停积体内，肠气壅滞、腑气不通，可见大便秘结、腹满而痛、努挣难下、排便不爽等症。对于此类腑气不通者，张教授多治以通腑降浊法，选用承气汤类方，中病即止。大承气汤攻下之力最为峻烈，主治"痞、满、燥、实"四症俱全之阳明腑实之证。方中大黄苦寒通降，泻热通便，荡涤肠胃，为君药；芒硝咸寒，泻热通便，又可软坚润燥；枳实理气消痞，厚朴行气除满。全方泻下热结，使腑气得通。小承气汤轻下热结，为大承气汤去芒硝，减枳实、厚朴之药量，攻下之力较轻。调胃承气汤仅用芒硝、大黄、甘草，以荡涤肠胃、软坚通便，泻下之力较缓和，适用于阳明腑实有燥实但无痞满之证。同时，针对腹胀、腹痛或者大便不通等腑气壅滞的症状，张教授用大腹皮、槟榔、木香、莱菔子等行气通腑之品。大腹皮辛能行散，是行气宽中之捷药，治疗食积气滞之脘腹痞满、嗳气吞酸、大便秘结或泻而不爽。槟榔味苦辛温，该药辛散苦泄，善行胃肠滞气，《名医别录》谓其"主消谷"。木香芳香气烈而味厚，《本草求真》中云"木香，下气宽中，为三焦气分要药。然三焦又以中为要……中宽则上下皆通，是以号为三焦宣滞要剂"，为通利腑气之要药。莱菔子味辛行散，消食化积之中尤善行气消胀，《滇南本草》中云本品："下气宽中，消膨胀，降痰，定吼喘，攻肠胃积滞，治痞块、单腹疼。"

（赵鲁卿）

参考文献

［1］李晓玲，张声生.张声生教授治疗脾胃病用药经验［J］.天津中医药，2015，32（10）：577-580.

［2］牧童，张声生，汪红兵.《金匮要略》温、通、清、和四法在脾胃病中的运用［J］.北京中医，2006（9）：562-563.

［3］郑金粟，赵鲁卿，周强，等.张声生运用祛湿药治疗脾胃病的经验［J］.中华中医药杂志，2019，34（6）：2505-2507.

［4］张旭，张声生.张声生教授运用寒热并用法治疗脾胃病的临床经验［J］.世界中医药，2017，12（4）：850-852+856.

［5］周滔，张声生.张声生教授运用调肝理脾法治疗疑难脾胃病的临床经验［J］.中华中医药杂志，2013，28（1）：131-133.

［6］孟梦，周强，赵鲁卿，等."和"法治疗脾胃病临证策略初探［J］.北京中医药，2018，37（7）：628-630.

［7］张声生，沈洪，王垂杰，等.中华脾胃病学［M］.北京：人民卫生出版社，2016.

［8］张声生，赵鲁卿.燕京名医——张声生论治脾胃病临证经验［M］.北京：中国中医药出版社，2020.

第三章

调降"肝胃之气"治疗
胃食管反流病

一、疾病特点

胃食管反流病（gastro-esophageal reflux disease，GERD）是指胃内容物反流入食管引起的反流相关症状和／或并发症的一种疾病，可分为非糜烂性反流病、反流性食管炎及 Barrett 食管三种类型。临床可见反酸、烧心的典型症状，亦常伴嗳气、恶心、胃胀、咽部不适等症，也可见咳嗽、慢性喉炎等食管外表现。我国典型 GERD 的患病率为 2.5% ～ 7.8%。研究表明，此患病率有逐年上升趋势。目前 GERD 的治疗药物首选质子泵抑制剂（proton pump inhibitor，PPI），新药钾离子竞争性酸阻滞剂（P-CAB）亦开始作为代表药物进入临床视野。此外，H_2 受体拮抗剂、促胃动力药、胃黏膜保护剂也可作为常规用药。胃食管反流病可表现为全身多系统的症状，难治性 GERD 并不鲜见，加之有些患者对西药的不耐受，使中医整体观念、多靶点治疗的优势显而易见。中医学上，GERD 可归于"吐酸""呃逆""食管瘅"等病证范畴。

二、病机认识

从中医角度，GERD 之病因不外乎外感、内伤两大方面。

外因方面多见于感受外邪以致寒热邪气内客于胃，内因方面多责之于饮食不节、情志不遂、思虑太过、烟酒无度等。此外，先天禀赋不足、脾胃虚弱及素罹胆病而致胆邪犯胃也是很重要的内在病因。GERD 病位在胃与食管，与肝、胆、脾、胃等脏腑功能失调密切相关。病机方面，胃气上逆是 GERD 的基本病机，肝胆失其疏泄，脾失健运，胃失和降，肺失宣肃是重要的发病基础。主因在气机，气机不利而生痰、化热、成瘀、伤正，渐成虚实夹杂之证。

虽然 GERD 病机复杂，涉及多个脏腑，但张教授临证多从胃气上逆、胃失和降的基本病机出发，强调肝失疏泄的重要病机，注重肝脏与胃腑的重要地位。《素问·六微旨大论》有云："出入废则神机化灭，升降息则气立孤危。故非出入，则无以生长壮老已；非升降，则无以生长化收藏。"由此说明，气机升降出入是人体生命活动得以维持运转的前提，故有"气冲和百病不生""百病生于气"之论。张教授认为，GERD 的发生发展与气机升降失司密切相关，其中肝胃气机失调是其病机的关键。以下具体论之。

首先，肝胆相济，升发乃成。肝主疏泄而具升发之性，肝气调达对于全身气机的条畅具有重要意义。《读医随笔》有云："肝者，贯阴阳，统血气，居真元之间，握升降之枢者也。"胆主决断而为六腑之一，泻而不藏而具通降之性，张景岳曰："胆禀刚果之气，故为中正之官，而决断所出。胆附于肝，相为表里，肝气虽强，非胆不断。肝胆相济，勇敢乃成。"二者脏腑相济，表里相及，升降相依。《知医必辨》有云："故凡脏腑十二经之气化，皆必藉肝胆之气化以鼓舞之，始能调畅不病。"

其次，脾升胃降，是气机斡旋之枢纽。《医门棒喝》曰：

"升降之机者，在乎脾胃之健运。"脾胃同居中焦，脾主升清，胃主和降，为全身气机升降的枢纽。《丹溪心法》曰："脾具坤静之德，而有乾健之运，故能使心肺之阳降，肾肝之阴升，而成天地交之泰。"说明脾胃升降功能健运，对于全身气机升降的条畅具有重要意义。另一方面，脾主运化，居中央而灌四旁；胃主受纳，腐熟水谷，为水谷气血之海。二者同为仓廪之官，为全身气血生化之源。

须知土得木而达。脾胃属土，肝胆属木，"土为万物之母"的前提需借助木气升发、疏泄之功方能实现，故《素问·保命全形论》有"土得木而达"之论，此木土五行相克，制而生化之理。《素问经注节解》有注："土浓而顽，苟无物焉以通之，则且为石田而何以生长夫万物。是故乘其弱而克之者木也，疏其理而通之者亦木也。土得木而达，其义精哉。"《血证论》所言"木之性主于疏泄，食气入胃，全赖肝木之气以疏泄之，而水谷乃化"亦是此意。

亦应晓木得土而荣之理，即木气调达需赖土以荣养。《素问·经脉别论》曰："食气入胃，散精于肝，淫气于筋。"《删补名医方论》云："盖肝为木气，全赖土以滋培，水以灌溉。若中土虚，则木不升而郁。阴血少，则肝不滋而枯。"说明肝木升发的前提是脾胃功能的健运，故张锡纯有"肝脾者，相助为理之脏也"之精论。

综上而言，肝随脾而升，胆随胃而降。木气之中自有升降，即肝主升发，胆主通降；土气之中亦蕴升降，即脾主升清，胃主和降。木土各自之间脏腑相依，升降相宜，互为表里，而木土之间相生相克，相反相成，生化无穷，最终肝随脾而升，胆随胃而降。故调肝必借助于胆，调胃必借助于脾，四者之间升降关系浑然一体而不可分割孤立。

张教授认为，若肝胃气机失司，可成"逆""热""郁""虚"四大病机。其中"逆"主要责之于胃气上逆、肝气上逆、胆气上逆；"郁"主要责之于肝气郁滞、脾胃壅滞；"热"主要责之于肝郁化热、肝胃郁热、胆胃郁热以及脾胃湿热；"虚"主要责之于脾虚、肝弱。四者并非独立出现，常常相兼夹杂，但纵观四者，不难看出肝胆、脾胃的升降关系失司是主要的矛盾症结。

三、诊疗思路

在 GERD 的诊疗上，张教授独重"肝胃之气"的调理，主张从"升肝脾，降胆胃""调寒热，化痰瘀""重调摄，防病复"这三个层面调理肝胃之气以治疗 GERD。

（一）升肝脾，降胆胃

在 GERD 中，要恢复肝胃气机，应升肝脾之气以升清，降胆胃之气以降逆。其中肝主升发，张教授认为肝气调达与否与三个方面密切相关。首先，"木曰曲直"，肝喜调达而恶抑郁，《医碥》有云："百病皆生于郁……郁而不舒，则皆肝木之病矣。"故恢复肝之升发应顺其疏泄之性，疏肝解郁为要法。其次，肝木升发之性需赖脾土，方能疏泄有依，故脾升胃降健运是前提，《医学衷中参西录》曰："欲治肝者，原当升脾降胃，培养中宫，俾中宫气化、敦厚，以听肝木之自理。"《名医方论》曰："肝为木气，全赖土以滋培，水以灌溉。"此所谓"脾土营肝木"之理。最后，肝木升发之性需赖胆腑通降，《脉诀刊误》云"胆之精气，则因肝之余气溢入于胆"，故通利胆腑亦为疏肝的重要治法。

就脾胃气机而言，脾主升清，胃主和降，故首先需健脾升清以合脾升，和胃降逆以合胃降；其次，亦需借助疏泄木气以避免其气机壅滞，即叶天士所倡导的"补脾必宜疏肝，疏肝即所以补脾也"。

(二) 调寒热，祛痰瘀

张教授认为，GERD 中肝胆多热，脾脏多寒，胃随其化。GERD 的发生发展主要涉及肝、胆、脾、胃四个脏腑，《素问·太阴阳明论》有云"阳道实，阴道虚"，肝为将军之官，体阴而用阳，阴常不足，阳常有余，故多郁多火；胆为奇恒之府，亦为六腑之一，其气象天，且泻而不藏，隶属于肝，亦多郁多火；脾为至阴属脏，藏而不泻，多虚多寒；胃为水谷之海，属腑，泻热不藏，多实多滞，可随肝而化热，亦可随脾而生寒。故 GERD 临证多表现为寒热错杂之证。

反酸为 GERD 最常见的症状，《素问·至真要大论》曰"诸呕吐酸……皆属于热"，奠定了反酸为热的病机。后世医家以此为纲，多有发挥。《素问玄机原病式·吐酸》曰："酸者，肝木之味也，由火胜制金不能平木，则肝木自甚，故为酸也……是以肝热则口酸也。"《医学正传》亦认为"肝热则口酸"，以说明肝热是吐酸的重要病机。明代秦景明认为："恼怒忧郁，伤肝胆之气，木能生火，乘胃克脾，则饮食不能消化，停积于胃，遂成酸水浸淫之患矣。"清代张璐于《张氏医通·呕吐哕》言："若胃中湿气郁而成积，则湿中生热，从木化而为吐酸。"他们均强调了肝郁化火，乘脾犯胃，脾胃积热的病机。无论是肝郁化热，还是脾胃积热，均强调热的病机。

然《内科摘要》有云："脾胃亏损，吞酸嗳腐。"《诸病源候论》亦云："噫醋者……脾胃有宿冷，故不能消谷，谷不消则胀满而气逆，所以好噫而吞酸，气息醋臭。"李东垣亦认为："酸味者，收气也……以病机之法作热攻之，误矣。盖杂病醋心，浊气不降，欲为中满，寒药岂能治之乎？"他们均强调了脾胃虚寒的病机。

胃主受纳，脾主运化，纳运相得，水谷方能化生精气，若纳运失司，水反为湿，谷反为滞，则痰浊内生。《景岳全书》曰："夫人之多痰，皆由中虚而然……使果脾强胃健……则水谷随食随化，皆成气血，焉得留而为痰？"且脾胃一虚，气机升降乏源，胃气不降，脾气难升，中焦枢纽斡旋失司，滞而生痰，即如李中梓所言："脾土虚弱，清者难升，浊者难降，留中滞膈而成痰。"另一方面，肝失调达亦可影响脾胃升降功能，而致痰浊内生。李时珍有言："肝经风木太过，来制脾土，气不运化，积滞生痰。"故结合 GERD 中多"虚"多"郁"的病机特点，夹湿夹痰者并不少见。

"气为血之帅"，且张教授临证常强调"气虚则气必滞，气滞则血必瘀"，故脾胃虚弱升降失司亦可导致血瘀的发生，且 GERD 多"郁"的病机特点同样可以导致血瘀。GERD 尚有多"热"的病机特点，温病学说有"怫热愈结"之论，即热邪可以阻滞气机，滞而成瘀，且热入营血后热邪煎熬营阴，"血受热则煎熬成块"而成瘀血。此外，上文所及痰浊也可阻滞气机，而成痰瘀互结之证。

在 GERD 中，因肝胃气机升降失常而致痰瘀，而痰瘀又可作为病理产物进一步阻滞气机的升降，如此恶性循环。故张教授常根据 GERD 中痰瘀病机所占比例，酌情使用化痰通瘀之法，以促肝胃气机的条畅。

（三）重调摄，防病复

《素问·四气调神大论》曰："是故圣人不治已病治未病，不治已乱治未乱，此之谓也。夫病已成而后药之，乱已成而后治之，譬犹渴而穿井，斗而铸锥，不亦晚乎？"在 GERD 的诊疗中，张教授亦十分重视治未病思想的运用，当肝胃气机失调时，应防其传变；当肝胃气机基本条畅后，应防止其病复。

四、用药经验

在 GERD 的辨证论治方面，《胃食管反流病中医诊疗专家共识意见（2017）》将本病分为 6 个证型。其中肝胃郁热证，主方为柴胡疏肝散合左金丸；胆热犯胃证，主方为小柴胡汤合温胆汤；气郁痰阻者，选半夏厚朴汤；瘀血阻络者，选血府逐瘀汤；中虚气逆者，选旋覆代赭汤合六君子汤；脾虚湿热者，选黄连汤。

张教授除常规辨证论治外，在上文所及"升肝脾，降胆胃""调寒热，化痰瘀""重调摄，防病复"三个层面各有侧重，临床疗效显著。现分别论述如下。

（一）疏肝升脾，和降胆胃

1.疏肝有法，散中有收

《内经》云："肝欲散，急食辛以散之。"然因肝体阴而用阳，以血为用，在疏肝理气时多以辛散之药配对酸敛之药，使之升散而不致太过，其中以柴胡配白芍为最经典对药。然因柴胡有截散肝阴之弊，故临床上可根据 GERD 患者肝气郁滞的不同表现随症易之。①当患者以忧郁、低落、悲伤欲哭为主要表现时，可易柴胡为合欢花、合欢皮、萱草根。此三者药力平和，无伤正之弊，且合欢花解忧之外尚具安神之力，对忧郁失眠者最佳；亦可合甘麦大枣汤以加强药力。②当患者以两胁、胃脘部胀痛为主要表现时，病势较缓者可易柴胡为佛手、香橼、绿萼梅、玫瑰花、娑罗子。前三者疏肝和胃止痛之外尚能化痰，故对伴咽部异物感、痰多者更佳；玫瑰花主肝胃气痛之外尚具一定和血的作用，《纲目拾遗》言其"和血，行血，理气"；而娑罗子兼具下气的作用，针对 GERD 的上逆之势尤为适宜。③当病势较急者，可易柴胡为香附、郁金、延胡索。其中香附药力较猛，专入气分，《唐本草》言"大下气"，《医学启源》言"快气"，李东垣言"治一切气"；郁金、延胡索既入气分又入血分，故还可针对伴刺痛的血瘀者，《本草备要》言郁金"行气解郁，泄血，破瘀。凉心热，散肝郁"，《本草纲目》言延胡索"活血，利气，止痛"。

肝藏血，《素问·五脏生成》有云："肝受血而能视，足受血而能步，掌受血而能握，指受血而能摄。"为防止辛散之药耗血伤阴，亦需随症变化酸敛之药。白芍养阴柔肝之外还具缓急止痛的作用，故可用于 GERD 中的各种痛症。若胁肋隐痛、舌红少苔等肝阴亏损明显者，还可加用生地、当归、枸杞等补养肝阴，以资升发。

2. 脾气宜升，胆胃宜降

叶天士在《临证指南医案》中有云："纳食主胃，运化主脾，脾宜升则健，胃宜降则和。"GERD 患者在上可见反酸烧心、嗳气呃逆、恶心呕吐等浊气在上，胃气上逆之症；在下可见胃脘胀满、大便稀溏等清气在下，脾不升清之症。治疗上应逆其病势，升清降浊，以复脾升胃降之机。具体包括两方面的内容：一方面，升清降浊应以健脾和胃为本，而使脾气自升，胃气自降；另一方面，脾胃纳运失司，可致痰浊内生，气机阻滞，或从阳化热，或从阴生寒而成寒热错杂之证，故应遵仲景辛开苦降之法以清除痰浊等病理产物，辛开以合脾升，苦降以合胃降，用寒以清胃，用温以暖脾。

《灵枢·四时气》有云："善呕，呕有苦……邪在胆，逆在胃，胆液泄则口苦，胃气逆则呕苦，故曰呕胆。"若伴口苦、胆汁反流者，不可忽视胆腑通利对于肝气升发及胃气和降的重要性，张教授常用玉米须、茵陈、金钱草、海金沙等化湿利胆以促肝升胃降。

3.肝胆脾胃同调，随证而变

临床中，GERD病机单纯涉及一脏一腑者并不常见，常常是肝、胆、脾、胃同病，肝失升发与脾升胃降失司并现。《金匮要略》中有云："见肝之病，知肝传脾，当先实脾。"张教授常常肝、胆、脾、胃四者同调，根据"虚""郁""逆"病机的侧重，选用补中益气汤类方、小柴胡汤类方、旋覆代赭汤类方等肝脾胃同调之剂。其中补中益气汤类方主要针对GERD中"虚"的病机，小柴胡汤类方针对的是"郁"的病机，旋覆代赭汤类方针对的是"逆"的病机。三个类方并非相互独立，而是常常加减组合而用。

（1）基于"虚"，用补中益气汤类方

《素问·阴阳应象大论》有云："清气在下，则生飧泄；浊气在上，则生䐜胀。"当患者以神疲乏力、少气懒言、纳呆腹胀、大便溏薄等脾不升清为主要伴随症状时，张教授常选补中益气汤类方益气升阳。李东垣于《脾胃论》中言此方"可治一切清阳下陷，中气不足之证"，后世也多认为此方专升中焦清阳，而不知此方乃木土同调之剂。余听鸿于其医案中谈及："所以补中益气汤，人皆云升清，不知东垣先生方中有疏肝扶土之妙。"方中黄芪益气升阳，为全方之君，李时珍谓："耆，长也。黄芪色黄，为补者之长，故名。"人参、白术、甘草健脾益气以复中焦之健运。升麻、柴胡升阳举陷，一入阳明，一入少阳，《本草纲目》言"升麻引阳明清气上升，柴胡引少阳清气上升"，余听鸿先生则认为补中益气汤中"升麻、柴胡，即是疏肝之品"，二者皆有疏肝之力。此二药用量宜小，以 4～6g 为宜。陈皮性温味辛，和胃化痰之外兼具疏肝理气之力，《本草备要》言其"辛能散，苦能燥、能泻，温能补、能和。同补药则补，泻药则泻，升药则升，降药则降"。当归养血和血，以顾肝之体阴，可使诸药升发有依而不致太过。纵观补中益气汤全方，实乃肝脾胃气机同调之剂，单纯认为其健脾益气，可能有失偏颇。

若伴胃脘部胀满者，可加苏梗、木香、砂仁、枳壳、厚朴、降香等下气消胀之品，此类理气药的药性皆趋下，针对 GERD 具有逆其病势之用，而且与补中益气汤升提之品相配合，可起到相反相成之用。如济川煎中的升麻配枳壳、血府逐瘀汤中的桔梗配牛膝，都是升降同调、相反相成的典范。若伴大便不畅者，可加炒莱菔子、焦槟榔、枳实下气通便，其中炒莱菔子与焦槟榔兼具消食化积之力，既入胃经，又入大肠经，《灵枢·本输》有"大肠、小肠皆属于胃"之说，大肠传导健运对于胃气的和降有重要意义。

（2）基于"郁"，用小柴胡汤类方

有研究表明，心烦易怒、口苦、胁胀这些症状均可作为 GERD 的主症出现。若患者以心烦易怒、口苦、胁胀、呕恶、脉弦等肝气郁滞或郁而化火为表现时，伴或不伴脾胃虚弱的表现，张教授均以小柴胡汤类方作为主方。方中柴胡轻清升散，可疏散少阳经郁滞；黄芩气重苦寒，可清肝胆郁火。二者相配，一散一清，可使气郁得达，火郁得发。半夏味辛而能助柴胡疏散，降逆之性与柴胡升清之性相反相成，而使气机得以流转通利；且半夏性温而能化痰止呕，配生姜为小半夏汤，温化痰饮而使气机不受阻滞。人参、甘草、大枣顾中扶土，而使柴胡、黄芩、半夏升降出入有源可依。以此为基础，"解郁"为主的逍遥散、四逆散、柴胡疏肝散、化肝煎、龙胆泻肝汤等均可视为小柴胡汤的变方。其中逍遥散病机侧重于肝郁脾虚，四逆散侧重于肝气郁滞，柴胡疏肝散较之四逆散肝气郁滞程度更明显、用药上也更侧重于疏肝理气，化肝煎侧重于肝郁痰火，龙胆泻肝汤侧重于肝胆湿热。虽然各有侧重，但依然没有跳出小柴胡汤的组方意蕴，故后世称"少阳百病此方宗"。

（3）基于"逆"，用旋覆代赭汤类方

对于 GERD 中以反酸、泛吐清水、嗳气、呃逆等气逆为主要表现者，张教授常以旋覆代赭汤为主方加减治疗。此方出自《伤寒论》："伤寒发汗，若吐若下，解后，心下痞硬，噫气不除者，旋覆代赭汤主之。"方中旋覆花除降逆下气外，还能消痰行水，疏肝利肺，是张教授治疗 GERD 的高频药物。《神农本草经》谓旋覆花："主结气，胁下满，惊悸，除水，去五脏间寒热，补中，下气。"《金匮要略》中治疗肝着之名方旋覆花汤君药即为旋覆花，尤在泾于《金匮要略心典》中有云："肝脏气血郁滞，着而不行，故名肝着。"说明旋覆花具有疏肝解郁和血之功，兼以消痰行水而利中土，可谓肝脾胃同调之良药。此外，旋覆花还能入肺经，促进肺之肃降，《和剂局方》所载止咳名方金沸草散中的君药金沸草即是旋覆花的全草。《素问·刺禁论》曰："肝生于左，肺藏于右。"肝肺之间，左升右降，木金相制，肺气肃降对于肝气升发具有重要意义，张教授临证也多从降肺的角度间接调节肝升胃降。代赭石镇肝降逆，《本草正》言其"下气降痰，清火"，《医学衷中参西录》言"降胃之药，实以赭石为最效"。然代赭石质地厚重碍胃，治疗 GERD 时不宜多用，10～15g 即可，过犹不及。半夏除化痰散结外，更具降气之力，《本经》言其主"心下坚，下气"。张教授使用半夏时，有清半夏、法半夏、姜半夏、半夏曲之分，根据其炮制方法的不同，用法也有所侧重。其中清半夏善降逆，法半夏善化痰，姜半夏善止呕，半夏曲善消积，可随症选用。参、姜、草、枣四药，张教授常易四君子汤或上文所述补中益气汤等，取其安中固本之功。

若伴恶心、呕吐者，可加陈皮、竹茹、丁香、柿蒂、娑罗子降逆止呕。陈皮配竹茹，取橘皮竹茹汤之义。陈皮性温，理肝胃之气而化痰浊；竹茹性寒，清化痰热而止呕。二者配伍，对寒热错杂兼痰浊者尤为适宜。丁香、柿蒂相配，取丁香柿蒂散之义。丁香性温，为温中降逆之要药；柿蒂性平而偏涩，专主呃逆上气。二者相配，对中焦虚寒呃逆者尤佳。娑罗子偏温，主肝胃气痛，疏肝理气之机尚能和胃止痛，丁香配娑罗子肝胃同调而温中降气，为张教授常用对药，对虚寒气逆兼肝气犯胃者尤为适宜。

（二）同调寒热，化痰通瘀

1.寒热同调，相反相成

针对反酸寒热病机的不同认识，《四明心法·吞酸》云："凡为吞酸尽属肝木，曲直作酸也。河间主热，东垣主寒，毕竟东垣是言其因，河间言其化也。"说明脾胃虚寒为病机之源，而肝气犯胃、蕴而生热为病机之化。即使热证在 GERD 中最为常见，亦应审证求因，追本溯源，不可忽略寒热错杂的病机本质。

而过寒或过热均可导致木土气机失司，故张教授常常寒热同调以复肝胆脾胃之气机升降。正如《医碥》所言："寒热并用者，因其人有寒热之邪夹杂于内，不得不用寒热夹杂之剂。"当主要病机矛盾在肝胃之间时，常以左金丸为主方加减治疗；当主要病机在脾胃之间时，常以半夏泻心汤为主方加减治疗。

（1）肝胃失和，用左金丸类方

GERD患者中诸如反酸烧心、胸骨后灼痛、急躁易怒、胁肋胀痛等肝胃郁热之征象很常见，但又往往同时伴见脘腹畏寒、喜温喜按、四肢不温等中焦虚寒的表现。张教授常以上文所述小柴胡汤类方疏肝解郁为前提，合左金丸清温并用。

左金丸原方黄连与吴茱萸用量比例为6：1，临证可根据寒热病机所占比例以调整二药的配比。方中黄连性寒，具清胃燥湿、泻火解毒之功，《本草经百种录》有云："凡药能去湿者，必增热；能除热者，必不能去湿。惟黄连能以苦燥湿，以寒除热，一举两得，莫神于此。"《素问·宝命全形论》有云："木得金而伐，金得火而缺。"黄连虽主入心经，清泻心火，但火弱则金强，金强则平木，木平则胃气自降，此黄连佐金平木之奥妙也。故《医方考》有言："左金者，黄连泻去心火，则肺金无畏，得以行令于左以平肝，故曰左金。"吴茱萸性温，入肝、胃二经，暖肝胃之气，《神农本草经》言"主温中下气"，《本草纲目》言"开郁化滞，治吞酸"。黄连、吴茱萸相配，苦寒以清热，辛温以散寒，以促肝胃之气升降调和。

若口苦、心烦易怒、脉弦滑等肝郁化火明显者，可加黄芩、龙胆草、丹皮、栀子以加强清肝泻火之力。伴性情急躁、头晕头胀等肝阳上亢者，可加珍珠母、石决明、生龙骨、生牡蛎平肝潜阳，且矿石类药物大都具制酸之功，一举而两得。若肝热与脾寒并重者，可合柴胡桂枝干姜汤，此亦为肝胆脾胃同调之剂，属上文所述小柴胡汤类方范畴，其针对的核心病机为肝（胆）热脾寒。若中焦虚寒明显者，可合小建中汤温中补虚，费伯雄认为"小建中汤之义，全在抑木扶土"，其在《医方论》中有"肝木太强，则脾土受制，脾阳不运，虚则寒生"之论。方中桂枝辛温可助肝之疏泄升发，白芍酸敛柔肝，二者相配，一散一收，兼之姜、草、枣顾中，大有补脾伐肝之义。张教授常以此方治疗肝强脾弱兼中焦虚寒者。

张锡纯在《医学衷中参西录·肝脾不调》中指出："肝脾者，相助为理之脏也，人多谓肝木过盛可以克伤脾土，即不能饮食。不知肝木过弱，不能疏通脾土，亦不能消食。"故肝虽多郁多热，但临证亦可见到肝木羸弱虚寒而不能疏泄胃土者。《慎斋遗书》有云："脾胃生化之气，即少阳之气也。"故脾胃虽为气血生化之源，但需肝木阳气温养，不然亦可变生诸症。故当GERD伴见干呕、吐涎沫、颠顶头痛等肝胃虚寒者，张教授常在左金丸基础上合用吴茱萸汤。方中吴茱萸温胃暖肝，参、姜、枣补中固本，肝木阳气得温，脾胃温煦得以升降，呕吐自止。

（2）脾胃失调，用半夏泻心汤类方

对于以反酸烧心、胃脘灼痛、舌苔黄腻等脾胃湿热为主要表现，伴见腹冷喜温、乏力溏泻等中焦虚寒者，张教授常以半夏泻心汤为主方寒热同调。《素问·至真要大论》有言："阳明之复，治以辛温，佐以苦甘，以苦泄之，以苦下之。"半夏泻心汤中半夏、干姜性温味辛主升，黄连、黄芩性寒味苦主降，且半夏能降逆止呕，升中有降，参、姜、草、枣四药扶正顾中。本方寒热并用、补泻兼施、辛开苦降以复脾升胃降之机，偏寒偏热者均可作为底方加减化裁，只需根据寒热比例调整半夏、干姜、黄连、黄芩的比例。

若脾寒或脾胃虚寒较重者，可加荜茇、高良姜、草豆蔻、砂仁、苏梗以加强温中散寒之力。其中荜茇兼下气止痛之力，《本草衍义》言其"走肠胃中冷气，呕吐，心腹满痛"，是张教授常用温中药；草豆蔻、砂仁兼能理气化痰，苏梗兼能下气疏肝，皆为肝胃同调之品。若胃热较重者，可加白花蛇舌草、半枝莲、金荞麦、石见穿等加强清热解毒之力。现代药理研究显示，这些药物均有一定抗肿瘤的作用，故对 GERD 中的 Barrett 食管者尤为适宜。

2.化痰通瘀，疏利气机

（1）基于痰，用温胆汤类方

《临证指南医案》曰 "胃强脾健，则饮食不失其度，运行不停其机，何痰饮之有？"故对于 GERD 中咽喉不适、如有痰梗，以及呕恶胸闷、痰多呛咳、苔腻、脉滑等痰浊阻滞者，张教授常以补中益气汤类方如六君子汤为底方，健脾和胃以杜生痰之源；然后以温胆汤加减，化痰疏利肝胃气机。温胆汤并非治痰专剂，调理气机才是其主要功效，故古今很多医家都十分重视此方并将其广泛应用于各种疾病的治疗，若是将其视为治痰专剂，则将大大限制其使用范围。《素问·脏气法时论》曰："肝欲散，急食辛以散之。"方中半夏、陈皮、生姜味辛以助肝气疏泄升发，以解其郁滞；且均具和胃降逆之力，而能促进胃气和降。此三药味辛性温而合仲景"病痰饮者，当以温药和之"之理念，具祛湿化痰之功，合茯苓则为二陈汤。竹茹清化痰热，枳实下气开结，共奏化痰疏利气机之功，正所谓"善治痰者，不治痰而治气，气顺则一身之津液随之而顺矣"。

若咽部异物感为主症者，可用半夏厚朴汤，《金匮要略》有言："妇人咽中如有炙脔，半夏厚朴汤主之。"此方亦是降气化痰之剂，逆气得降则痰浊易除。若刺激性呛咳明显者，可在制酸基础上加桔梗、杏仁、枇杷叶、前胡等药，《本草求真》言桔梗"系开提肺气之药，可为诸药舟楫，载之上浮……清气既得上升，则浊气自克下降"，桔梗主升，杏仁主降，二者相配可促肺之宣降，肺气宣降不仅与肝之升发相反相成，亦与胃之和降相反相成，宣发肃降健运对于肝胃气机条畅具有重要意义。枇杷叶不仅能入肺经降肺止咳，亦能入胃经降逆止呕，《神农本草经》云其"主卒呕不止，下气"。

（2）基于瘀，用血府逐瘀汤类方

从中医理论上讲，寒热虚实均可致瘀，而脾胃病往往是寒热交错，虚实夹杂，无论何种病机均可不同程度合并血瘀，故张教授临证不光针对 GERD，而且对于大部分脾胃病也喜用三七化瘀。《医学衷中参西录》言三七"善化瘀血，又善止血妄行"，《玉楸药解》谓其"和营止血，通脉行瘀，行瘀血而敛新血"。现代药理研究表明，三七能够缩短凝血及出血时间，且能促进消化道溃疡的愈合，故对 GERD 中的反流性食管炎尤为适宜。李东垣言"百病皆由脾胃衰而生也"，补中益气汤类方很是常用，但因方中甘草味甜有可能加重反酸、烧心症状，张教授常以三七代替甘草，粉剂冲服，用量常在 3～6g。

针对 GERD 中胸骨后刺痛、胃脘部刺痛、舌紫暗有瘀斑等瘀血阻滞等表现，张教授常以血府逐瘀汤加减疏利肝胃气机以化瘀血。血府逐瘀汤按其组方规律，可拆分成三部分：四逆散疏利肝胃之气以令其调达；桔梗载药上行，牛膝引药下行，此二者一升一降，相反相成；桃红四物汤养血活血，化瘀而不伤正。全方升降为先，调气与化瘀并施。

因寒致瘀者，可加桂枝、薤白、乳香等温通活血之品。因热致瘀者，可加丹参、丹皮等凉血活血之品。若刺痛症状明显者，可合失笑散，以加强化瘀止痛之力。《临证指南医案》云："经主气，络主血……初病气结在经，久病血伤入络。"对于病程日久者，可加全蝎、蜈蚣、地龙、水蛭等虫类药物化瘀通络。此类药物药力峻猛且部分药物具一定毒性，药量不宜过大，3～5g 即可。

（3）基于痰瘀互结，用瓜蒌薤白半夏汤类方

临证之中，亦有部分患者痰瘀并重，表现为咽部异物感、痰多呕恶、胸骨后刺痛、舌暗苔腻等痰瘀并见证，张教授常以瓜蒌薤白半夏汤加减治疗。《金匮要略》曰："胸痹不得卧，心痛彻背者，瓜蒌薤白半夏汤主之。"方中瓜蒌上可宽胸化痰，下可润肠通便，使痰浊从大便而解；薤白温阳化瘀；半夏辛温以开郁散结，化痰且降逆。诸药相配，上下交通，升降之中，痰瘀自除。

（三）重视调摄，防病复发

1. 升降既病，应防其变

（1）木土相传，移皆有次

刘渡舟老先生认为"肝胃之气本又相通，一脏不和则两脏皆病"，说明二者无论在生理还是病理上均相互影响，密不可分。《金匮要略》有言："夫治未病者，见肝之病，知肝传脾，当先实脾。"《临证指南医案》亦有"肝为起病之源，胃为传病之所"之论，说明木病可及土，肝病可传脾传胃。当 GERD 病机中以肝失调达为主要矛盾时，张教授除疏利肝气以促其升发外，还会健脾养胃，顾中防变。如在运用疏肝对药或小柴胡汤类方时，均以补中益气汤类方如六君子汤健脾护胃，防止传变

的同时亦能起到补土以荣木的作用。

另一方面,人禀谷气而生,脾主运化,胃主受纳,中焦气机最易壅滞,而致脾升胃降失司。《素问·五运行大论》有言:"气有余,则制己所胜而侮所不胜。"虽木旺可乘土,但土壅亦可致木郁,故张教授临证斡旋中焦气机时,亦常配合使用疏肝药物。如半夏泻心汤、香砂六君子汤配柴胡、佛手、合欢花等,在防治肝病的同时,亦可借助木气升发之性以恢复脾胃升降之机,即所谓"土得木而达"之理。

(2)疏泄有依,过犹不及

《医学八法》认为"诸病多生于肝",《续名医类案》亦提出"治病不离肝木"的理论,GERD中"逆""郁""热"等重要病机均与肝气郁滞密不可分,故疏肝理气之法十分常用。然肝体阴而用阳,以血为用,且GERD中的肝郁化火者并不少见,而疏泄之药有耗伤肝阴之弊,肝阴一伤,木气升发无制,则木病更甚。张教授运用疏肝药时散中有收,如佛手、香附、娑罗子等理气药配白芍、木瓜、当归等敛肝养血之药。而对于肝阴亏虚并见肝气郁滞者,应以养阴敛肝为主,稍佐疏肝理气之品,代表方剂为一贯煎。另乙癸同源,水能生木,张教授运用疏肝之法时常常假借补养肾阴而使疏泄有依,如疏肝之药配熟地、生地、旱莲草、山茱萸等滋养肾阴之品。且土能荣木,疏肝之药配合健脾养胃之药也是防止疏泄太过的常用搭配,如小柴胡汤类方中小柴胡汤、逍遥散均是木土同调的经典方剂。

(3)顾护脾胃,仓廪为本

《素问·灵兰秘典论》云:"脾胃者,仓廪之官,五味出焉。"《素问·阴阳应象大论》云:"五脏皆得胃气,乃能通利。"说明五脏六腑之气皆赖脾胃之气的充养,故后世有"有胃气则生，无胃气则死"的说法。张教授亦认为可以通过调治脾胃而起到调治其他脏腑的作用，正如《景岳全书·论治脾胃》所说："然脾为土脏，灌溉四旁，是以五脏中皆有脾气，而脾胃中亦皆有五脏之气，此其互为相使，有可分而不可分者在焉。故善治脾胃者能调五脏，即所以治脾胃也；能治脾胃，而使食进胃强，即所以安五脏也。"

　　然 GERD 寒热错杂，痰浊、瘀血、气滞等多种病理产物并见，用药不免偏寒偏热或偏于攻伐，叶天士有云："攻涤寒热等药，必先入胃以分布，药不对病，更伤胃气。"故用药应以正确的辨证论治为前提，方能做到"有故无殒，亦无殒也"。另应寒温并用，制性存用，如苦寒之药龙胆草、苦参、黄芩佐少量桂枝，以及辛温之药附子、干姜佐少量黄连等。在应用攻伐药物的同时，应佐以扶正之药以顾护脾胃。

　　（4）补而不滞，泻而不伤

　　GERD 中，"虚"亦是重要的病机。虚者补之，然"气有余便是火"，单纯补益之法有壅滞化火之弊。故张教授在补气时常常佐以理气，如枳术丸的运用，大剂量白术佐以少量枳实或枳壳；补血时常常佐以活血，如阿胶、当归配三七、红花等；养阴时，防其滋腻犯脾而配以醒脾，如石斛、麦冬、生地配藿香、砂仁等；温阳时，防其伤阴而配以养阴，如桂枝、干姜配白芍，亦可起到阴中求阳的作用。此外，胃以通降为顺，应用诸补益类药物的同时，张教授常加用焦神曲、鸡内金、炒莱菔子、连翘等消食化积之品，以避免补药壅滞。

　　针对 GERD 中的各种实证，张教授常常佐以相反相成之药以使泻实而不伤正。除上文所述寒热并用之外，化痰时佐以养阴，可防化痰药辛温伤阴之弊，如半夏、陈皮配麦冬、石斛等；

活血时配以养血摄血，可防伤血动血，如桃仁、红花配当归、仙鹤草、白及等；行气时配以补气，可防耗气伤正，如枳壳、厚朴配党参、黄芪等。

2. 升降既调，病愈防复

《灵枢·本神》有言："故智者之养生也，必顺四时而适寒暑，和喜怒而安居处，节阴阳而调刚柔。如是，则僻邪不至，长生久视。"故当肝胃之气条畅和顺后，张教授十分注重患者的病后调摄，从患者的饮食、情志、起居等方面予以指导，以维持肝胃气机条畅的状态，防止病复。此外，张教授亦十分重视微观辨证，现代临床电子胃镜、病理下的结果均可在一定程度上与中医理论相结合，指导用药的同时更可为患者的预后与随诊提供依据。

（1）饮食有节，喜怒有常，起居应慎

《脾胃论·脾胃虚实传变论》有云："饮食自倍，则脾胃之气既伤，而元气亦不能充，而诸病之所由生也。"《素问·热论》亦有"热病少愈，食肉则复，多食则遗"之论，故饮食对患者预后至关重要。张教授常嘱患者避免饮食过饱，亦应少吃甜食、油腻、酸性、辛辣生冷等刺激性食物，因饱食、肥甘厚味可使胃气壅滞化火，和降失司，可能会使病情反复；且西医学认为饱食、甜食、油腻食物均可致贲门口松弛而加重患者反流症状。张教授亦常鼓励患者适量运动以增加胃肠动力。

《丹溪心法》曰："气血冲和，万病不生，一有怫郁，诸病生焉，故人身诸病多生于郁。"《柳州医话》有云："七情之病，必由肝起。"五脏之中，唯肝主动难静，喜调达而恶抑郁，七情最易影响肝之疏泄，而致肝失条达。另外，肝气郁滞后又可进一步影响情志的变化，造成恶性循环。治疗 GERD 患者时，张教授十分注重对其心理因素的疏导。当患者肝胃气机基本条畅后，多嘱患者避免多疑、急躁、紧张、焦虑、抑郁等不良情绪，保持乐观自由的心态，情绪的条畅对气机的条达大有裨益。

《素问·上古天真论》有言："虚邪贼风，避之有时。"外感六淫之邪常常是 GERD 的诱发因素，外邪引动内邪而致肝胃气机失调。张教授常嘱患者寒温有节，避免外感，可配合太极拳、五禽戏等养生功法以增强正气。

（2）微观辨证，随诊有时

张教授不仅重视传统的宏观辨证，亦非常重视中西医结合的微观辨证。若患者 24 小时 pH 值监测或食管测压以酸反流为主时，应在左金丸基础上加浙贝母、乌贼骨、煅瓦楞子等抑酸药；以非酸反流为主，即包括食物和气体、非酸分泌物、胰腺分泌物及胆汁等，降逆的同时可加用郁金、玉米须、茵陈等清肝利胆。若电子胃镜提示食管黏膜糜烂、溃疡者，可加三七粉、白及、凤凰衣、儿茶等活血止血、敛疮生肌；食管下段鳞状上皮被柱状上皮覆盖，属 Barrett 食管者，可加薏苡仁、白花蛇舌草、半枝莲、山慈菇、露蜂房、石见穿、刺猬皮等预防食管癌变的发生。即使患者宏观症状得到缓解，也不能掉以轻心，应定期复查 24 小时 pH 值监测及电子胃镜，定期随诊。

五、医案分享

1. 反流性食管炎（LA-B）案

李某，男，38 岁。

首诊：2019 年 3 月 25 日。

主诉：间断呃逆、反酸 6 年余。

现病史：患者 6 年前情绪波动后出现呃逆、反酸，间断中西医治疗。刻下见：间断呃逆，声短而频，每于受凉或生气后加重；伴胃脘部及两胁胀痛，无烧心，无恶心呕吐，无口干口苦，乏力，畏寒，四肢不温，纳少。眠可，二便尚调。舌质淡、边有齿痕，苔薄白，脉弦细。电子胃镜（2018-11-12）示：反流性食管炎（LA-B）。

西医诊断：反流性食管炎（LA-B）。

中医诊断：呃逆、吐酸。

中医辨证：中虚气逆，肝郁气滞。

治法：健脾益气，疏肝和胃。

方药：旋覆代赭汤合柴胡疏肝散加减。党参15g，炒白术10g，茯苓10g，三七粉3g（冲服），旋覆花10g（包煎），代赭石10g（先煎），清半夏9g，丁香6g，柿蒂10g，娑罗子10g，柴胡6g，升麻6g，陈皮10g，香附10g，白芍15g，炙甘草6g。

二诊：服上方14剂，呃逆、反酸较前明显减轻，胃脘部及两胁胀痛、乏力减轻，仍有畏寒肢冷，上方加桂枝6g以善后。

【按语】本患者因情绪不畅致使肝失疏泄，升发失司，肝气犯胃，胃失和降，胃气上逆，故见呃逆、反酸、胃脘部及两胁部胀痛；肝郁乘脾而致脾失运化，气血生化乏源，清阳不升，故见乏力；脾胃升降失司，虚寒内生，阳气不能充养四末，故见畏寒、四肢不温。舌质淡、边有齿痕，苔薄白，脉弦细均为中虚气逆，肝郁气滞之征象。方选旋覆代赭汤降逆和胃，加丁香、柿蒂、娑罗子加强降逆之力且兼温中，娑罗子更兼疏肝和胃止痛之功。配柴胡、升麻、陈皮，取补中益气汤之思路，健脾升清而兼疏肝理气。柴胡、白芍、香附相配，取小柴胡汤类方柴胡疏肝散之义，疏肝理气。香附性温且能止痛，配白芍散中有收而不致疏泄太过；白芍配甘草，更取芍药甘草汤之义缓急止痛。二诊时诸症已减,仍有虚寒,加桂枝以合小建中汤之义,且桂枝味辛以理气,性温以温中。

2.反流性食管炎(LA-B)、慢性萎缩性胃炎案

巩某,女,56岁。

首诊:2019年4月8日。

主诉:间断反酸烧心6年余。

现病史:患者6年前进食生冷后出现反酸烧心,间断发作。刻下见:反酸烧心,每于情绪波动或进食生冷后出现;伴口干渴,口苦,易怒,腹部怕凉,乏力,纳可,入睡困难,眠浅易醒。大便可,小便调。舌红,苔薄白有剥脱,脉弦。电子胃镜(2018-11-12)示反流性食管炎(LA-B)、慢性非萎缩性胃炎伴糜烂;病理示(胃窦)黏膜轻度慢性炎,小凹上皮见轻度肠上皮化生,间质可见淋巴细胞及浆细胞浸润。

西医诊断:反流性食管炎(LA-B)、慢性萎缩性胃炎。

中医诊断:吐酸。

中医辨证:肝胃郁热,脾胃虚寒。

治法:疏肝泻热,温脾和胃。

方药:左金丸合半夏泻心汤加减。党参15g,炒白术10g,炒薏苡仁25g,三七粉3g(冲服),吴茱萸3g,黄连5g,清半夏10g,黄芩10g,煅瓦楞子25g,珍珠母10g(先煎),白花蛇舌草25g,合欢花10g,百合30g,桂枝6g,干姜6g,凤凰衣10g。

二诊:服上方14剂,反酸烧心明显减轻,口干口苦有减,腹部觉温,睡眠质量亦有改善。效不更方,继予上方调理1个月,诸症豁然。

【按语】本患者情志不调而致肝失疏泄,郁而化火,横逆犯胃,胃失和降,胃气上逆,故见反酸烧心、口苦;胃不和则卧不安兼之热扰神明,故见入睡困难、眠浅易醒;郁热伤阴,故见口干口渴;脾阳不足,温煦失司,故见腹部怕凉;脾不升清,生化乏源,故见乏力。舌红,苔薄白有剥脱,脉弦均为肝胃郁热、脾气虚寒征象。治以寒热同调,方选左金丸疏肝泻热以复肝之升发,半夏泻心汤温脾清胃、辛开苦降以复脾升胃降。清法方面的加减有白花蛇舌草清热解毒而能针对肠上皮化生起到抗癌防癌,珍珠母清肝平肝而能制酸,百合清热养阴而能安神,凤凰衣养阴而能敛疮生肌以促进食管及胃黏膜修复等作用。温法方面的加减,有桂枝、干姜辛以行气,温以通阳。另加合欢花解郁安神,炒薏苡仁健脾祛湿而能抗癌防癌,三七粉化瘀止血而促进黏膜愈合。

3.反流性食管炎(LA-A)、慢性胃炎伴胆汁反流案

王某,女,30岁。

首诊:2019年10月21日。

主诉:咽部异物感1年余。

现病史:患者1年多前因情绪不佳而出现咽部异物感,未规律诊治。刻下见:咽部异物感,情绪不良时加重;伴胸骨后堵闷感,嗳气,偶有反酸,无烧心,口干不渴,无口苦,眠浅多梦,大便每日1次、质黏伴排便不尽感。纳可,小便调。舌胖大、色暗红、边有齿痕及瘀斑,苔薄白,舌下络脉瘀曲,脉弦滑。电子胃镜(2019-3-20)示反流性食管炎(LA-A),慢性非萎缩性胃炎伴胆汁反流。

西医诊断:反流性食管炎(LA-A)、慢性胃炎伴胆汁反流。

中医诊断:食管瘅。

辨证：气郁痰阻，瘀血阻滞。

治法：开郁化痰，活血化瘀。

方药：半夏厚朴汤合丹参饮加减。党参 10g，炒白术 10g，茯苓 15g，三七粉 3g（冲服），陈皮 10g，姜半夏 10g，厚朴 10g，苏梗 10g，黄连 5g，吴茱萸 3g，竹茹 10g，炒枳壳 10g，丹参 15g，红花 10g，当归 10g，川芎 10g。

二诊：服上方 14 剂，咽部异物感、胸骨后堵闷感、嗳气均减轻，反酸、口干基本缓解，睡眠质量改善，大便基本成形。上方去吴茱萸、红花，三七粉改为 6g，巩固疗效。

【按语】肝主情志，喜调达而恶抑郁，情绪不良可致肝失调达，升发失司，肝气郁结，影响脾胃升降。脾失运化则痰浊内生，痰气交阻，结于咽喉及食管，故见咽部异物感、胸骨后堵闷感；痰浊阻滞，津不上承，故见口干；痰浊扰神，故见眠浅多梦；胃失和降，胃气上逆，故见反酸、嗳气；痰气交阻，血行不畅而成血瘀。舌胖大、色暗红、边有齿痕及瘀斑，苔薄白，舌下络脉瘀曲，脉弦滑均为气郁痰阻、瘀血阻滞之征象。本患者以痰浊、气滞为主要病机，血瘀为次要病机。选半夏厚朴汤开郁化痰，疏利气机；党参、炒白术、茯苓、三七粉取四君子汤之义，健脾补中以杜生痰之源；陈皮、竹茹、炒枳壳配半夏厚朴汤，取温胆汤之义，加强理气化痰之力。黄连配半夏、黄连配吴茱萸，分别取半夏泻心汤、左金丸之义，辛开苦降、寒热并用而疏散结气。丹参、红花、当归、川芎活血化瘀。二诊时，患者痰气交阻之征象已减，去吴茱萸、红花以减轻散结活血之力，加重三七用量，使其化瘀而不伤正。全方以调节肝胃气机升降为本，痰气自消，瘀血自除。

（李高见）

参考文献

［1］Ribolsi Mentore，Giordano Antonio，Guarino Michele Pier Luca，et al.New classifications of gastroesophageal reflux disease：an improvement for patient management？［J］.Expert review of gastroenterology & hepatology，2019，13（8）：761-769.

［2］汪忠镐，吴继敏，胡志伟，等.中国胃食管反流病多学科诊疗共识［J］.中国医学前沿杂志（电子版），2019，11（9）：30-56.

［3］El-Serag HB，Sweet S，Winchester CC，et al.Update on the epidemiology of gastro-oesophageal reflux disease：a systematic review［J］.Gut，2014，63（6）：871-880.

［4］Fock KM，Talley N，Goh KL，et al.Asia-Pacific consensus on the management of gastro-oesophageal reflux disease：an update focusing on refractory reflux disease and Barrett's oesophagus［J］.Gut，2016，65（9）：1402-1415.

［5］2020年中国胃食管反流病专家共识［J］.中华消化杂志，2020，40（10）：649-663.

［6］张声生，朱生樑，王宏伟，等.胃食管反流病中医诊疗专家共识意见（2017）［J］.中国中西医结合消化杂志，2017，25（5）：321-326.

［7］沈晨，张声生，赵鲁卿，等.228例胃食管反流病患者中医证候及症状分布特点［J］.中国中西医结合消化杂志，2015，23（9）：622-625.

［8］浦飞飞，陈凤霞，夏平.白花蛇舌草抗肿瘤化学成分和作用机制的研究进展［J］.癌症进展，2019，17（17）：1985-1988+1996.

［9］陈功森，罗菊元，尹兴斌，等.中药半枝莲抗肿瘤研究文献分析［J］.中华中医药杂志，2019，34（6）：2771-2773.

［10］李红丽，文丹丹，周美亮，等.金荞麦抑瘤活性成分提取及作用机制研究进展［J］.中国临床药理学与治疗学，2019，24（7）：833-840.

［11］刘文斌，袁俊明.石见穿药材质量标准研究［J］.中药新药与临床药理，2019，30（2）：216-220.

［12］庞丹清，陈勇，刘玟君，等.三七药理作用研究进展［J］.大众科技，2018，20（9）：49-51.

［13］陈新君.三七白及散配合四联疗法治疗消化性溃疡疗效观察［J］.中国继续医学教育，2018，10（18）：141-143.

［14］梁金玲.过量糖致胃反酸现象之机理分析［J］.教育教学论坛，2012（33）：161-162.

［15］陶佳丽.胃食管反流病与贲门松弛及胃液成分相关性研究［D］.扬州：扬州大学，2014.

［16］宋明伟.饮食和精神因素与胃食管反流病患者症状、营养状态的关系研究［D］.天津：天津医科大学，2013.

第四章

调畅"脑肝脾轴"辨治
功能性消化不良

一、疾病特点

功能性消化不良（functional dyspepsia，FD）是一种慢性功能性胃肠道疾病综合征，其特征主要表现为餐后饱胀、早饱、上腹痛和上腹部烧灼感等症状中的一种或者多种。2016年公布的 Rome Ⅳ 标准中将 FD 分为上腹痛综合征（epigastric pain syndrome，EPS）和餐后饱胀综合征（postprandial distress syndrome，PDS）2 种亚型。一项荟萃分析报告研究表明，广义消化不良的全球患病率约为21%，女性、吸烟者、非甾体抗炎药使用者和幽门螺杆菌感染者的患病率更高。来自美国、加拿大和英国的最新数据显示，使用罗马Ⅳ标准严格定义，FD 在成年人群中的患病率为10%，并且在不同地区各亚型的分布模式相似（61%PDS，18%EPS 和 21% 重叠）。FD 患者饱受症状困扰，频繁就医，严重影响生活质量。FD 的发病机制尚未完全阐明，目前认为脑胃肠互动紊乱是发病的关键因素，进而导致内脏敏感性增高、胃的容受性降低、胃排空能力下降以及十二指肠的黏膜屏障受损和免疫激活等相关病理状态的产生。目前 FD 的现代医学疗法包括促动力、抑制胃酸、根除幽门螺杆菌和抗焦虑抑郁治疗等，效果都不甚理想。中医古籍中没有 FD 这一病名，但根据其临床症状，多将其归属于"痞满""胃脘痛""嘈杂"等范畴。

现代医学的脑胃肠轴是大脑（中枢神经系统）和胃肠道（肠神经系统和自主神经系统）之间双向的神经连接，具有多种生理功能。脑胃肠轴及其释放的脑肠肽使信号双向传入，将大脑的情感、认知中枢和外周的胃肠道功能状态连接起来。在中医理论中认为，脑为元神之府，主司五脏六腑，与人体的精神活动密切相关；脾主运化，为气血生化之源，为人体消化吸收功能发挥的根本；肝主疏泄，调节情志。现代医学的脑胃肠轴与中医理论中的脑、肝、脾的功能相互契合，具有异曲同工之妙。张教授应用中医独特的理论体系，谨守病机，以"脑肝脾"为轴，多脏腑同调，使失调的脏腑气血阴阳恢复平衡，治疗 FD 具有独特的优势。

二、病因病机

古代文献早就对 FD 的病因病机有所描述，如《素问·痹论》指出"饮食自倍，肠胃乃伤"；《诸病源候论·虚劳心腹痞满候》指出"……为寒邪所乘，脏腑之气不宣发于外，停积在里，故令心腹痞满也"；《景岳全书·痞满》所谓的"怒气暴伤，肝气未平而痞"；《丹溪心法·痞》中则谓"有中气虚弱，不能运化精微为痞者"；《医学正传·胃脘痛》云"胃脘当心而痛，未有不由清痰食积郁于中，七情九气触于内所致焉"等。由此可见，古代医家所论痞满、胃脘痛的病因病机主要涉及饮食不节、外邪侵犯、情志不和、脾胃素虚等方面。表邪入里，邪气乘虚内陷，内扰胃脘，而致中焦气机不利，升降失司，则痞满或胃痛。贪食饮冷，恣食肥甘，损伤脾胃，纳运无力，痰浊中阻，气机阻滞，故见痞满或胃痛。忧思恼怒，思则气结，怒则气逆，伤肝损脾，肝失疏泄，横逆犯胃，脾失健运，脾胃升降失和，则发痞满或胃痛。同时，素体脾胃虚弱，运化失职，气机不畅；或中焦虚寒，失其温养；或胃阴亏虚，胃失濡润，也可导致痞满或胃痛。

张教授认为，FD 的病位在胃，与脾、肝、脑关系密切。基本病机是脾虚失运、肝失疏泄、脑失主神导致胃纳失和，中焦气机升降失常。脾胃同居中焦，脾主升清，胃主降浊，共司水谷的纳运和吸收，清升浊降，纳运如常，各种原因导致脾胃损伤，升降失司，胃气壅塞，即可发生痞满或胃痛。肝主疏泄，肝气疏泄正常，畅达气机，促进和协调脾胃之气的升降运动，从而促进了饮食的消化、水谷精微的吸收。若肝失疏泄，肝气横逆犯脾，致脾胃纳运失司，气机升降失常。脑为"元神之府"，主宰人精神活动、思维意识，主司五脏六腑。情志致病时，由脑所出，分由五脏承载。若脑神失养，统摄功能下降，脾胃之运化受纳功能无以如常。本病病位在胃，与脾、肝、脑关系密切相关。本病病理表现多为本虚标实，虚实夹杂，以脾虚为本，气滞、血瘀、食积、痰湿等邪实为标。本病初起以食积、气滞、痰湿等为主，尚属实证；邪气久羁，耗伤正气，则由实转虚，或虚实并见；病情日久郁而化热，亦可表现为寒热互见；久病入络则变生瘀阻。（图 4-1）

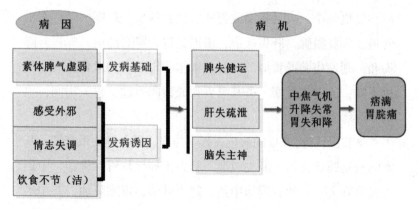

图 4-1　FD 病因病机示意图

三、诊疗思路

(一) 辨证思路

1. 辨虚实

实证：病见胃脘痞满或疼痛，食后尤甚，饥时可缓，拒按，脉实有力者多为实证；多由外邪所犯，暴饮暴食、食滞内停，痰湿中生、湿热内蕴，情志失调等所致。食积者，常伴有嗳腐吞酸、大便不调、味臭如败卵；痰湿者，伴有身重困倦、口淡不渴；脘腹嘈杂不舒，口苦，舌苔黄腻者为湿热之邪所致；心烦易怒，善太息，脉弦者为情志不遂，肝郁气结所致。

虚证：病见胃脘痞满或疼痛，喜按，食少纳呆，脉虚无力者属虚痞；多由脾胃气虚无力运化，或胃阴不足失于濡养所致。脾胃气虚弱者，痞满或疼痛时轻时重，纳呆，神疲乏力，脉细弱；胃阴不足者，饥不欲食，口燥咽干，舌红少苔，脉细数。

2. 辨寒热

胃脘痞满或疼痛绵绵，得热则减，口淡不渴，或渴不欲饮，舌淡苔白脉沉迟或沉涩者属寒。而胃脘痞满或疼痛，口渴喜冷，舌红苔黄脉数者为热。

3. 辨脏腑

脾病：脾主运化包括两个方面。一是运化水谷精微，即脾把水谷化为精微，并将精微物质转输至全身；二是运化水液，即脾对水液有吸收、转输和布散的作用。脾病患者多伴有食少纳呆、气短乏力、大便稀溏等。

肝病：肝主疏泄，调畅气机，调节情志。肝病患者多情志不舒，伴有两胁肋胀痛、善太息；肝气横逆犯胃而致胃脘胀痛，且每因情志变化而增减。

脑病：脑为元神之府，主司五脏六腑。脑通过主神，行主十二官之职。张锡纯云"人之神明可由脑至心"，说明脑心共主神明。脑病常伴有心神不定，焦虑不安，心悸怔忡，失眠健忘等症。

(二) 辨证选方用药

1. 脾虚气滞证

主症：①胃脘痞闷或胀痛；②纳呆。

次症：①嗳气；②疲乏；③便溏。

舌脉：①舌淡，苔薄白；②脉细弦。

治疗原则：健脾和胃，理气消胀。

选方：香砂六君子汤（《古今名医方论》）。

用药：人参、白术、茯苓、制半夏、陈皮、木香、砂仁、炙甘草。

随症加减：饱胀不适明显者，加枳壳、大腹皮、厚朴行气止痛。

2. 肝胃不和证

主症：①胃脘胀满或疼痛；②两胁胀满。

次症：①每因情志不畅而发作或加重；②心烦；③嗳气频作；④善叹息。

舌脉：①舌淡红，苔薄白；②脉弦。

治疗原则：理气解郁，和胃降逆。

选方：柴胡疏肝散（《医学统旨》）。

用药：陈皮、柴胡、川芎、香附、枳壳、芍药、甘草。

随症加减：嗳气频作者，加制半夏、旋覆花、沉香降气止嗳。

3. 脾胃湿热证

主症：①脘腹痞满或疼痛；②口干或口苦。

次症：①口干不欲饮；②纳呆；③恶心或呕吐；④小便短黄。

舌脉：①舌红，苔黄厚腻；②脉滑。

治疗原则：清热化湿，理气和中。

选方：连朴饮（《霍乱论》）加味。

用药：制厚朴、黄连、石菖蒲、制半夏、香豉、焦栀、芦根。

随症加减：上腹烧灼感明显者，加乌贼骨、凤凰衣、煅瓦楞子制酸止痛；大便不畅者，加瓜蒌、枳实破滞润肠通便。

4. 脾胃虚寒（弱）证

主症：①胃脘隐痛或痞满；②喜温喜按。

次症：①泛吐清水；②食少或纳呆；③疲乏；④手足不温；⑤便溏。

舌脉：①舌淡，苔白；②脉细弱。

治疗原则：健脾和胃，温中散寒。

选方：理中丸（《伤寒论》）。

用药：人参、干姜、白术、甘草。

随症加减：上腹痛明显者，加延胡索、荜茇、蒲黄活血行气温中止痛；纳呆明显者，加焦三仙、莱菔子消积化滞。

5. 寒热错杂证

主症：①胃脘痞满或疼痛，遇冷加重；②口干或口苦。

次症：①纳呆；②嘈杂；③恶心或呕吐；④肠鸣；⑤便溏。

舌脉：①舌淡，苔黄；②脉弦细滑。

治疗原则：辛开苦降，和胃开痞。

选方：半夏泻心汤（《伤寒论》）。

用药：制半夏、黄芩、干姜、人参、炙甘草、黄连、大枣。

随症加减：口舌生疮者，加连翘、栀子清热解毒；腹泻便溏者，加附子、肉桂温补脾肾。

四、用药经验

（一）调脾——理脾和胃，升降为常

脾胃互为表里，五行属土，同属中焦。脾主升，胃主降，相反相成。脾气升，则水谷之精微得以输布；胃气降，则水谷及其糟粕才得以下行。脾运化失职，清气不升，即可影响胃的受纳与和降。正如张景岳《景岳全书》中论述："脾胃有病，自宜治脾。"张教授认为，FD多脾病为先，脾以气虚为本，以食积湿困为标，以气滞为渐，以气机升降失司为常态。临床注重调脾，以健脾益气为基础，配合运脾导滞、化湿醒脾、温脾散寒、清脾泄热、滋养脾阴诸法，旺脾以恢复脾脏功能，斡旋中焦以调畅气机升降。

1. 健脾益气法

素体脾胃虚弱、病后体虚、劳倦伤气或饮食伤脾所致，患者表现为胃脘胀满、餐后加重、胃脘隐痛、气短乏力、纳差食少、大便溏泻、面色萎黄等症，张教授多以健脾益气为主要治法。代表方剂为四君子汤，选用人参、茯苓、白术、炙甘草、黄芪、山药、党参、太子参等。又脾虚气弱，气虚则无力运行，气机易郁滞于中，故多加陈皮、砂仁、木香等行气导滞，有助于脾气恢复，如香砂六君子汤。方中人参、白术、茯苓、甘草益气健脾；半夏、陈皮、砂仁、木香理气除滞化痰。若脾虚日久，中气不升，清阳下陷出现倦怠懒言、脱肛、子宫脱垂等症，多选用补中益气汤加减。方中在应用黄芪、人参、白术等健脾补气药物的同时，加当归养血和营，陈皮理气和胃，使诸药补而不滞；少量升麻、柴胡升阳举陷，协助君药以升提下陷之中气。若在脾胃虚弱的同时，湿热滞留中焦，出现倦怠嗜卧、四肢不收、体重节肿、口苦舌干、饮食无味、食不消化者，多选用升阳益胃汤加减。方中人参、黄芪、白术、甘草补益脾胃之气；柴胡、羌活、独活、防风升举清阳，祛风除湿；陈皮、半夏、茯苓、黄连、泽泻除湿清热。诸药合用，共奏益气升阳，清热除湿之功。

2. 运脾导滞法

脾主运化水谷，脾纳运失常，胃失和降，可导致食滞中焦进而出现气壅湿聚等，临床多表现为胃脘饱胀不适、胀痛拒按、恶心欲吐、嗳气吞酸等症。张教授善用运脾导滞之法，多选保和丸和枳实消痞丸加减。保和丸为治疗食积内停的经典方剂。方中山楂消油腻肉积；莱菔子消面食痰浊之积；神曲消酒食陈腐之积；陈皮、半夏、茯苓理气和胃，燥湿化痰；连翘清热散结。诸药合用，有消食导滞，理气和胃之功。枳实消痞丸具有消补兼施，辛开苦降的特点。方中枳实、厚朴行气除满消痞；黄连苦寒清热燥湿而除痞，半夏曲辛温散结而和胃，干姜辛热祛寒温中，三味相伍，辛开苦降，平调寒热；麦芽消食和胃；人参、白术、茯苓、炙甘草（四君子汤）益气健脾，祛湿和中。诸药合用，消痞行气，健脾和中，平调寒热。

3. 化湿醒脾法

脾脏主运化升清，喜燥而恶湿，湿邪是脾脏的主要病理因素。《医学求是》云"脾燥则升"，脾气升运的重要条件之一就是脾不被水湿所困。若脾气虚衰，运化水液的功能障碍，水湿内生，困遏脾气，致脾气不得上升，难以发挥其健运升清之态，临床多表现为胃脘痞满、口腻纳呆、欲呕、口淡不渴、困怠乏力、泄泻等症。张教授临床强调化湿醒脾之法，多选平胃散、藿香正气散为代表方剂。平胃散长于燥湿运脾。方中苍术入中焦能燥湿健脾，使湿去则脾运有权，脾健则湿邪得化；气行则湿化，厚朴行气除满，且有燥湿之功；陈皮醒脾燥湿，和胃理气；大枣、生姜、甘草益气健脾和中。藿香正气散长于化湿行滞，理气和中。方中藿香为芳香化浊，和中止呕；陈皮、半夏理气燥湿，和胃降逆以止呕；白术、茯苓健脾运湿；厚朴、大腹皮化湿行气，行滞畅中；白芷、紫苏燥湿化浊，宽中醒脾；桔梗宣肺利膈，可助化湿；大枣、生姜、甘草内调脾胃，外和营卫。

4. 温脾散寒法

因素体脾胃虚弱，或饮食不节，致脾阳不足，则寒自内生，胃失温养。患者临床多表现为胃痛隐隐，绵绵不休，喜温喜按，空腹痛甚，得食则缓，劳累或受凉后发作或加重，泛吐清水，神疲纳呆，四肢倦怠，手足不温，大便溏薄等症。张教授以温脾散寒为主要治法，以理中汤、黄芪建中汤、吴茱萸汤为代表方剂。理中汤强于温中散寒。方中干姜温脾胃，祛寒助阳；人参益气健脾，培补后天之本助运化；白术健脾燥湿；炙甘草益气和中，调和诸药。四药合用，温中焦之阳气，祛中焦之寒邪，健中焦之运化。黄芪建中汤强于和中散寒止痛。方中黄芪、大枣、甘草补脾益气；桂枝、生姜温阳散寒；白芍缓急止痛；饴糖补脾缓急。吴茱萸汤强于和胃散寒止呕。方中吴茱萸、生姜温胃暖肝祛寒，和胃降逆止呕；人参、大枣健脾益气，寓补益于温降之中。共奏温中补虚，降逆止呕之效。

5. 清脾泄热法

思虑过度，火郁于脾或热邪犯胃，胃中燥热，导致脾胃伏火，临床多表现为胃中灼热或疼痛、口干喜饮、消谷善饥、口疮口臭等症。张教授善用清脾泄热之法，多以泻黄散加减。方中石膏、栀子清泻脾胃积热；防风疏散脾经伏火；藿香叶芳香醒脾；甘草泻火和中。诸药合用，共奏泻脾胃伏火之功。

6. 滋养脾阴法

恣食辛辣、酗酒等火气伤中；或积郁忧思，内伤劳倦，均可耗伤脾阴而致脾阴不足，虚火内生，临床主要表现为纳呆食少、脘腹胀满痞闷、口干、咽干、大便干结难出等症。张教授多应用滋养脾阴法，以《医学衷中参西录》中资生丸为主方加减。方中山药可补脾养阴生津，养阴而不滋腻；玄参滋阴清热；牛蒡子清泻透散降火；白术益气健脾；鸡内金健胃消食。诸药合用，共奏健脾滋阴清热之功。

7. 张教授常用理脾对药

（1）党参配炙黄芪

党参味甘、性平，归脾、肺经，健脾益肺、养血生津；炙黄芪味甘、性温，归肺、脾经，益气补中。党参与炙黄芪合用，益气健脾之力显著。

（2）干姜配炒白术

干姜味辛、性热，归脾、胃、肾、心、肺经，温中祛寒；炒白术味苦、性温，健脾燥湿。二者合用，温中祛寒，补气健脾。

（3）紫苏梗配荜茇

紫苏梗味辛、性温，归肺、脾经，理气宽中；荜茇味辛、性热，归胃经、大肠经，温中兼下气。紫苏梗与荜茇合用，温中健脾理气。

（4）神曲配连翘

神曲味甘辛、性温，归脾、胃经，消食和胃、善化酒食陈腐之积；连翘味苦、性微寒，归肺、心、小肠经清热解毒，消肿散结可散结以助消积，并清食积所生之热。二者合用，食积得化，胃气因和。

（5）藿香配佩兰

藿香味辛、性微温，归脾、胃、肺经，芳香化湿、和中止呕；佩兰味辛、性平，归脾、胃、肺经，芳香化湿、醒脾开胃。二者相须为用，芳香化湿。

（6）炒白术配枳实

炒白术味甘苦、性温，归脾、胃经，健脾益气；枳实味苦辛酸、性微寒，归脾、胃经，破气消积、化痰散痞。二者合用，一消一补，以复脾胃升降。

8. 张教授常用理脾角药

（1）陈皮、半夏、茯苓

陈皮味辛苦、性温，归肺、脾经，长于理气和中、燥湿化痰；半夏味辛、性温，归胃、脾经，燥湿化痰、和胃降逆、消痞散结；茯苓味甘淡、性平，归心、肺、脾经，长于补脾、利水湿、且补而不腻、利而不猛。三药合用，健脾祛湿，理气和中降逆。

（2）厚朴、苍术、薏苡仁

厚朴味辛苦、性温，归胃、脾、大肠经，芳化苦燥、善除胃中滞气而燥脾加湿郁；苍术味辛苦、性温，归胃、脾经，最善除湿运脾；薏苡仁味甘淡、性微寒，归脾、胃、肺经，可利湿健脾、微寒又可清热。三药配伍，相辅相成，遂成健脾行气化湿有效角药。

（二）调肝——调肝理气，和胃止痛

肝生理上属木，喜条达而恶抑郁，主疏泄，能调节精神情志。肝与脾胃生理关系为"土得木以疏通""木赖以土滋养"。《医学正传·胃脘痛》中载："胃脘当心而痛，未有不由痰涎食积郁于中，七情之气触于内之所致焉。"机体情志活动与脏腑有密切关系。若肝郁不畅，或肝体用太过，则横逆犯中，影响脾胃升降纳运功能。正如《素问·五运行大论》云："气有余，则制己所胜，而侮所不胜；其不及，则己所不胜，侮而乘之，己所胜轻而侮之。"《沈氏尊生书》曰："胃痛，邪干胃脘病也。唯肝气相乘为尤甚，以木性暴，且正克也。"可见，肝与脾胃在病理上关系密切。张教授通过辨析脾胃病的病机特点，认为"调肝可以安胃"，临床常用疏肝理气、清肝和胃、柔肝止痛、肝脾同调诸法，恢复肝用畅达脾胃。

1. 疏肝理气法

五行而论，肝属木而性喜条达，主疏泄，若情志不遂，肝木失于条达，肝体失于柔和，以致肝气横逆、郁结横逆犯胃。临床多表现为胃脘胀痛，两胁胀满，善太息，胸闷不舒，恶心呕吐或咽中如有物阻，咯吐不出，吞咽不下，食欲不振，肠鸣腹痛等症。张教授治遵"木郁达之"之旨，顺其条达之性，发其郁遏之气，立疏肝解郁，行气止痛为法，多选用柴胡疏肝散加减或四七汤加减。其中柴胡疏肝散长于疏肝理气，肝胃并治，疏柔相合，气血兼调。方中柴胡功擅疏郁结而条达肝气。香附专入肝经，长于理气疏肝，并有良好的止痛作用；川芎能行气活血，止胁痛，疏肝开郁。二药相合，共助柴胡以解肝经之郁滞，增行气止痛活血之效。陈皮、枳壳理气调中行滞；白芍、甘草养血柔肝，缓急止痛；甘草调中和胃。四七汤长于治疗气郁不舒，痰饮中结。方中用半夏开郁散结，降逆化痰，又可和胃止呕；厚朴下气燥湿除满；茯苓健脾渗湿，以杜生痰之源，助半夏化痰祛湿；苏叶质轻辛温，芳香疏散，可宽中散邪解郁，升降并用，有利于条畅气机，更有行气解郁，畅中宽胸之功；加生姜可助半夏降逆和胃止呕，辛散化痰；大枣健脾养血和中。

2. 清肝和胃法

怒气伤肝，肝郁化火，气逆火动，邪热犯胃，而致胁痛胀满、反酸烧心、胃脘灼痛、烦热口苦等症。张教授临床多选用化肝煎和左金丸加减。化肝煎长于善解肝气之郁，平气逆而散郁火。方中青皮疏肝理气；芍药养血柔肝；陈皮理气和胃，缓急止痛；栀子、丹皮清肝泻火；泽泻泄热化湿；土贝母清热散结。诸药配伍，共奏泄热和胃，疏肝理气之功。左金丸长于清泻肝火，降逆止呕。方中重用苦寒之黄连，一则清心火以泻肝火，即所谓"实则泻其子"，肝火得清，自不横逆犯胃；二则清胃热，胃火降则其气自降，如此标本兼顾，对肝火犯胃之呕吐吞酸尤为适宜。吴茱萸辛苦而温，辛能入肝散肝郁，苦能降逆助黄连降逆止呕之功，温则佐制黄连之寒，使黄连无凉遏之弊，且能引领黄连入肝经。二药辛开苦降，寒热并用，泻火而不凉遏，温通而不助热，使肝火得清，胃气得降，则诸症自愈。

3. 柔肝止痛法

肝脏体阴而用阳，性喜条达，肝阴不足则肝气失于疏泄，横逆犯胃，临床多见胃脘作痛、吞酸吐苦；阴虚津液不能上承，故咽干口燥。肝阴虚而肝气郁，宜养肝阴以疏肝气。肝为刚脏，非柔润不能调和，若用辛香疏利之品，势必更伤阴血，阴血愈虚，则郁滞愈甚，痛愈剧。张教授多选用一贯煎加减，本方长于养阴柔肝止痛。方中重用生地，配枸杞滋阴养血以补肝肾，滋水涵木；又辅以沙参、麦冬清金制木，滋补肺胃阴液，滋水之上源；当归养血活血以调肝，借其辛散之性，使诸药补而不滞；在大剂滋阴养血之品中，少入一味川楝子，性寒不燥，疏肝理气，顺其肝的条达之性，平其横逆，又能引诸药直达肝经。诸药配伍，使肝阴充足，肝体得养，肝用能舒，则阴虚肝郁之脘腹疼痛、吐苦吞酸等症均除。

4. 肝脾同调法

在病理上，肝与脾胃紧密相关，相互影响，即所谓"土虚木乘"或"木旺克土""见肝之病，知肝传脾，当先实脾"。临床中肝脾同调的方剂很多，张教授多选用越鞠丸、四逆散和逍遥丸加减治疗 FD。越鞠丸主治因肝脾郁滞化热，停食蕴湿生痰而导致的气、血、痰、火、湿、食之六郁证；临床多表现胃脘痞闷胀痛，吞酸呕吐，饮食不消等症。方中香附疏肝行气解郁以治气郁；川芎乃血中气药，既可活血祛瘀以治血郁，又可助香附以增行气解郁之功；栀子清热泻火以治火郁；苍术运脾燥湿以治湿郁；神曲消食和胃以治食郁。诸药配伍，使气畅血行，湿祛热清，食消脾健，气、血、湿、火、食五郁自解；至于痰郁，或因饮食积滞而致，或因气滞湿聚而生，或因火邪炼液而成，五郁得解，则痰郁亦随之而消。四逆散主治因肝失疏泄，脾滞不运导致的脘腹胀痛、急躁易怒、泄利下重等症。方中柴胡轻清升散，既疏肝解郁，又升阳透邪；肝脏体阴而用阳，阳郁为热易伤阴，故以芍药敛阴泄热，补血养肝；枳实苦辛性凉，行气降逆，开郁散结而畅脾滞，合柴胡以并调肝脾，升降气机；甘草健脾和中，合白芍可缓急止痛，兼调和诸药。四味相合，疏肝理脾，升降气机，兼有透邪散热，缓急止痛之功。逍遥散主治因肝气郁滞，脾气虚弱，阴血不足而致的胃脘痞满、胁肋胀痛、头晕目眩、口燥咽干、神疲食少等症。方中柴胡疏肝解郁，以使肝气条达；白芍滋阴柔肝，当归养血活血，二味相合，养肝体以助肝用，兼制柴胡疏泄太过；白术、茯苓、甘草健脾益气，使营血生化有源；煨生姜温胃和中，薄荷少许，助柴胡疏肝而散郁热；甘草调和药性，兼为使药之用。诸药相合，可使肝气得舒，脾运得健，阴血得复，诸症悉除。

5. 张教授临床常用调肝对药

（1）柴胡配郁金

柴胡味辛苦、性微寒，归肝、胆、肺经，主入肝胆，既疏肝解郁，又透邪升阳；郁金味辛苦、性寒，归肝、心、肺经，活血止痛，行气解郁。二者合用，疏肝解郁，行气活血。

（2）柴胡配枳实

枳实味苦辛酸、性微寒，归脾、胃经，行气降逆，开郁散结而畅脾滞。与柴胡合用，一升一降，调和肝脾气机。

（3）柴胡配白芍

白芍味苦酸、性微寒，归肝、脾经，养血柔肝。与柴胡合用，一散一收，一气一血，刚柔相济。

（4）木香配砂仁

木香味辛苦、性温，归脾、胃、大肠、三焦、胆经，"入脾则夺土郁，入肝则达木郁"；砂仁味辛、性温，归脾、胃、肾经，化湿开胃，行气温中，在疏理肝气的同时调中开胃。二者合用，共奏疏肝行气解郁之效。

（5）黄连配吴茱萸

黄连味苦、性寒，归心、脾、胃、肝、胆、大肠经，清肝泻火；吴茱萸味辛苦、性热，归肝、脾、胃、肾经，入肝降逆，又反佐以制黄连之寒。二者合用，一寒一温，寒温并用，共调肝胃郁热。

（6）蒲公英配夏枯草

蒲公英味苦甘、性寒，归肝、胃经，清热解毒，消肿散结；夏枯草味辛苦、性寒，归肝、胆经，清肝泻火。两药均为苦寒清热之品，共奏清肝泄热之功。

（7）丹皮配焦栀子

丹皮性辛苦、味微寒，入心、肝、肾经，清热凉血；焦栀子味苦、性寒，归心、肺、三焦经，泻火除烦。两药相合为丹栀逍遥散之义，取其清肝凉血除烦之效。

（8）生地黄配白芍

生地黄味甘、性寒，归心、肝、肾经，滋阴清热；白芍味苦酸、性微寒，归肝、脾经，养血柔肝。二者配伍，共奏滋阴柔肝之功。

6. 张教授常用调肝角药

（1）柴胡、白芍、当归

柴胡味辛苦、性微寒，归肝、胆、肺经，既疏肝解郁，又透邪升阳；白芍味苦酸、性微寒，归肝、脾经，养血柔肝；当归味甘辛、性温，归肝、心、脾经，活血柔肝。三药取自逍遥散，柴胡疏肝解郁以使肝气条达，白芍柔肝缓急，当归活血柔肝。三者合用，疏肝郁不升散，补血虚不留瘀。

（2）黄连、吴茱萸、石斛

黄连味苦、性寒，归心、脾、胃、肝、胆、大肠经，清肝泻火；吴茱萸味辛苦、性热，归肝、脾、胃、肾经，入肝降逆，又反佐以制黄连之寒。两者合用，一寒一温，寒温并用，共调肝胃郁热。石斛甘寒，擅养胃阴、生津液、清虚热、止烦渴、通经络。黄连、吴茱萸有伤阴之虞，石斛可制约黄连、吴茱萸之燥，兼可润养胃阴，通络止痛。三药相辅相成，突显角药格局，清泻肝火，和胃降逆，养阴通络。

（三）调脑——上调脑神，下安脾胃

《灵枢·大惑论》记载："五脏六腑之精气，皆上注于目而为之精……裹撷筋骨血气之精而与脉并为系，上属于脑。"从解剖结构讲，十二经脉上连于脑，下络五脏六腑。脑髓充盛，脑神功能正常，则五脏六腑功能亦正常；脑神功能失常，对脏腑失去控制，五脏六腑功能随之失常，故曰"主不明则十二官危"。明末喻嘉言指出"脑为一身之元首""主脏而不奉"。近代医家冉雪峰也说："十二官皆秉承于无上玉清的脑，十二官不得相失，十二官与脑更不得相失。"胃主通降，水谷下行，食下则胃空，胃空则能受食，故而有欲而食。此欲因胃可受纳而感，其欲其感"导入"脑中，大脑"觉之""宰之"，而促进脾之运化，胃可受纳。如《医学原始》谓各窍"导入"信息后，大脑"觉之"。若脑神失养，感知功能下降，脾胃之运化受纳无以如常，则易出现胃痞、嗳气、纳呆等消化不良症状，调养脑神可有助于治疗脾胃运化失常所引起的消化不良症状。

中医学认为，心藏神，张锡纯指出"盖神明之体藏于脑，神明之用发于心"。《内经》曰"肾，在体为骨""主骨生髓""人始生，先成精，精生而脑髓生"，说明了脑髓和先天肾精相辅相成。因此，调脑安神与调养心神和补益肾精密不可分，张教授常用清心安神、补心安神、补肾健脑法以恢复脑神主脾胃之功能。

1. 清心安神法

五志过极，心火内炽，扰动心神，则出现神扰烦乱、失眠多梦、惊悸怔忡。张教授多选用朱砂安神丸加减。方中朱砂为君，其质重味甘性寒，入心经，既可镇心神、定惊悸、平怔忡，又能上清心火、下益肾水，《药性论》谓其"为清镇少阴君火之上药"；因心火偏亢，扰乱心神，故配伍黄连苦寒入心，加强朱砂清心泻火除烦之力。二药相合，镇潜浮阳以安神定悸，清泻心火而除烦宁心。当归、生地黄养血以补火热灼伤之阴血，使阴血充而心神得养。其中生地黄又能滋肾阴，使肾水上济于心，令心火不亢。甘草健脾和中，既可制黄连苦寒太过之性，又能防朱砂质重碍胃之弊。

2. 补心安神法

忧愁思虑太过，暗耗阴血，阴虚血少，虚火内扰，则可出现神志不安、心悸怔忡、虚烦失眠、神疲健忘。张教授多选用天王补心丹加减。方中生地黄甘寒入心能养血，入肾能滋阴，故能滋阴养血，壮水以制虚火；天冬、麦冬滋阴清热；酸枣仁、柏子仁养心安神；当归补血润燥，共助生地滋阴补血，并养心安神；玄参滋阴降火；茯苓、远志养心安神；人参补气以生血，并能安神益智；五味子之酸以敛心气，安心神；丹参清心活血，合补血药使补而不滞，则心血易生；朱砂镇心安神，以治其标；桔梗为舟楫，载药上行以使药力缓留于上部心经。

3.补肾健脑法

肾主骨生髓，脑为髓之海，髓海不足，则可出现脑转耳鸣、神魂不守、记忆力减退、善忘。张教授多选用孔圣枕枢丹加减。方中以龟板滋养肾阴，填精补髓；龙骨平肝潜阳，收魂入肝。二药相互为用，使神魂得安而达安神之效。远志苦能泄心肾虚热，辛能散心肝郁滞，能通肾气上达于心，益智能、强神志，交通心肾；菖蒲开心孔，利九窍，散肝郁，祛湿痰。

五、医案分享

杨某，女，46岁。2019年10月9日首诊。

主诉：上腹胀满间作5年余，加重6个月。

现病史：患者5年前因生气吵架后上腹胀满，伴纳差、嗳气等，自行服用疏肝和胃丸等中成药治疗，症状减轻。后患者症状间断发作，于当地医院行多次电子胃镜检查示"慢性非萎缩性胃炎"。6个月前，患者再次因情绪原因导致上腹胀满等症状出现，基本每日均有发作，于当地医院口服奥美拉唑、吗丁啉及中药汤剂等治疗，症状缓解不明显，遂来求诊。现症见：上腹胀满，以餐后为甚，伴嗳气、早饱，两胁胀痛，口淡黏腻，纳差食少，倦怠乏力，面色萎黄，便溏，心悸失眠，舌质胖淡有齿痕，苔白，脉弦。2019年9月电子胃镜显示慢性非萎缩性胃炎；电子肠镜未见明显异常，腹部B超、血常规、便常规未见异常。

西医诊断：功能性消化不良。

中医诊断：痞满。

中医辨证：脾虚气滞证。

治法：健脾和胃，疏肝安神。

方药：党参 15g，白术 10g，茯苓 15g，半夏 9g，陈皮 12g，木香 10g，砂仁 10g，枳壳 10g，神曲 15g，佩兰 10g，厚朴 10g，柴胡 10g，川芎 10g，远志 10g，酸枣仁 15g，炙甘草 6g

二诊：上方服用 14 剂，上腹胀满、两胁胀痛、口淡黏腻等症明显减轻，大便成形，但仍有嗳气。上方去柴胡、佩兰、砂仁；加旋覆花 10g，代赭石 15g 和胃降逆除嗳。

上方服用 14 剂，以上症状基本消除。嘱患者注意规律饮食，避免辛辣生冷刺激性食物，保持心情舒畅，每天坚持适量运动。

【按语】本病患者以上腹胀满为主诉，观其脉证，不难看出，此病乃本虚标实之证。脾胃气虚是其本，肝郁不舒为其因，气滞湿阻为其标，同时患者病程日久气血生化不足，出现血虚心神不安，治宜健脾补中、行气化湿、疏肝和胃、宁心安神。由于脾气虚弱，胃气不和是其根本，治病必求于本，故首先选用了香砂六君子汤以补气健脾，理气行滞，和胃降逆。方中党参、白术、茯苓、甘草乃益气补中，健脾养胃名方四君子汤，在方中可强健中州，补益脾胃。加入陈皮、半夏乃治疗脾胃虚弱兼痰湿名方六君子汤。陈皮味辛苦，性温，归经脾、肺，气香质燥，入脾胃气分，能和中消胀，健脾开胃，消食导滞，燥湿化痰，温胃止呕；半夏味辛，性温，归经脾、胃、肺，辛散温燥，开泻滑利，既可运脾燥湿、祛痰除垢，又可温中散寒、和胃止呕。加入木香、砂仁乃香砂六君子汤。方中木香味辛苦，性温，归经脾、胃、大肠，芳香浓烈，善开壅导滞，升降诸气，能醒脾开胃，疏肝理气，消积导滞，散寒止痛，为行气止痛之要药；砂仁味辛性，温归，经脾胃，气味俱厚，辛散温通，能醒脾和胃，快气和中。由此可见，张教授用香砂六君子汤首当其冲，既可补气健脾以治本，又可和胃降逆、行气化湿、消胀除满以治标。脾气虚弱是其本；气虚则气滞，气机不畅，健运失职，水湿停滞，痞塞中脘是其标。治宜行气化湿，消胀除痞。方中又配用了枳壳、厚朴这两味药物。枳壳味苦辛微寒归经脾胃，善泻胃实以开坚结，行瘀滞而调气机，能破气滞以行痰湿，消积滞以通痞塞；厚朴味苦辛，性温，归经脾、胃、肺、大肠，芬芳馥郁，性温而燥，下气除满，可行脾胃气分之滞，化中焦郁滞之湿。本证标实又以湿滞积重为主，故在方中又配伍了佩兰、神曲两药。佩兰味辛，性平，归经脾胃，气味芳香，尤以醒脾化气、疏肝行滞、利水除湿见长；神曲味甘辛，性温，归经脾胃，辛不烈，甘不壅，温不燥，能化宿食、降胃气、理中焦、暖脾胃，为消面积之佳品。二者相伍，可使湿除积消，胃气调和，脾气畅悦。患者肝郁不舒为诱因，伴有两胁胀痛，加用柴胡、川芎两味。柴胡芳香疏泄，性苦、微寒，可条达肝气，疏肝解郁。川芎入肝、胆经，为血中之气药，可活血行气化滞止痛。患者病久心神不宁，加用酸枣仁、远志，养心安神，交通心肾。

（赵鲁卿）

参考文献

［1］Stanghellini V, Chan F K, Hasler W L, et al. Gastroduodenal Disorders［J］. Gastroenterology, 2016, 150（6）: 1380-1392.

［2］Aziz I, Palsson O S, Törnblom H, et al. Epidemiology, clinical characteristics, and associations for symptom-based Rome Ⅳ functional dyspepsia in adults in the USA, Canada, and the UK: a cross-sectional population-based study［J］. The lancet Gastroenterology & hepatology, 2018, 3（4）: 252-262.

［3］Ford A C, Marwaha A, Sood R, et al. Global prevalence of, and risk factors for, uninvestigated dyspepsia: a meta-analysis［J］. Gut, 2015; （64）: 1049-1057.

［4］Moayyedi P, Lacy B E, Andrews C N, et al. ACG and CAG Clinical Guideline: Management of Dyspepsia［J］. The American journal of gastroenterology, 2017, 112（7）: 988-1013.

［5］Koloski N A, Jones M, Talley N J. Evidence that independent gut-to-brain and brain-to-gut pathways operate in the irritable bowel syndrome and functional dyspepsia: a 1-year population-based prospective study［J］. Aliment Pharmacol Ther, 2016, 44（6）: 592-600.

［6］张声生, 赵鲁卿. 功能性消化不良中医诊疗专家共识意见（2017）［J］. 中华中医药杂志, 2017, 32（6）: 2595-2598.

第五章

调和"脾胃之枢"辨治
慢性胃病

一、疾病特点

慢性胃病是指各种原因引起的慢性胃部疾病，包括慢性非萎缩性胃炎、慢性萎缩性胃炎、糜烂性胃炎、胆汁反流性胃炎、消化性溃疡、胃下垂、功能性消化不良等。由于功能性消化不良、慢性萎缩性胃炎在本书中有专门评述，故本章所探讨的慢性胃病主要包括慢性非萎缩性胃炎和消化性溃疡，但其他慢性胃病也可参考本章节辨证治疗。

慢性非萎缩性胃炎（chronic non-atrophicgastritis，CNAG）是指胃黏膜在各种致病因素作用下所发生的非萎缩性慢性炎症性病变。该病患病率极高，在各种胃病中居于首位，并呈男性高于女性、老年人高于青年人的特点。有流行病学调查结果表明，CNAG 在胃镜检查中的检出率为 56.4% ～ 59.3%。CNAG 患者无典型及特异的临床症状，大多数患者表现为反复或持续性上腹痛、饱胀等消化不良症状，部分患者还合并焦虑、抑郁等精神心理症状。现代医学研究表明，幽门螺杆菌（helicobacter pylori，Hp）感染、十二指肠液反流、非甾体抗炎药及酒精等胃黏膜理化损伤因子是 CNAG 发病的主要因素，目前多采用质子泵抑制剂（proton pump inhibitor，PPI）、胃黏膜保护剂、促动力药等药物治疗。

消化性溃疡（peptic ulcer，PU）病变的发生主要与黏膜被胃酸、胃蛋白酶自身消化有关，包括十二指肠溃疡（duodenal ulcer，DU）和胃溃疡（gastric ulcer，GU）。PU是在各种致病因子的作用下黏膜发生的炎性反应与坏死性病变，病变深达黏膜肌层，常与胃酸分泌相关。PU是消化系统的一种常见、多发性疾病，全球发病率为 $10\% \sim 20\%$。研究表明，PU患者占我国胃镜检查人群的 $10.3\% \sim 32.6\%$。本病起病缓慢，病程迁延，主要症状为反复发作的周期性、节律性上腹痛，伴反酸、嗳气、上腹部局限性压痛，或以上消化道出血、穿孔等并发症的发生为首发症状。DU主要表现为两餐之间的上腹痛，进食后缓解；GU主要表现为餐后1小时内的上腹痛，经 $1 \sim 2$ 小时缓解。治疗上，现代医学以缓解症状、促进溃疡愈合、防治并发症与复发为目的，常用药物有抑酸剂、黏膜保护剂、根除Hp相关药物等。

CNAG和PU的治疗总体不外削弱各种损害因素对胃及十二指肠黏膜的损害，同时提高防御因子以增强对黏膜的保护两个方面。西医针对CNAG和PU的治疗虽然已经取得了一定疗效，但疗效远不能令人满意。中医药在调节胃肠道激素、促进溃疡愈合、增加胃上皮细胞再生能力、改善胃肠道黏膜的屏障功能等方面具有一定的优势，可以有效缓解患者症状，降低复发率。中医根据CNAG和PU的临床主要症状，将其归属于"胃痛""胃痞""嘈杂""胃疡"等病证范畴。

二、病机认识

慢性胃病的总体病机以本虚标实为主。脾胃共为人体后天之本，诸气之根，胃气的盛衰与功能强弱在慢性胃病的发病过程中起主导性的作用。中医学强调"有胃气则生，无胃气则死"。脾胃虚弱，胃气不足，是慢性胃病的起病之源、致病之本。脾胃功能失常，则易受内外病邪侵袭，如外感六淫、饮食失宜、情志失调、劳逸失度等，也容易产生气滞、湿阻、食积、痰结、火（热）郁、寒凝、瘀血等病理产物。它们既可以单独为患，亦可相兼为病，互为因果。如食积日久，可以化火；湿邪久滞，可以使脾阳困顿，内生寒邪。当人体胃气不足，又受到邪气干扰，正虚邪盛时，则发为本虚标实、虚实夹杂之慢性胃病。

脾胃为人体纳运之枢。主要负责运化水谷精微和水湿。脾运化水谷精微的功能受阻，则容易出现上腹胀闷或疼痛、食欲不振、倦怠、消瘦等症。《素问·至真要大论》曰："诸湿肿满，皆属于脾。"若水湿运化异常，停聚人体，则容易出现泄泻、痰饮、水肿等病证。

脾胃成为人体气机升降之枢。脾气主升、胃气主降，相反相成，推动人体一身气机流转。脾主升清，主要包括上输清阳与托举脏腑两个方面。如果脾之清阳不能上升，则生化乏源，内外失于濡养，容易出现消瘦、乏力、昏蒙等症；脏腑不得托举而下陷，则出现腹部坠胀等症。胃气以下降为运动特点，以通为用，以降为顺，与上升之脾气相应。胃主降浊，是受纳的前提。如果胃不能维持通畅状态，则水谷停滞于胃，易生食积、湿阻、气滞等病理产物；胃失降浊，浊气上逆时，易发生恶心呕吐、反酸烧心、嗳气呃逆等症。

脾胃为润燥之枢。脾胃对润燥也有着不同的喜好。脾喜燥恶湿，胃喜润恶燥。《医经余论》曰："夫脾为己土，其体常湿，故其用阳，譬之湿土之地，非阳光照之，无以生万物也。"指出脾如湿土，喜燥恶湿，需要阳光才能为人体提供生生之机。胃为阳明燥土，多气多血，多阳多火，叶天士创立胃阴学说，提出"胃喜柔润"，胃受纳水谷，唯有保持润泽，才能濡润、研磨食物。若失濡润，阴液不足，则虚热内生，容易出现烧心、口燥、咽干等症。

中土脾胃枢机失常为慢性胃病发病的关键病机。黄元御云："人之中气左右回旋，脾主升清，胃主降浊，在下之气不可一刻而不升，在上之气不可一刻而不降。一刻不升则清气下陷，一刻不降则浊气上逆，浊气上逆则呕哕，痰饮皆作。"表明脾胃升降相因，清上浊下。而脾胃纳运功能的实现，依托脾升胃降的气机运动；气机一滞，受纳运化亦不能正常进行。当人体胃气不足，外邪侵扰，正虚邪盛，脾胃升降失调，脏腑失和，运化受纳、升清降浊不能正常完成时，则发为慢性胃病。结合"十纲"辨证，慢性胃病在脾则多为虚寒之象，或兼夹湿邪；在胃多为阴虚或实热之象，或兼夹燥热之邪为患。同时，肝主疏利，若肝脾不和，常表现为气滞；病程日久，气血失和，则可出现血瘀。张教授总领调和脾胃之枢治疗慢性胃病，取得良好效果。

三、诊疗思路

（一）总体辨证思路

张教授针对慢性胃病脾胃枢机失调的病机，认为临床应结合脏腑、虚实、气血、寒热、湿燥"十纲"进行辨证。

1. 脏腑层面

慢性胃病的病位在胃，涉及脾、肝、肾诸脏，临证应注意脏腑各自的功能特点和脏腑之间的生克制化规律，辨明病位及所涉及的诸脏。慢性胃病常起病脾胃，连累肝、肾等脏；而他脏之病，也可连累脾胃。临证应辨明"病在脾胃""脾胃病及他脏""他脏病及脾胃"三个层次。

2. 虚实层面

慢性胃病的虚证常有气虚、阳虚、阴虚三类，但以虚实夹杂多见，常兼脾寒、胃热、气滞、血瘀壅胃、水湿、湿热困脾等证。脾胃生理特性不同，虚实偏向也不同。脾胃分而论之，脾为太阴，喜燥恶湿，本虚多气虚、多阳虚，标实多气滞、多寒湿；胃为阳明，喜润恶燥，本虚多阴虚，标实多热壅、食积、血瘀。

3. 气血层面

脾胃化生气血，慢性胃病功能失调首先表现在气分，或虚或滞。而"气为血帅，血为气母"，气病日久则累及血分，致血行不畅，瘀阻络脉，瘀血又可阻滞气机运行，相兼为病。临床应辨明气病、血病与气血同病。

4. 寒热层面

外感寒邪、暑邪可经口鼻而入，直犯脾胃，饮食生冷、过食辛辣亦可伤及脾胃，因此脾胃易寒易热。《素问·太阴阳明论》曰："脾为太阴，其气易虚，虚则有寒；胃为阳明，受邪易实，实则易热。"因此，慢性胃病可出现单纯寒证、单纯热证和寒热错杂证三种基本类型。张教授指出，临床纯热、纯寒证并不多见，而以寒热错杂证常见，其中寒热错杂又常常表现在各个脏腑不同的寒热病性上，如肝热与脾寒并见等，临床宜明辨寒热之病性与部位。

5. 湿燥层面

脾常病湿而胃常病燥。脾主运化，失于健运，易滋生内湿，湿邪久留则化浊、化痰、化热，也可伤阳，阻滞气机血运，表现为纳呆、困倦、乏力等。胃主受纳，为阳明之腑，胃阴亏虚、虚火内扰则受纳功能亢进，常表现为多食易饥、烧心、口干喜饮等热象。

（二）症状辨证思路

张教授在慢性胃病的临证中，常从辨胃痛、胃胀部位与性质，以及患者饮食、口味、大便与情志情况出发，对证型进行辨析。

1. 辨胃痛（胀）

慢性胃病常常伴有胃脘部或胸胁部的疼痛。胃脘部胀痛痞闷，可随情绪波动而变化，或伴有胁肋部胀痛，多与肝气郁结、脾气不畅、肝胃不和有关；胃脘部烧灼样疼痛，患者常喜冷饮，多内生湿热或郁热；胃痛隐隐，缠绵不休，按之痛减，多为阳虚或气虚；胃脘部痛如针刺，常于夜间发作，多瘀血碍胃。

2. 辨饮食

胃主受纳，患者的饮食习惯与食欲也与病证相关。食少纳呆者，多为脾胃气虚和湿邪困脾证。饥不欲食者，多为胃阴不足，虚火内扰所致；饥而能食者，多为胃中实火。

3. 辨口味

脾胃开窍于口，口中味觉或感觉异常，常与脾胃功能失常有关。口中黏腻，纳呆食少者，多脾湿中阻；口中带有甜味者，多脾气虚弱；口干喜饮者，多为胃火内盛，或胃阴亏耗；口干而不欲饮者，或有湿邪困脾，或为瘀血碍胃。

4. 辨大便

张教授在问诊过程中，常关注患者的大便情况。大便稀溏、黏滞、便意频频而排出不爽、肛门坠胀者，多见于脾气虚、脾阳虚和肝脾不和证；便质黏稠，多见于中焦湿浊证；大便秘结，多见于阴虚肠燥、脾气虚、脾阳虚等证。

5. 辨情志

《脾胃论》云："皆由喜、怒、悲、忧、恐为五贼所伤，而后胃气不行。"情志不遂时，脾胃功能也常常出现问题。急躁易怒者，多肝火亢盛，横逆犯脾；情志抑郁，善太息，悲忧易哭者，多肝气郁滞，木不疏土；心烦失眠者，多胆热内盛，循经累及脾胃。

（三）分病辨证思路

慢性胃病常见证候有脾胃气虚证、胃阴不足证、肝胃不和证、脾胃湿热证。除此以外，CNAG 尚有脾胃虚寒证，而 PU 的气虚与阳虚证型联系更为密切，症状相似，故合并为脾胃气（阳）虚证。PU 还有肝胃郁热证和胃络瘀阻证，有时还可见寒热错杂、脾虚气滞、湿浊内蕴等证型，需结合症状和体征进行具体分析。在选方用药方面，可采用益气健脾、疏肝理气、清利湿热、养阴益胃、疏肝清胃、活血化瘀等方法，以恢复脾胃纳运与气机升降。

1. CNAG 的辨证选方用药

（1）脾胃气虚证

主症：胃脘胀满或胃痛隐隐，餐后明显；饮食不慎后，易加重或发作。

次症：纳呆，疲倦乏力，少气懒言，四肢不温，大便溏薄。

舌脉：舌淡或有齿印，苔薄白，脉沉弱。

治法：益气健脾，和胃除痞。

主方：香砂六君子汤（《医方集解》）加减。

药物：党参、炒白术、茯苓、法半夏、陈皮、木香、砂仁、炙甘草。

加减：胃胀明显者，可加厚朴、枳实；吐酸、口苦者，加砂仁、藿香和黄连；兼见胸脘痞闷，胃纳滞呆，嗳气或呕吐者，可加神曲、鸡内金、生姜等。

（2）脾胃虚寒证

主症：胃痛隐隐，绵绵不休，喜温喜按；劳累或受凉后，发作或加重。

次症：泛吐清水，神疲纳呆，四肢倦怠，手足不温，大便溏薄。

舌脉：舌淡苔白，脉弱。

治法：温中健脾，和胃止痛。

主方：黄芪健中汤（《金匮要略》）合理中汤（《伤寒论》）加减。

药物：黄芪、桂枝、干姜、白术、法半夏、陈皮、党参、茯苓、炙甘草。

加减：虚寒明显者，可加熟附子、肉桂（焗服）；胃脘冷痛，里寒较甚，肢冷，呕逆者，可加理中丸；若兼有形寒肢冷，腰膝酸软者，可加附子理中丸。

（3）肝胃不和证

主症：胃脘胀痛，痞塞不舒；情绪不遂时，易加重或复发。

次症：两胁胀满，纳少泛恶，心烦易怒，善叹息。

舌脉：舌淡红，苔薄白，脉弦。

治法：疏肝和胃，理气止痛。

主方：柴胡疏肝散（《景岳全书》）加减。

药物：炒柴胡、香附、川芎、陈皮、枳壳、白芍、炙甘草。

加减：胃痛明显者，可加郁金、延胡索；嗳气较频者，可加沉香、旋覆花顺气降逆；泛酸者，加乌贼骨、煅瓦楞子中和胃酸；痛势急迫，嘈杂吐酸，口干口苦，舌红苔黄者，可改用化肝煎。

（4）脾胃湿热证

主症：脘腹痞满。

次症：食少纳呆，口干口苦，身重困倦，小便短黄，恶心欲呕。

舌脉：舌质红，苔黄腻，脉滑或数。

治法：清热除湿，理气和中。

主方：连朴饮（《霍乱论》）加减。

药物：黄连、厚朴、石菖蒲、法半夏、黄芩、芦根、茵陈、生薏苡仁。

加减：泛酸者，可加海螵蛸、煅瓦楞子；湿偏重者加苍术、藿香；热偏重者加黄芩、蒲公英；伴恶心、呕吐者，加竹茹、橘皮；大便秘结不通者，可加大黄。

（5）胃阴不足证

主症：胃脘灼热疼痛，胃中嘈杂。

次症：似饥而不欲食，口干舌燥，大便干结。

舌脉：舌红少津或有裂纹，苔少或无，脉细或数。

治法：养阴益胃，和中止痛。

主方：益胃汤（《温病条辨》）加减。

药物：北沙参、生地、麦冬、白芍、佛手、石斛、甘草。

加减：纳食减少者，可加鸡内金、神曲；若胃脘灼痛，嘈杂泛酸者，可加珍珠粉、牡蛎、海螵蛸；兼有气滞，可加厚朴花、玫瑰花、佛手等。

2.PU 的辨证选方用药

针对脾胃虚弱（寒）、脾胃湿热、肝胃不和及胃阴不足诸证，选方皆与上述 CNAG 之辨证用药相同，不再赘述。此外，有肝胃郁热和瘀血阻胃之证。

（1）肝胃郁热证

主症：胃脘灼热疼痛，口干口苦。

次症：胸胁胀满，泛酸，烦躁易怒，大便秘结。

舌脉：舌红，苔黄，脉弦数。

治法：清胃泻热，疏肝理气。

主方：化肝煎（《景岳全书》）合左金丸（《丹溪心法》）。

药物：陈皮、青皮、牡丹皮、栀子、白芍、浙贝母、泽泻、黄连、吴茱萸。

加减：口干明显者，加北沙参、麦冬；恶心者，加姜半夏、竹茹；舌苔厚腻者，加苍术；便秘者加枳实。

（2）胃络瘀阻证

主症：胃脘胀痛或刺痛，痛处不移。

次症：夜间痛甚，口干不欲饮，可见呕血或黑便。

舌脉：舌质紫暗或有瘀点、瘀斑，脉涩。

治法：活血化瘀，行气止痛。

主方：失笑散（《太平惠民和剂局方》）合丹参饮（《时方歌括》）。

药物：生蒲黄、五灵脂、丹参、檀香、砂仁。

加减：呕血、黑便者，加三七、白及、仙鹤草；畏寒重者，加炮姜、桂枝；乏力者，加黄芪、党参、白术、茯苓、甘草。

四、用药经验

张教授强调，脾胃之升降并非完全分开，而是升降互依。若一味地益气升提，则胃气愈加壅滞；如单用疏理降气，则中气愈加虚陷。通降治疗也可酌情升清，升清治疗时也可轻加通降，以起到反佐之效。本小节主要从恢复脾胃纳运之枢及气机升降之枢出发，总结张教授论治慢性胃病用药经验。

（一）调纳运之枢，消补兼施

1. 甘温补中，扶正培本

脾胃为后天之本，二者纳运相协，生化气血而濡养百窍。脾胃虚弱是慢性胃病起病之源，健脾温中、培固脾胃之气是保存人体正气之根本，亦是治疗慢性胃病的关键治法之一。《黄帝内经》载"甘入脾""脾欲缓，急食甘以缓之，用甘补之""劳者温之，损者益之"，以甘温补中为治脾土虚羸之大法。张教授临床常根据脾胃虚弱的不同程度，灵活选用补益脾胃之品。如乏力、气短者，常选甘平之党参；气虚较甚，则易党参为甘温之黄芪；气虚易自汗、盗汗者，多用生黄芪，取其益气固表之效；气虚更甚者，表现为疲乏无力、头晕眼花，甚则气虚下陷致脏器脱垂，但无纳呆、便秘等壅滞之象，则用炙黄芪，取其补气升阳之效。

脾为阴土，胃为阳土，脾胃气虚存在两种发展方向，张教授强调应根据疾病的动态发展调整用药。体质偏热者，气虚常损及阴，致气阴两亏，常选太子参清补气阴之品；因津液不足兼见大便干结者，则用生白术30g益气润肠通便。体质偏寒者，常气损及阳，致脾阳虚衰，表现为恶食生冷、大便稀溏等症。常选用甘温之焦白术健脾涩肠止泻；或兼用苍术芳香苦温，兼能升阳散郁。其性燥烈，同用增强燥湿之功。

2. 通腑泻浊，以通为补

张教授认为慢性胃病中脾病多虚、胃病多实，正如《素问·太阴阳明论》载"阳道实，阴道虚"，临床上又可相兼为病，脾气一虚，则不能助胃受纳水谷之运化，而生积滞邪浊，正如景岳"气血不虚则不滞，虚者无有不滞"之说。张教授强调，慢性胃病常"滞"与"虚"并存，当审度病之虚、实、轻、重，在扶正培本基础上注重通达腑气，以通为补，使纳运相协，运化无碍，临证常采用健脾消导、和胃化积、行气通腑等法。

若积滞在胃，表现为心下痞满、纳谷不馨，张教授常用焦神曲、鸡内金相伍。焦神曲既能消化水谷宿食，又能健脾暖胃，且炒焦气香，甘而不壅。鸡内金善磨谷化积，又善健脾强胃。若食积化热，常于健脾消食之品中佐以蒲公英，以其性平，善泻胃火而不伤中土；若积滞明显，心下满痛，可加甘寒之瓜蒌，取小陷胸汤之义，利气散结消积。若积滞及腹，腑气不通，表现为脘腹胀痛者，常用木香、枳实等下气破结，通利腑气；若积滞阻碍水液运行，聚而成湿，兼见腹痛泄泻、泻而不畅、肢体浮肿等积滞与湿邪并存的症状，单纯行气已不能去有形之邪，常用大腹皮、水红花子等行气破滞利湿，其中水红花子常用 15～25g；若湿邪与食积酸腐之气胶着久恋，浊阻不清，见干噫食臭、大便黏滞、舌苔根部黄腻等象，常加槟榔、莱菔子等导滞泻浊。槟榔焦用以缓其泻下，并保留下气、导滞、消食之功；莱菔子疏利甘平，助槟榔行滞泻浊的同时无伤脾胃之虑。若兼见腑气闭阻，大便秘结不通，张教授强调谨慎地选择大黄的剂型和用量，以通腑降胃顺气。对于老年人常首选酒大黄 6～9g，中病即止；若首剂不效、腑气未通，可酌情改用生大黄 6g，常与当归 10～20g 等养血通便之品同用，以防大肠黑变病发作。

3. 行气除滞，化痰消瘀

慢性胃病的脾胃之枢功能失常，气机不能畅达，水液不得输布，日久停聚为痰；气有郁滞，则血亦随之停积，变为瘀血，终致痰瘀互结。有形实邪内阻，气机运行更困，病势更为加重，邪气缠绵久羁，气血皆伤，则可致血瘀痰凝，混处经络。正如清代程国彭言："消者，去其壅也。脏腑经络肌肉之间，本无下物而忽有之，必为消散，乃得其平。"对于慢性胃病，张教授强调应辨别脾胃功能失常的病理产物，如气滞、痰浊、血瘀等，进行理气行滞，逐痰祛瘀，分而消之。

对于脾胃初病，纳运不行，不思饮食，而气机上下尚未受阻者，常用健脾和胃、推动纳运之品，如麦芽、炒神曲等；若气机运行已受影响，脘痞胀闷，餐后加重，则在健运的基础上加用苏梗、砂仁等，以其行气而无截阴伤正之虑。对于湿邪停滞，表现为脘腹痞塞、口中黏腻者，常用芳香化湿之藿香；兼见小便少而大便稀者，则遵"利小便以实大便"法，加淡渗利湿之薏苡仁、白豆蔻；兼见口臭等湿热之象，则加苦寒燥湿之黄芩、黄柏。湿邪日久易聚为痰，患者咳吐痰涎，或晕晕欲吐，舌苔白腻，常取温胆汤中君臣二药，即半夏、竹茹，一温一凉，和胃化痰；咳痰多而有色偏黄者，加金荞麦清肺化痰。对于慢性胃病久延不愈，胃络瘀阻而痛，部位固定，舌质暗红或有瘀斑者，常用三棱、丹参活血化瘀。三棱破滞行瘀而不伤脾胃，血瘀癥瘕非其不治；丹参味苦性微寒，通心腹邪气，张教授常用其治疗胃病而兼见胸痹的患者。若血瘀日久化热，则选用丹皮、赤芍凉血活血；若为女性经血色暗，痛经兼夹血块，常加用桃仁、红花；若瘀血阻络，腹痛较甚，则常以全蝎、白僵蚕、地龙等虫类药搜剔通络，增活血化瘀之效。

（二）调升降之枢，斡旋气机

1. 益气健脾，升清举陷

脾主升清而滋养周身，若脾气虚弱，上则见头目失濡而昏蒙晕眩，中则见胃下垂而痞闷纳呆，下则见肛门坠胀、久泻不止，女性可见月经淋漓不尽等症。张教授遵循"以平为期"治则，效东垣升阳之法，治疗上常在补中培本的同时，加辛甘升浮之品，辛温通达，扶助清阳之气。脾胃元气来复，清阳之气得升，则补益之品补而不滞，升阳之品散而无伤，益气升阳相须为用，恢复脾胃气机的生发升腾。

补中之药常选生黄芪、炒白术。黄芪益气升阳举陷，生用减其壅滞；白术扶植脾胃治虚，炒用增其温性而无致泻。二者相合，意在使升清有"源"，用量均在 20 ～ 40g。在此基础上，张教授常佐用少许风药。若患者以清窍失养为主，症见头晕昏蒙，常用荷叶与炒白术相伍，隐取清震汤之义，升发清气。若患者以中焦脏器下垂为主，症见纳呆胀闷，常用脾胃引经之药升麻，李东垣谓其能"引胃气上腾而复其本位"。现代药理研究表明，升麻能明显升高小鼠血浆促生长激素释放多肽含量，增加胃肠动力。若患者以腹泻为主，常改生黄芪为炙黄芪，增加其补益实脾之效，并加防风、葛根健脾止泻。对于妇女见月经淋漓者，张教授常加用荆芥炭配合诸补益药及止血药，以其气味俱升，炭用固崩止血。

2. 降逆和胃，以降浊气

胃气以降为用。若内外病邪侵袭，胃气不降反升，则可出现嗳气、恶心、呕逆等症状。《类证治裁》有载"胃上逆则导其浊滞",此时应和降胃气。张教授常强调审证求因,根据导致胃气上逆的根本病因选用降气之品。

胃气上逆可分为两类:一者以气虚不行而气滞,胃气不能顺利下行为本;一者以有形实邪阻滞,胃气不降反升为本。对于气虚、呃逆频频而无气味者,常选用性平苦降之柿蒂降逆止呃;气虚日久,累及阳气,虚寒气滞而表现为腹中冷痛、呕吐清水痰涎,常加用公丁香与荜茇,暖中扶土,降逆止痛。对于胃中存在食积、痰浊等有形实邪,嗳气而见气味酸腐难闻者,常在化积、祛痰的基础上选用旋覆花,以其消痰逐水、理气下行。痰涎较盛者,常加辛香温散、醒脾开胃之砂仁、白豆蔻、蚕沙等;积滞重者,可加用代赭石,但需警惕其质重碍胃,当有的放矢,中病即止。有形实邪积滞日久,常易化热,见恶心呕吐、口气臭秽,常加性寒之竹茹、枇杷叶以泻胃热。值得注意的是,在运用降逆之品时,需时时固护胃气,故常以四君子汤为底方与上述诸药合用。

3. 疏肝理气,达木运土

肝胆五行属木,脾胃五行属土,木土生理相克,制而生化。肝木主疏泄,能疏达土气。《素问·宝命全形论》载"土得木而达",强调肝在调节脾胃气机中的重要作用。临证肝气犯胃者,常见胃脘胀痛或牵引两胁、喜叹息等症,常以四逆散或逍遥散为底方进行化裁以疏肝理气和胃。因柴胡有劫肝阴之弊,故常以佛手、香橼、八月札、娑罗子等药替代。张教授指出,临证用药还应重视肝"体阴用阳"的特点。肝气郁滞者投之辛香之药以散郁,初病者有效,久病者愈散愈郁,因肝阴伤,阴伤则肝气越滞,此时以养阴柔气之法反而有效;且肝木乘土,若气郁化火,久用香燥非但无益,还有动血之虞,故疏肝行气药中常可佐以白芍、酸枣仁等柔肝养血之品，防止疏泄太过耗伤肝阴。肝木乘土，郁而化热常兼有反酸、烧心之症，张教授常选用瓦楞子、海螵蛸或浙贝母和酸止痛；并善用吴茱萸、黄连药对。黄连苦寒，清肝胃郁热；吴茱萸疏肝，和降胃气。二者配伍以达疏散肝胃郁热，使胃气和顺下行之功。若肝气已有条达之势，但肝郁日久存血瘀之患，常于疏肝和胃基础上，加强理气行血之效，常选甘温之品当归养血活血，辛温香燥之品川芎行气活血；为防香燥理气之品有伤阴液，常配黄精护阴。

4. 宣降肺气，开上助中

《王氏医案》载："治节不行，则一身之气皆滞。"肺气闭郁，或肺气不降，宣肃失衡，则脾之精微无以宣布，胃之浊降无以从肺气下行，周身气机不能通降，而表现为胸中愤郁、胃脘胀满、大便秘结等症。张教授治疗慢性胃病十分注重肺与脾胃之间的微妙关系，除用行胃肠之气的中药外，用药还从宣降肺气着手，曲径论治。针对胃气上逆所致的嗳气、呃逆等，常加桔梗3g，取其宣肺之义，使整体气机升降有序，则胃气得降。部分慢性胃炎患者，除表现胸脘痞闷或胀痛症状外，还常伴咽部不适。张教授指出，肺胃经脉相连，故胃病也表现出咽部症状，即本于胃、标于肺，治疗常选用半夏、紫苏梗、前胡等肺胃引经药以宣降肺气、宽胸调胃。若咽中干燥，或咽部充血，则常在治胃方中加木蝴蝶清肺利咽。中焦气机升降失常，肺失于肃降，气机壅滞，大肠传导功能失司而腹胀满痛、大便秘结，常于健脾理气法基础上加桔梗、牛蒡子宣发肺气，杏仁肃降肺气，疏导大肠而行通便之功。

5. 辛开苦降，除痞消胀

脾为阴土，"阳气不足，阴气有余"，易为湿困而伤阳，阳虚则寒；胃为阳土，"阳常有余，阴常不足"，多气多血而易壅滞，实则易热。脾胃功能相辅相成，倘若脾胃同病则寒化、热化同时存在，形成寒热错杂之证。慢性胃病寒热错杂之证可见胃脘胀满或疼痛，遇冷加重，嘈杂泛酸，口干口苦等；亦可表现为胃脘喜温喜按，烧心，嗳气，恶心，呕吐等。针对本证治疗，若单用辛温芳香之剂则有助热化燥之弊，纯用苦寒清热又有损阳伤气之嫌，故须辛开苦降，寒热并用。临床多用经方半夏泻心汤进行化裁，方中以味辛之半夏、干姜配伍味苦之黄芩、黄连，其中，味辛之品合脾上升之性，味苦之品合胃下降之性；加入扶正之人参、甘草、大枣，以调寒热、复升降。张教授强调治疗应温清并用，用药切忌一味地寒热杂投，应视寒、热轻重。若偏于"寒证"，常加干姜、荜茇、白豆蔻、草豆蔻等温中药。以脾胃虚寒为主，则用干姜 6～10g；如兼有虚寒性腹泻，将干姜改为炮姜 10g。若偏于"热证"，常选用黄连、黄柏、黄芩、栀子、蒲公英等寒凉药。张教授强调，药物加减虽多变，但落脚点归于"平调寒热"。

（三）调润燥之枢，平衡阴阳

1. 辛香苦温，以升脾阳

《古今医统大全》载"夫脾胃同湿土之化，主腐熟水谷"，脾于人体犹土壤于万物，土壤疏松肥沃则能长养，脾胃润燥得当则能生气血精微；土壤潮湿为患则草木腐败，犹湿邪困滞，脾阳不升，则人体表现为脘腹胀闷、四肢困倦、头身沉重、大便泄泻等。张教授强调，需辨脾虚湿阻与湿困脾阳之别。前者以脾虚为本，不能运化而生湿浊，治疗以甘温补脾为先；而后者以湿困为本，影响脾阳之升发，治疗上有医者多有用附子，取其辛温复阳。张教授指出，附子大热有毒，需谨慎使用。故以辛香苦温之药与少量甘补之药相伍，甘补健脾使运化有力，辛香温散则脾阳得升，湿浊得化。临床取厚朴温中汤之义，以厚朴与草豆蔻、木香与干姜为两组常用药对，既有祛寒燥湿、振奋脾阳之功，又有调中理气、消积祛滞之效。若湿从寒化，滞于肢体而见四肢不温，常可加桂枝以辛散温通；若脾阳进一步虚衰，出现泄泻不止、腹痛怯寒等症状，仅用温脾升阳之法已不能愈，则可加入肉豆蔻、肉苁蓉等温肾壮阳、补火生土的药物，以鼓舞脾阳，复其运化。

2. 寒凉清降，以复胃阴

胃为阳腑，但其发挥腐熟功能依赖于胃阴的滋润，胃中湿济则有受纳腐熟之力，反之则多燥热内结之害，常表现为不饥少纳或虚痞不食或多食而瘦、渴欲冷饮、烦躁夜甚、大便干结等症状。张教授指出，此时当以甘凉柔润之品沃焦救焚，养阴和阴。对于津伤为主而见咽干舌燥欲饮者，常以麦冬、北沙参、石斛之甘寒滋养胃阴；若此时稍加白芍，则变甘凉濡润为酸甘济阴之法，张教授常取 10g 以增生津之效。若脾胃同病，或病变日久，脾为湿困，胃热熏蒸，则常常变生湿热之证，表现为口干舌红、甚则口疮等症状。湿热为半阴半阳之邪，唯性味苦寒之品以燥其湿、泻其热，况且湿与热结，津液被劫，热燥而津伤，故常用黄连配伍生地黄，或以黄芩配伍黄精，湿热得清而无燥伤之弊，甘润生津而无助湿之害。值得注意的是，"护胃阴"的思想应贯穿脾胃病治疗的始终：一方面表现为治疗湿困阳虚时，常选用药轻力缓、温而不热之品，如前文所述之草豆蔻、茯苓等，力到即可；另一方面则表现为选用辛香温散之药时，常适量配伍运用白芍、甘草等柔润化阴，以防过用香燥，风吹湖干。

（四）脏腑兼证，随症加减

1. 注重调神，倡心胃相关

心与脾胃同居中焦，经络相会，心主藏神而调控脾意，脾胃纳运而供养心神，关系密切。若脾胃虚弱，化源不及，则心神无以滋养；或患者罹患慢性胃病日久，过度担忧疾病而忧思伤脾，暗耗心血，成两虚之证。若饮食不节，宿食痰浊积滞，胃气失和，甚则痰浊化热上扰心神，则成实证。张教授强调要兼顾心脾病位之主次，病性之虚实，调养心神。

对于虚证而以心悸、面白、健忘等症为主要表现的患者，张教授常选党参、茯神、麦芽与当归相伍，使气血相长，生化有源。若心血亏甚，怔忡失眠，加炒酸枣仁25～30g；若患者忧思多虑，夜寐不安，加夜交藤、合欢花以解郁心神；若眠差日久，阴血枯涸而生虚热，躁扰不宁，则加百合25～30g，以其清润流通，宁心安神而去虚火。对于痰饮宿食内阻，胃不和而卧不安，以胸闷心悸、入睡困难为主要表现者，张教授常在化痰消积的基础上，从《内经》半夏秫米汤之义，以薏苡仁20～30g代替秫米，逐痰饮而调和胃气；也可加远志、石菖蒲等化湿祛痰之品。张教授临床常用小草（远志叶）代替远志，减远志之毒性。若痰浊化热，上扰心神，烦躁易怒，口渴尿黄，常用黄连、胆南星清热化痰。

2. 注重温阳，因脾肾相关

脾肾为先后天之本，脾充养肾中精气，肾之元阳温煦脾阳，元阴濡养胃阴，相互依存，使气血旺盛，元气充沛。若脾气不足，生化乏源，则肾气无从补充，进一步则可累及肾阳，命门火衰，又反过来影响中焦，使脾胃失煦，腐熟受限。此外，脾肾共司水饮，脾肾不足，则水液代谢障碍。

治疗上，针对脾肾阳虚者，张教授除用制附子、肉桂助阳化气外，尤善使用鹅管石。鹅管石味甘性温，归肺、肾、胃经，《本草纲目》言"其气慓疾，令阳气暴充"，具温肾、助阳之功。对于以脘腹冷痛、完谷不化为主要表现者，张教授常用肉豆蔻、益智仁、炮姜等益阳温脾，以求水土互济；对于以腰膝酸冷为主要表现者，常用杜仲、肉苁蓉、骨碎补等温而不热之品，补命门之火而上济，温运脾土。因阴阳互长，张教授临床也常在补阳药中佐少许平补之药，如桑寄生以收阴生阳长之功。针对水饮代谢障碍，以水肿、少尿为主要表现者，常取玉米须、茯苓、泽泻相伍，利尿消肿。

（五）巧用对药，相辅相成

对药又称对子药、姊妹药，专指临床上常用的相对固定的两味药物的配伍形式，是中药配伍中的最小单位，也是方剂配伍的重要组成部分。张教授临证治疗慢性胃病，明察病机，遣方用药配伍精当，圆机活法，对具有同一功效药物，不重复使用，而是针对患者病证，选用最合适药物；尤其善用对药，强调两种药物功效相互补充，或相互制约，使升清有源，攻伐不伤正，泻下能存阴，降逆有出路，补而不滞，而且往往多个对药同时应用，形成"组药"。试举其主要者简述如下。

1. 党参 – 莱菔子

临床表现为虚实夹杂型胃脘痛，中气虚损，气逆痰阻，或兼见便秘者，张教授常用党参配莱菔子。莱菔子性辛、甘、平，消食化积，降气化痰；党参性甘、平，补中益气。二者相合，一补一消，补"胃气"，消"滞气"。

2. 紫苏梗 – 荜茇

临证因脾胃阳虚兼有气滞，表现为胃脘冷痛胀满者，张教授常用紫苏梗配荜茇。紫苏梗辛温，能宽中行气；荜茇辛热，能温中散寒，下气止痛。二者相须为用，共奏温中理气止痛之功。

3. 木香 – 砂仁

临证湿浊中阻，表现为脘痞不饥，常用木香配砂仁。张教授在临床上通过辨析脾胃病的病机，认为调肝可以安胃，此两者配伍则属于疏肝健脾法的范畴。木香味辛苦，性温，能理气开胃，助中焦之运化，且"入脾则夺土郁，入肝则达木郁"；砂仁味辛，性温，能行气调中而助消化，《药性论》记载为"醒脾调胃之要药"。二药相辅相成，调中开胃，还可疏理肝气，使脾胃调和，脾运复健，则胃纳自开。

4. 神曲 – 连翘

临床食滞中焦，表现脘腹痞胀、嗳腐吞酸，常选用消食导滞法，用神曲配连翘。临床上食积与气滞常相伴而生，故当食积、气滞同调。神曲具有消食和胃之功，《医方考》载"神曲甘而腐，腐胜焦，故能化炮炙之腻"；连翘微苦性凉，具有升浮宣散、清热散结之力，临证在消食导滞之品中加入连翘，可借其升浮宣透之力，防消降太过而使全方有升有降，有消有散，有温有凉，有化有导，呈现出一派活泼生机。

5. 北沙参 – 麦冬

临证胃燥津伤而见咽干舌燥、口渴欲饮等表现，张教授以"甘寒养阴"为法，常以北沙参配伍麦冬相须为用。北沙参味甘淡，微寒，养阴清肺，益胃生津；麦冬味甘微苦，微寒，养阴润肺，益胃生津。二者皆是甘淡微寒之品，滋养胃阴，与吴鞠通"甘寒养阴"的治疗思路相符合。

6. 白及 – 海螵蛸

临床表现为胃脘痛、嗳气吞酸等，明确与溃疡相关者，张教授往往衷中参西，将辨证辨病相结合。用药治疗时，常选用有针对性作用的中药，如白及配海螵蛸。白及有止血生肌之效，海螵蛸可制酸止痛，二者配伍，取"乌及散"之义，有修复创面，保护胃黏膜的作用。

7. 三七 – 白及

临床表现为瘀滞型胃脘痛，且与溃疡相关者，张教授常用三七配白及。三七苦温散泄而能消瘀定痛，甘温调血而能活血止血，止血不留瘀，活血不破血，并能生肌；白及收敛止血，消肿生肌。二者一散一敛，相须为用，共奏止血生肌且不留瘀之效。

8. 黄连 – 干姜

临床表现为寒热错杂型胃痞等病证，张教授取法仲景干姜黄芩黄连人参汤、东垣黄连消痞丸，常以黄连配伍干姜。黄连苦寒，可清热燥湿、泻火解毒；干姜辛温，可温中消食、燥湿化饮。对于寒热错杂结于心下的患者，非苦泄不能降阳和阴，非辛开不能散其痞结，两者合用，则能通能降；寒热相协，温清兼施，使清热不伤阳，温散不助热。值得注意的是，张教授临证使用黄连，常用 3 ～ 6g，取其清苦之气而去苦寒伤胃之弊。

9. 瓦楞子 – 凤凰衣

临床表现为胃酸分泌过多或与溃疡病有关的胃痛、纳少、胃痞等，张教授常用瓦楞子 25 ～ 40g 与凤凰衣 10g 配伍。凤凰衣具有抑酸护膜生肌的作用；瓦楞子性咸、平，可消痰化瘀、软坚散结，又可抑酸。张教授常合用两药制酸，效果颇佳。

五、医案分享

1. 慢性非萎缩性胃炎案

吴某，男，37 岁。

首诊：2021 年 3 月 17 日。

主诉：胃脘胀痛 5 年余，加重 2 周。

现病史：5 年余前患者因饮食不节出现胃脘胀痛，饱餐后明显，嗳气则舒，无反酸烧心，无胸闷胸痛，至当地医院门诊就诊。行电子胃镜检查示慢性非萎缩性胃炎，予奥美拉唑口服后，胃脘痛程度稍有减轻，但反复间作。2 周前，患者因工作变动后压力较大，胃脘胀痛再发加重，遂至我院门诊就诊。现症见：胃脘胀痛，餐后明显，嗳气则舒，时有胁肋胀痛，情绪易急躁，口中黏腻，乏力，无恶心呕吐，无反酸烧心，纳欠佳，眠可，大便日行 1 次、便溏，小便调。舌淡红，苔白，边有齿痕，脉沉弦细。建议患者完善电子胃镜检查。

西医诊断：慢性非萎缩性胃炎。

中医诊断：胃痛。

中医辨证：脾虚气滞证。

治法：健脾和胃，理气止痛。

方药：党参 15g，炒白术 10g，炒薏苡仁 20g，木香 10g，砂仁 6g（后下），八月札 10g，白芍 10g，藿香 10g，延胡索 15g，厚朴 10g，麸炒神曲 10g，三七面 3g（冲服）。

二诊：服上方 7 剂，于 2021 年 3 月 31 日再次就诊。患者电子胃镜示慢性非萎缩性胃炎；病理示（胃窦）黏膜呈轻度慢性炎。患者胃脘痛稍缓解，口中无黏腻感，仍有嗳气，情绪易急躁，纳欠佳，眠可，大便偏软，小便调。舌淡红，苔白，边有齿痕，脉沉弦细。

方药：党参 15g，炒白术 10g，茯苓 10g，木香 10g，八月札 10g，佛手 10g，娑罗子 10g，白芍 15g，藿香 10g，延胡索 15g，紫苏梗 10g，焦神曲 10g，郁金 10g，三七面 3g（冲服）。

三诊：服上方 14 剂，于 2021 年 5 月 19 日再次就诊。患者无明显胃脘胀痛，纳眠可，二便调。继续门诊调理 2 个多月，诸症未见反复。

【按语】患者饮食不节，伤及脾胃，日久脾虚不运，气机升降失枢，气滞于中，发为胃脘胀痛；患者平素情绪易急躁，近期工作调动，压力增大，劳思愈加伤脾，急躁易怒则伤肝，肝脾气机郁滞，影响气机升降，故胃胀痛症状加重。四诊合参，辨证为脾虚气滞证，处方以香砂六君子汤加减，健脾益气，行气止痛。方中甘平之党参、甘温之炒白术健脾益气，扶正固本，配以甘淡之炒薏苡仁健脾祛湿；木香、砂仁辛香醒脾，行气止痛；八月札疏肝理气，达木运土，配以白芍柔肝止痛；芳香化湿之藿香理气和中；延胡索行气止痛；厚朴下气宽中；麸炒神曲健脾和胃，消食调中；气虚则气必滞，气滞日久易成血瘀之证，故张教授常予三七面活血化瘀。诸药共用，使脾虚得健，肝气得舒，气机升降有序。二诊时胃脘胀痛稍缓解，口中无黏腻感，情绪仍易急躁，仍有嗳气，大便已成形，去炒薏苡仁，加茯苓增强利湿之功，加紫苏梗理气和中；患者情绪仍易急躁，加佛手、娑罗子疏肝理气止痛，郁金行气解郁止痛；患者纳仍欠佳，大便偏软，去麸炒神曲，加焦神曲增强健脾消食兼有收敛之功。

2. 胃溃疡案

战某，女，47 岁。

首诊：2021 年 1 月 27 日。

主诉：胃脘部胀闷间断发作 1 年余，加重伴胃痛 3 个月。

现病史：患者 1 年余前因劳累及饮食不规律后出现胃脘胀闷，反复发作；3 个月前胃脘胀闷加重，伴胃痛。现症见：胃脘胀闷，喜揉按；伴胃痛，餐后明显。时有胸闷、短气、嘈杂、反酸；时有嗳气，口干，畏食生冷，喜热饮，纳呆，眠欠安，多梦易醒，大便 1～2 日 1 行、质偏干、排便困难，小便调，平素双下肢畏寒。舌尖红，苔白腻，边有齿痕，脉细滑。电子胃镜示胃溃疡，慢性非萎缩性胃炎。病理检查示（胃窦大弯）符合胃溃疡病变。

西医诊断：①胃溃疡；②慢性非萎缩性胃炎。

中医诊断：胃疡。

中医辨证：寒热错杂，脾虚气滞证。

治法：平调寒热，健脾行气。

方药：麸炒半夏曲 9g，黄连 5g，鹅枳实 10g，炒白术 10g，连翘 10g，炒薏苡仁 25g，瓜蒌 25g，延胡索 10g，紫苏梗 15g，白芍 15g，木香 10g，焦槟榔 10g，莱菔子 15g，生龙骨 10g，瓦楞子 25g。

二诊：服上方 12 剂，于 2021 年 2 月 24 日再次就诊。患者胃部胀满较前减轻，疼痛发作频率较前降低，嗳气缓解，食欲改善，多梦易醒，余症同前。

方药：麸炒半夏曲 9g，黄连 3g，党参 15g，鹅枳实 10g，炒白术 10g，炒薏苡仁 25g，山药 10g，延胡索 10g，紫苏梗 15g，白芍 15g，木香 10g，砂仁 10g（后下），莱菔子 15g，生龙骨 10g，瓦楞子 25g。

三诊：服上方 14 剂后就诊。患者胃脘胀满、睡眠较前明显好转，偶有隐痛。嘈杂、反酸、嗳气、口干基本消失，胸闷、短气较前缓解，纳可，睡眠改善，大便日一二行，质软不成形。舌体暗，舌尖红，苔薄白，脉弦滑。

方药：麸炒半夏曲9g，黄连3g，党参20g，三七面3g（冲服），炒白术10g，炒薏苡仁25g，白扁豆10g，木香10g，砂仁10g（后下），延胡索10g，紫苏梗15g，白芍15g，生龙骨10g，瓦楞子25g。

服上方14剂后，患者已无明显胃痛，纳眠可，二便调。继续门诊调理3月余，诸证未见反复。复查胃镜提示胃溃疡完全愈合。

【按语】本例患者为中老年女性，考虑有劳累、饮食不节的诱因，劳累多思则伤脾；饮食不节则直接损及脾胃运化，致脾虚为本，同时存在饮食积滞之标，故胃脘胀闷隐痛。脾虚累及阳气，下肢失于温煦而畏寒；食积生热，而见嘈杂、反酸、便干诸症；脾胃同病，寒化、热化同时存在，胃不和则卧不安，故眠欠安。故以黄连、半夏辛开苦降，味辛以助脾升，味苦以助胃降，并调寒热；枳实、木香、延胡索、苏梗以助行气止痛，并用白芍以防胃阴为内热所伤；炒白术以健脾而不壅滞，炒薏苡仁既合白术以健脾，又取半夏秫米汤之义，合半夏调和胃气而助眠，并用生龙骨安神；连翘、瓜蒌均可清热，连翘还可消积；槟榔、莱菔子为张教授行气导滞常用药，下气而不伤脾；瓦楞子制酸止痛。全方温清补消并用，以平为期。二诊时患者胃胀缓解，滞气已行，食积已减，故去性偏寒凉的连翘、瓜蒌与行气力强的槟榔，黄连减量；加砂仁与木香为常用药对，行气开胃。但患者病程日久，有气虚内因，故在前方基础上加强补虚之力，斟酌选增党参15g，山药10g，以平补之党参及药食同源之山药健运中土，谨防甘补滋腻碍脾之弊。三诊患者脾胃气机基本恢复，升降有常，但大便不成形，考虑患者标实已去，仍存在脾虚，故去下气之枳实、莱菔子，调整山药为白扁豆以健脾化湿和中；患者偶有胃脘隐痛，考虑为疾病日久，累及血分，有瘀血存内，故予三七3g活血。张教授谨守病机，法随证变，强调临床用药需循序渐进，分清主次，于细微之处平中见奇。

（罗烨 李丹艳）

参考文献

［1］柴可夫.慢性胃炎.北京：科学技术出版社，1999.

［2］张声生，李乾构，黄穗平，等.慢性浅表性胃炎中医诊疗共识意见（2009，深圳）［J］.中国中西医结合消化杂志，2010，18（3）：207-209.

［3］韩远源.门诊患者消化道疾病流行病学调查［J］.现代医院，2013，13（9）：150-151.

［4］房静远，杜奕奇，刘文忠，等.中国慢性胃炎共识意见（2017，上海）［J］.中华消化杂志，2017，37（11）：721-738.

［5］肖怀芳，赵西位，黄定桂，等.Hp感染与不同类型上消化道疾病的相关性及感染危险因素分析［J］.中华医院感染学杂志，2016，26（14）：3190-3192.

［6］Yang H，Hu B.Immunological Perspective：Helicobacter pylori Infection andgastritis.Mediators Inflamm，2022，Mar 8，2022：2944156.

［7］赵亚男，许翠萍.胆汁反流性胃炎病因病机及诊治进展［J］.世界华人消化杂志，2018，36（32）：1886-1892.

［8］Shiotani A，Sakakibara T，Nomura M，et al.Aspirin-induced peptic ulcer andgenetic polymorphisms.Jgastroenterol Hepatol，2010，May，25 Suppl 1：S31-34.

［9］田文武，王心怡，刘丹，等.非甾体抗炎药致胃肠损伤机制的研究进展［J］.生命的科学，2018，38（2）：250-254.

［10］何绍珍，任建林.乙醇对胃黏膜作用机制的研究进展［J］.世界华人消化杂志，2005，13（21）：2591-2596.

［11］张声生，王垂杰，李玉锋，等.消化性溃疡中医诊疗专家共识意见（2017）［J］.中华中医药杂志，2017，32（9）：4089-4093.

［12］Anis Adilah Ahmad，Khairul Farihan Kasim，Akmal Hadi Ma Radzi，et al.Peptic ulcer: Current prospects of diagnostic and nanobiotechnological trends on pathogenicity［J］.Process Biochemistiy，2019，85（C）：51-59.

［13］中华消化杂志编委会.消化性溃疡病诊断与治疗规范［J］.全科医学临床与教育，2014，12（3）：243-246.

［14］李军祥，陈誩，肖冰，等.消化性溃疡中西医结合诊疗共识意见（2017）［J］.中国中西医结合消化杂志，2018，26（2）：112-120.

［15］Kamada T，Satoh K，Itoh T，et al.Evidence-based clinical practiceguidelines for peptic ulcer disease 2020.Jgastroenterol.2021 Apr;56(4)：303-322.

［16］夏洪涛，李卫青，马全庆.中药佐治三联疗法治疗幽门螺杆菌相关性消化性溃疡的临床疗效分析［J］.中医药学报，2014，42（3）：155-157.

［17］李医芳，朱叶珊.自拟温脾养胃方联合督灸对脾胃虚寒型慢性非萎缩性胃炎患者胃肠功能及血清胃肠激素水平的影响观察［J］.中国中西医结合消化杂志，2020，28（12）：964-969.

［18］刘厚林，梁庭栋.清热化瘀通络法治疗瘀热互结型慢性非萎缩性胃炎的临床观察［J］.中医临床研究，2020，12（28）：71-74.

［19］刘亚祥，李煜国.疏肝和胃法配合奥美拉唑治疗肝气犯胃型消化性溃疡的临床研究［J］.现代中西医结合杂志，2016，25（28）：3165-3167.

［20］张旭，张声生.张声生教授治疗脾胃病中的对立统一思想探析［J］.时珍国医国药，2017，28（7）：1738-1740.

［21］李丹艳，张声生，赵鲁卿，等.张声生教授以"通滞法"论治慢性萎缩性胃炎及胃癌前病变经验［J］.世界科学技术-中医药现代化，2020，22（4）：1037-1042.

［22］陈少丽，李强，都广礼.升麻柴胡为补中益气汤"要药"的研究考证［J］.时珍国医国药，2018，29(11)：2711-2713.

［23］罗烨，赵鲁卿，王瑞昕，等.从"补泻双向性"探讨白芍在脾胃病中的应用［J］.中国中西医结合消化杂志，2022，30（1）：73-76.

［24］杨柏灿.常用中药的药对配伍及临床应用［M］.上海：上海中医药大学中药教研室，2002.

第六章

条辨"虚、滞、毒、瘀、癥"治疗慢性萎缩性胃炎及胃癌前病变

一、疾病特点

慢性萎缩性胃炎（chronic trophic gastritis，CAG）是指胃黏膜上皮遭受反复损害导致固有腺体减少，伴或不伴纤维替代、肠腺化生和（或）假幽门腺化生的一种慢性胃部疾病。该病患病率较高，根据病理组织活检诊断 CAG 的全球患病率高达33%。CAG 患病率与年龄呈正相关，随年龄增高而有上升趋势。据调查发现，在 51～65 岁的人群中 CAG 患病率高达 50% 以上，其中男性高于女性。胃癌前病变（precancerous lesions of gastric cancer，PLGC）是一种病理学概念，指已经证实与胃癌发生密切相关的病理变化，即上皮内瘤变，包括胃低级别上皮内瘤变（LGIN）和高级别上皮内瘤变（HGIN），在我国不同地区也称为轻中度异型增生和重度异型增生。就病理而言，胃黏膜萎缩和肠上皮化生（intestinal metaplasia，IM）属于癌前状态，胃上皮内瘤变（gastic intraepithelial neoplasia，GIN）属于癌前病变。研究表明，通过胃镜检查和病理活检证实 CAG 伴GIN 的患者高达 30%。2015 年国家癌症中心数据统计显示，胃癌高居我国肿瘤发生率及死亡率第二位，是影响国民健康的重大疾病，亦是严重的公共卫生问题，给社会造成了较大的经济负担。胃早癌（early gastric cancer，EGC）是指无论是否伴有淋巴结转移，癌组织都仅局限于胃黏膜或黏膜下层的胃癌，胃早癌与进展期胃癌的预后差异显著。研究表明，胃早癌术后的 5 年生存率可高达 90% 以上，然而进展期胃癌患者的 5 年生存率不到 30%。Correa 提出了胃癌公认的演变模式：正常胃黏膜→浅表性胃炎→慢性萎缩性胃炎→肠上皮化生→异型增生→胃癌。因此，CAG 及 PLGC 是进展为胃癌的关键阶段，尽早聚焦于 CAG 及 PLGC 的干预，是切断胃癌进展路线、降低其发生率的最佳途径。

目前现代医学关于 CAG 及 PLGC 的病因及发病机制尚未完全阐明，在治疗上主要采用根除 Hp 的对因和对症治疗。若胃黏膜病变由胃黏膜萎缩进一步发展至 HGIN 或者边界清晰的 LGIN 时，则考虑行内镜下治疗；药物治疗如根除幽门螺杆菌、选择性环氧化酶抑制剂等，虽然可在一定程度上缓解患者的临床症状，但远期效果并不理想。CAG 及 PLGC 为现代医学病名，根据本病的临床表现，多将其归属于中医的"痞满""胃痛""嘈杂"等病范畴。多数 CAG 及 PLGC 患者无明显典型症状，有症状者常表现为胃脘痞闷、胀满、疼痛、嘈杂、嗳气、纳呆等消化不良症状，有时也会出现抑郁等精神心理症状，严重威胁患者的身心健康。目前多项临床及基础实验研究表明，中医药治疗本病具有良好疗效。

二、病机认识

本病多因感受外邪、饮食不节、情志失调或素体虚弱所致。多种因素作用于中焦脾胃，导致脾胃功能失调，运化失司，中焦气机逆乱，升降纳化失常，产生气滞、湿（痰）壅、血瘀等病理产物，进而诸症丛生。本病病位在胃，与肝、脾密切相关，可涉及胆、肾。CAG 及 PLGC 病势缠绵，病机复杂，目前各医家关于本病本虚标实的病机特点已经达成共识。张教授根据临床多年经验，归纳出从"虚、滞、毒、瘀、癥"论治本病的理论体系。张教授尤其强调"虚""滞""毒""瘀"是 CAG 向 PLGC 发生发展的重要病理基础。以下分而论之。

（一）脾胃亏虚，气血乏源

脾胃乃后天之本，气血生化之源，无论是先天禀赋不足，抑或是后天失调，均可引起脾胃功能下降，致使气血生化乏源，气机升降失司，纳运燥湿失济，则诸症蜂起。中医认为，疾病的发生是正邪交争的过程，而正气与邪气之间往往更强调正气的主导地位。张教授认为，在脾胃病的发病过程中脾胃之气即为正气。正气不足，无力抗邪，易被邪伤，《内经》有云"邪之所凑，其气必虚"是也。同时，正气的强弱状态决定着疾病的病位深浅、病情轻重以及预后转归。从微观角度来看，气血化源不足，无以濡养胃络，胃黏膜变薄，腺体逐渐减少。因此，张教授认为，脾胃虚弱为本病发病之本源。

（二）虚而生滞，通降失常

气虚则气必滞，诚如景岳云："气血不虚则不滞，虚者无有不滞者。"张教授认为，"滞"是本病的核心病机之一。但此处的"滞"并不单指气滞而言，同时也包括了大凡气机升降失调所致的气液运行障碍者，以气滞、湿滞、食滞、寒滞为多见，其中又以气滞为先。

（三）虚而生毒，留而为患

因虚所致瘀血、痰湿等各种病理产物长期留滞在体内，损伤脏腑者，皆可称之为"毒"。正所谓"毒者，邪气蕴结不解之谓也"。湿邪盛可成湿毒，痰邪盛可成痰毒，湿毒热化可变生热毒。热毒久稽于胃，最易煎灼津液，耗伤营血，血凝成瘀，渐致瘀毒。此类毒邪不仅具有湿、痰、热等病理产物本身的致病邪气特点，同时也多病程缠绵、病情复杂、病位较深。张教授将 Hp 也归为"毒"的范畴。Hp 属外邪，感染后不立即发病，而是持续定植于人体，久则毒损胃黏膜而使其发生萎缩或上皮内瘤变。

（四）瘀毒胶结，胃生癥积

"胃病久发，必有聚瘀"，或气虚无力而血行迟缓；或血不得温煦，凝滞成瘀；或情志抑郁，气机郁滞阻碍血液运行；或气血乏源，涩而不行。张教授认为，瘀血停滞，脉络瘀阻是本病发生发展的重要病理环节。瘀血停滞，气血难行，新血不生，胃络失荣，胃黏膜逐渐萎缩；瘀为有形之邪，常与湿毒、热毒胶结，伏藏胃络，痼结不去，形成癥积，导致在 CAG 的基础上产生 PLGC。

三、诊疗思路

（一）总体辨治思路

张教授针对慢性萎缩性胃炎及胃癌前病变的病机，结合"十纲"辨证，认为临床论治本病首先要明辨标本虚实，辨清本病各阶段的虚实主次关系，掌握疾病的主要矛盾。本虚主要以脾胃虚弱为主，标实需辨明气滞、湿热、瘀血等。虚实之间易相互转化，实证迁延日久可转变为虚证，而虚证在机体功能下降时易产生痰邪、瘀血等病理产物，如阳气虚不能运化水湿易产生痰浊、气虚推动血液无力易产生瘀血等，最终致虚实夹杂之候。其次要明辨在气在血，慢性萎缩性胃炎及胃癌前病变病久迁延不愈，"病初气结在经，久病则血伤入络"。在气者，又当辨气滞、气逆、气虚；在血者，当辨血虚、血瘀。同时气血之间相互影响，气为血之帅，血为气之母，气虚则无力推动血行，血行不畅，结而为瘀。治疗上，张教授以扶正祛邪为主。正虚以扶正为主，突出健脾导滞；邪盛以祛邪为急，根据标实不同而选择行气解郁、清热除湿、活血通络、化瘀解毒等法。因本病病程迁延，张教授强调临证治疗时不可急于求成，应徐缓图之。

（二）辨证选方用药

1.肝胃气滞证

主症：胃脘胀满或胀痛，胁肋胀痛。

次症：症状因情绪因素诱发或加重，嗳气频作，胸闷不舒。

舌脉：舌苔薄白，脉弦。

治法：疏肝解郁，理气和胃。

主方：柴胡疏肝散（《景岳全书》）加减。

药物：柴胡、香附、枳壳、白芍、陈皮、佛手、百合、乌药、甘草。

2.肝胃郁热证

主症：胃脘饥嘈不适或灼痛，脉弦或弦数。

次症：心烦易怒，嘈杂反酸，口干口苦，大便干燥。

舌脉：舌质红苔黄，脉弦数。

治法：疏肝和胃，解郁清热。

主方：化肝煎（《景岳全书》）合左金丸（《丹溪心法》）加减。

药物：柴胡、赤芍、青皮、陈皮、龙胆草、黄连、吴茱萸、乌贼骨、浙贝母、牡丹皮、栀子、甘草。

3. 脾胃虚弱证(脾胃虚寒证)

主症：胃脘胀满或隐痛，胃部喜按或喜暖。

次症：食少纳呆，大便稀溏，倦怠乏力，气短懒言，食后脘闷。

舌脉：舌质淡，脉细弱。

治法：健脾益气，运中和胃。

主方：六君子汤(《太平惠民和剂局方》)加减。

药物：黄芪、党参、炒白术、干姜、茯苓、半夏、陈皮、砂仁、炙甘草。

4. 脾胃湿热证

主症：胃脘痞胀或疼痛。

次症：口苦口臭，恶心或呕吐，胃脘灼热，大便黏滞或稀溏。

舌脉：舌质红，苔黄厚或腻，脉滑数。

治法：清热化湿，宽中醒脾。

主方：黄连温胆汤(《六因条辨》)加减。

药物：黄连、半夏、陈皮、茯苓、枳实、苍术、厚朴、佩兰、黄芩、滑石。

5. 胃阴不足证

主症：胃脘痞闷不适或灼痛。

次症：饥不欲食或嘈杂，口干，大便干燥，形瘦食少。

舌脉：舌红少津，苔少，脉细。

治法：养阴生津，益胃和中。

主方：沙参麦冬汤(《温病条辨》)加减。

药物：沙参、麦冬、生地黄、玉竹、百合、乌药、石斛、佛手、生甘草。

6. 胃络瘀血证

主症：胃脘痞满或痛有定处。

次症：胃痛拒按，黑便，面色暗滞。

舌脉：舌质暗红或有瘀点、瘀斑，脉弦涩。

治法：活血通络，理气化瘀。

主方：丹参饮（《时方歌括》）合失笑散（《太平惠民和剂局方》）加减。

药物：丹参、檀香、砂仁、蒲黄、五灵脂、香附、延胡索、三七粉。

四、用药经验

张教授在临床治疗 CAG 及 PLGC 时，根据"虚、滞、毒、瘀、癥"五大病机特点来辨证选方、临证化裁。本小节主要从补虚、行滞、祛毒、化瘀、消癥方面，总结张教授论治 CAG 及 PLGC 的用药经验。

（一）谨察病机，分而论治

1. 益气健脾，顾护中焦

脾胃虚弱为本病发病之本源，张教授临证常以扶正补虚、恢复脾胃功能为基本治则，提出以"补益脾胃、顾护中焦"为基本治法。脾胃虚弱又主要分为脾气（阳）虚及胃阴不足。

（1）脾气（阳）虚证

临证主要表现为胃脘胀满、纳呆食少、神疲乏力等症，常选补中益气汤加减。脾气虚重症，表现为胃脘下坠感或其他脏器脱垂的慢性萎缩性胃炎者，张教授常选此方加减。方中黄芪既善补气，又善升气，且其质轻升浮，有与胸中大气有同气相求之妙用；惟其性稍热，故以知母之凉润者济之。柴胡为少阳之药，能引大气之陷者自左上升；升麻为阳明之药，能引大气之陷者自右上升；桔梗为药中之舟楫，能载诸药之力上达胸中，故用之为向导也。慢性萎缩性胃炎脾阳虚证临床表现为胃痛绵绵、喜温喜按、便溏者，常选理中汤进行加减。若中寒甚而腹痛者，则应加苏梗、良姜等以暖脾寒。

（2）胃阴不足证

表现为胃脘隐隐灼痛、饥不欲食等症，常选益胃汤或沙参麦冬汤临证加减。北沙参、麦冬亦为张教授常用"对药"，二药均归胃经，可滋养胃阴、生津止渴。若津伤较重，可加石斛、天花粉，加强生津之效。张教授强调，滋养胃阴之类的中药宜清淡，以防止太过滋腻进而助湿邪阻碍脾胃的运化功能；也可酌加少许理气行气之品，使补阴而无阻碍脾胃气机之虞。兼有阴血不足者，酌加当归、白芍、阿胶等滋养阴血之品。

因 CAG 及 PLGC 病程往往较长，病机较为复杂，常兼夹存在。脾气虚常夹滞、夹瘀等，故运用健脾补气之药时，应适当加用理气之药，以防所补之气停滞于中焦，反增生湿助热之弊。若脾气虚兼气滞，表现为胀痛甚者，可用木香、砂仁行气止痛；气滞兼血瘀者，张教授喜用当归、鸡血藤补血活血。临床表现为泛恶欲呕、头身困重，辨证为兼湿阻者，可予砂仁、藿香醒脾化湿；兼食积者，常表现为嗳腐吞酸，可用山楂、神曲消食化积。山楂与神曲性温，归脾胃经，合用可健脾开胃、消食化积；二者焦用则增强健胃消食之效，也可以配合焦麦芽组成焦三仙，增加健胃消食之力。

2.调中通滞，燮理纳运

（1）调肝理脾行滞

在慢性萎缩性胃炎中，脾胃虚弱常与肝气郁滞兼见。肝主疏泄，调畅气机，有助于中焦气机通利，从而促进消化功能。若情志不调，肝气郁滞，横逆犯脾，脾失健运，肝郁脾虚证是 CAG 及 PLGC 病情处于初期阶段时的常见证型，可表现为胸胁胃脘胀满疼痛、肠鸣矢气、便溏不爽等症。治疗以疏肝理脾，行气通滞，方选逍遥散加减。其中柴胡调畅气机、疏肝解郁，白芍理气和血，当归养血和血，茯苓、白术、甘草三药合用补气健脾，助土德以升木。临证若见胃脘胀痛明显，可用木香、娑罗子行气止痛，二者同归胃经，合用既可行气止痛，又可健脾消食；兼有反酸、烧心者，张教授善用海螵蛸、浙贝母加减以制酸止痛。情志抑郁较重者，选用合欢花、百合疏肝解郁；郁久化火而嘈杂吐酸者，可配伍黄连、吴茱萸应用，取左金丸之义。

（2）调中和胃导滞

《内经》载："饮食自倍，肠胃乃伤。"食滞于胃，停滞不通，可见胃脘胀满疼痛；食滞停积日久，腐熟不及，滞久化热，表现为嗳腐吞酸，甚则呕吐不消化食物、大便臭如败卵。张教授指出，当以通补为法，提出"以通为补"的治疗原则，遵循《临证指南医案》"阳明胃腑，通补为宜"的治疗思想；同时强调"以化为用"的治疗原则。方选保和丸加减，同时根据患者症状灵活运用枳实、白术作为关键药对进行化裁，取枳术丸之义。其中枳实行气消痞散积，白术燥湿健脾益胃。该药对能达到温补而不留滞，行气而不伤气，共奏调中和胃、消痞导滞之功。同时课题组前期基础实验表明，枳术丸能够通过提高胃平滑肌的收缩频率等方式来促进排空胃内容物，表明其具有健脾和胃、行气消胀的作用。米面食滞者，可加麦芽、谷芽以消食化滞；肉食积滞者，重用山楂，可加鸡内金以消食化积；伴胃脘胀痛较著者，可加木香、槟榔行气消滞；伴嗳气、呃逆较频繁者，可加旋覆花、柿蒂以降逆止呕、止呃；食滞日久化热，可加黄连、苦参清热利湿；热邪煎熬阴液，化热成燥，表现为便秘者，可酌加酒军、枳实通腑降浊泻热。

3. 养血和血，化瘀通络

瘀血既是病理产物，也是致病因素。CAG 及 PLGC 病程漫长，久病入络而瘀血阻滞，张教授强调，应根据瘀血致病的不同情况，选择养血和血、活血化瘀、破血逐瘀、软坚散结、搜剔散络等不同治法。脾胃虚弱，气血生化乏源，血虚但瘀滞之象尚不明显者，可在健脾益气方基础上选用四物汤或芎归散加减。方中血中血药熟地、白芍阴柔补血之品与辛香的当归、川芎血中气药相配，动静结合，补血而不滞血，活血而不伤血。①若瘀血之象明显，临床多见胃脘疼痛、痛有定处，可在固护中焦基础上选用活血化瘀之法。当然还应剖析血瘀形成的病因，针对病因进行配伍，以标本兼治。②若气虚血瘀者，以益气活血为法，选用桃仁、红花活血祛瘀，配伍黄芪补益元气，共奏气旺血行之效。③若气滞血瘀者，以行气活血为法，选用延胡索、川芎活血通经，配伍香附、枳壳调气行滞，合而用之，气血和调，气行血通。④若血热致瘀者，选用丹皮、赤芍，既能清热凉血，又可活血散瘀之品。⑤若瘀热伤阴，血瘀与阴虚并见，可配伍生地黄凉血滋阴，取犀角地黄汤之义，共奏热清血宁之功。⑥若寒凝血瘀者，除选用当归、白芍养血活血外，还可合用桂枝、细辛温通散寒之品，取当归四逆汤之义。若寒盛，可酌加香附、高良姜，增强温中散寒之功。⑦若湿滞血瘀者，当以血水同治为原则，选用益母草、泽兰具有活血调经又具备利水消肿的药物，可伍以干姜或桂枝温阳气以助利水，共奏湿祛血活之效。病情发展到 PLGC 阶段时，往往病机复杂，常需适当应用破血逐瘀、软坚散结、搜剔散络之法。临证多见胃脘刺痛持续不解，夜间加重，可用三棱、莪术、姜黄等，甚者可选用虫类药物如水蛭、土鳖、蜈蚣等破血逐瘀通路之品，但需中病即止，同时应酌情配合加用补气养血之品如鸡血藤等。

张教授临证善用三七，常将三七作为脾胃病血瘀证之首选药。《中国医药大辞典》记载："三七功用补血，去瘀损，止血衄，能通能补，功效最良，是方药中之最珍贵者。三七生吃，去瘀生新，消肿定痛，并有止血不留瘀血、行血不伤新血的优点；熟服可补益健体。"有研究发现，三七的有效成分三七总皂苷可诱导凋亡发生与抑制炎性反应延缓胃黏膜组织的恶性进展，减轻轻、中度肠上皮化生大鼠胃黏膜的损伤，对预防胃癌的发生及恶性进展具有重要意义。现代药理学研究证实，活血化瘀有助于促进胃黏膜血运，改善微循环灌注，缓解胃黏膜缺血缺氧状态，血运改善则可促进胃黏膜炎症吸收以及萎缩腺体的修复，有利于逆转 CAG 及 PLGC 胃黏膜病理改变。

4. 祛除毒邪，既病防变

毒为邪之极，祛毒之法并非唯以毒攻毒，也包括清除、化解毒邪，减轻毒势。张教授强调应尽早祛除毒邪，防其稽留邪深。正如医家吴有性所言"客邪贵乎早逐""邪不去则病不瘳"，可有效防止毒邪向癌毒进一步发展，有扭转乾坤之功。临证针对不同"毒"邪，需采用不同祛毒之法。

（1）化湿毒

湿邪氤氲成毒，阻滞气机，可致气血运行障碍，而致痰瘀内生，胶结胃腑，发为有形。对于湿阻中焦，胃气痞阻引起的脘腹胀满、口淡无味、恶心呕吐等症，张教授常选平胃散或不换金正气散加减。若湿毒从寒化，则选用砂仁、草豆蔻温化寒湿；若寒湿之毒较甚，出现泄泻不止，可加茯苓、车前草渗水利湿，给邪以出路；若湿热毒邪胶结，湿毒从热化，则选用黄连、黄芩清热燥湿解毒，取泻心汤之义；若湿毒之邪久稽不去，则选用生薏苡仁、土茯苓健脾祛湿，解毒防癌之药。有研究表明，化浊解毒法可改善患者镜下胃黏膜水肿、糜烂及结节、增生样改变，促进病理改变的逆转；同时改善胃内环境，以促进胃黏膜的修复，阻止 CAG 向胃癌进展。

（2）祛痰毒

痰浊内生，痰毒秽浊搏结于胃腑，使 CAG 和 PLGC 病程漫长，缠绵难愈。张教授认为，中焦为生痰之源，在治疗痰证时，常用二陈汤为底方，使痰湿生化无源。正如朱丹溪谓："治痰法，实脾土，燥脾湿，是治其本也。"痰气交阻，胃脘部胀满嘈杂者，可予枳实、贝母开郁化痰散结之药；痰毒初成，选用清半夏、竹茹化浊消痰解毒，取温胆汤之义；若痰毒之邪盘踞位深，一般药物难以达病所，则选用竹沥、白芥子治之，取芥子竹沥汤之义，二药合用能通经络，祛"皮里膜外之痰"；痰毒胶结，内镜下见胃黏膜粗糙不平者，常加化痰软坚之品，如海蛤壳、夏枯草；顽痰不化者，常选南星、礞石合用，以起到清化顽痰之效。庞安常有云："善治痰者，不治痰而治气，气顺则一身津液随气而顺矣。"张教授在治疗痰毒时，也常重视治痰先治气，气顺则痰清，在化痰祛瘀基础上配伍陈皮、佛手等辛温行气之品，使气顺则痰自消。

（3）清热毒

热毒长期存在，煎熬津液，耗伤气血，胃失濡养，导致胃黏膜萎缩，在 CAG 及 PLGC 的发生发展中起着重要的作用。

临证常选黄连解毒汤加减。若中焦热毒循经上攻，表现为口舌生疮、口气热臭，选用蒲公英、石膏、知母清热泻火解毒；热毒迫血妄行，引起齿衄等出血证候，常选用生地黄、丹皮清热凉血之品；热毒煎灼阴液，使热毒与阴虚并存，可选用金银花清热解毒之品配伍玄参等滋阴凉血之药，以达热毒去而阴液复的功效。Hp 亦多为热毒湿邪，现代医学已证实 Hp 可促进 CAG 向胃癌转化。对于 Hp 阳性的 CAG 患者，张教授常选用黄连、苦参、白花蛇舌草、蒲公英、半枝莲、石见穿、穿心莲等清热祛湿解毒之品。其中清热解毒的白花蛇舌草也有利湿通利小便之功，即给毒邪以出路；合用半枝莲，则有一定抗癌防癌效果。现代药理学研究也已证实，清热利湿解毒类中药具有一定的抑杀 Hp 的作用，并具有抗炎作用。

5. 消癥散结，防癌抗癌

张教授指出，胃黏膜上皮内瘤变包括了组织结构和细胞形态两方面的异常。其为有形之变化，位置固定，属于中医理论微观视界下的癥积。张教授指出，瘤结日久，则顽痰、死血皆有之。治疗上，强调应结合内镜及病理表现，以祛痰化瘀消癥、软坚散结消癥、防癌抗癌为基本治法。临证见胃脘疼痛，痛处固定，呕恶纳呆，口淡不渴，舌多暗红苔白厚腻；胃镜及病理见胃黏膜粗糙呈颗粒样，黏液稠，低级别上皮内瘤变者。常选用清半夏、石菖蒲、僵蚕清化顽痰，三棱、莪术破血逐瘀，共奏祛痰化瘀消癥之效。若病程日久，症状进一步加重，胃镜及病理见不规则颗粒增生或结节，高级别上皮内瘤变者，在行内镜下黏膜切除 1～2 周即胃黏膜表面愈合后，仍可选用水蛭、虻虫、地龙等通络逐瘀消癥，全蝎、土鳖虫、生牡蛎软坚散结消癥，改善胃内微环境，防止上皮内瘤变再次发生。其中全蝎、土鳖虫皆善攻结而有小毒，以其为血气之属，用之以攻血气之凝结，同气相求。消癥散结之法可改善胃黏膜微循环灌注，增加胃黏膜血流量，消除局部炎症，在一定程度上逆转胃黏膜萎缩及上皮内瘤变。

胃上皮内瘤变是进展为胃癌的关键病理改变，张教授治疗时，强调应"先证而治"，即不仅要着眼于治疗当下证候，还要在后续证候未出现之前提前给予治疗，药先于证，阻断疾病的发展蔓延，以防 GIN 发展至胃癌。在 PLGC 及 GIN 未发展为胃癌之前，就采取未病先防等治疗方案，延缓癌变发生、发展趋势，甚至逆转病势。因此，在胃癌前病变阶段，张教授在固护中焦前提下，也常酌情使用藤梨根、半枝莲、猫爪草、蒲公英等具有祛邪抗癌之品。藤梨根是胃癌特色用药，抗癌力强，其提取物有强烈的抗肿瘤作用；半枝莲为广谱抗癌的药物；猫爪草清热化痰散结消肿；蒲公英是被证实了具备抗癌作用的中药。

（二）病证合参，随症加减

1. 详查个体，细辨论治

CAG 及 PLGC 病程较长，缠绵难愈。张教授强调治疗本病需审因求证，谨察病机，灵活辨证，病证合参，提出本病基本病机是"虚、滞、毒、瘀、癥"，并以健脾理气、清热解毒、化瘀消癥立论，创以"黄芪、八月札、半夏曲、白花蛇舌草、三七、丹参"为组合的基本方。方中黄芪为补中益气要药；研究表明，黄芪具有保护胃黏膜、增强胃肠动力以及抗肿瘤等作用。八月札能疏肝理气，开郁散结；研究证明，有效成分常春藤皂苷元具有抑制胃癌细胞的增殖作用。半夏曲和胃降逆；药理学研究表明，半夏具有抗肿瘤等作用，且可促进胃肠蠕动。

白花蛇舌草清热解毒。三七活血化瘀；有研究表明，三七总皂苷能够减轻 LGIN 大鼠胃黏膜的损伤。丹参祛瘀生新；有研究表明，丹酚酸类化合物可以促进胃黏膜修复，丹参酮ⅡA 能抑制胃癌的发生发展。临床论治本病，常以此基本方随症加减。对于脾胃虚弱明显者，临床表现为胃脘隐痛、疲乏无力，可增加黄芪用量至 30～60g，并加用党参、炒白术等补益中气，达到扶正以祛邪之效；气滞明显者，表现为情志抑郁、胁肋部胀痛者，宜加用柴胡、香附等疏肝理气行滞；年老见舌下静脉暴露者，可加川芎、当归，合四物汤之义，取养血活血之效；毒邪明显者，辨证以湿毒为主，当加土茯苓、苦参、生薏苡仁利湿解毒；以热毒为主，则加黄连、猫爪草、石见川等清热解毒；病至后期，痰瘀胶结，发展为 GIN，加三棱、山慈菇等以加强活血消癥之效。

2. 微观辨证，衷中参西

临证 CAG 及 PLGC 患者有时可无典型症状，因行胃镜检查及病理检查发现胃黏膜有病变前来就诊。张教授强调，治疗本病还应结合胃镜下胃黏膜表现及病理结果。胃镜能够直观地获得胃黏膜形态表现，胃镜下的表现可作为中医望诊的拓展和延伸，镜下表现和病理组织学对临床诊疗有重要的参考价值。张教授将四诊合参的宏观辨证与内镜下表现、病理结果呈现的局部及微观辨证有机结合，做到"见微知著""宏微相参"，有助于更精准抓住疾病病理特点。

（1）胃黏膜苍白，黏膜变薄，黏液稀薄而多，黏膜皱襞扁平，多属脾胃虚弱，宜加炒白术、砂仁健脾运脾。炒白术与砂仁均归脾胃经，两药合用，具有健脾醒脾、行气化湿之效。

（2）胃黏膜见充血水肿，点片状糜烂者，多属胃火炽盛，常用黄连、蒲公英清泻胃热。

（3）胃黏膜红肿，散在糜烂，斑点状出血者，考虑为血热迫血外溢，常用苦寒之生地、茜草凉血止血。

（4）胃黏膜有陈旧性出血点，考虑为离经之血，常用仙鹤草、白及收敛止血，促进胃黏膜愈合。

（5）胃黏膜呈颗粒状，伴黏膜内出血点，黏液灰白，血管网清晰可见，多属胃络瘀阻，可加三七、延胡索等活血化瘀之品。

（6）黏膜表面粗糙不平，变薄变脆，分泌物少，皱襞消失，可透见黏膜下小血管网，多属胃阴不足，可加北沙参、麦冬等清养胃阴。

（7）针对病理结果显示肠上皮化生者，可重用白花蛇舌草、浙贝母等清热解毒散结。

（8）病理提示胃黏膜 LGIN 者，则用化瘀解毒力量较强的蜂房、山慈菇消癥散结。蜂房为攻补兼施之品，《本草求真》谓其"为清热软坚散结要药"。注意此类药物用量不宜过大，以防戕伐正气，脾胃既虚，当徐徐图之。

3. 强调平衡，善用角药

张教授临证强调中药性味、归经，临床以辨证论治为基础，将药物进行合理巧妙配伍；善用三药相配组成角药，乃三足鼎立，互为犄角，"奇之制也"。

（1）党参、白术、薏苡仁

临证见纳呆食少、胸脘痞闷、疲乏无力等表现，结合胃镜常见黏膜苍白、皱襞扁平者，张教授取四君子汤之义，常选用党参、白术、薏苡仁配伍成方。党参补脾益气，兼以养血生津；白术既能补气健脾，又能燥湿利尿，谓补气健脾之要药；薏苡仁利水渗湿，健脾除痹。三药配伍，功专补气健脾祛湿。

（2）白芍、当归、三七

临证见胃脘疼痛明显，夜间加重，胃镜下常见胃黏膜呈颗粒或结节状，或伴黏膜内出血点，辨证为血瘀者。张教授喜用白芍、当归、三七组方。白芍归肝脾经，能泻能散，能补能收，具有养血活血调经的功效，《滇南本草》云其"止腹痛……收肝气逆痛"；当归入心肝脾经，具有补血调经、活血止痛的功效，其气辛行温通，具有补而不滞、活血而不伤正的特点；三七归胃经，可化瘀止血，又可祛瘀生新。三者动静相宜，阴阳相合，行中有收，使补而不滞，活血而不伤正，对于血瘀引起的胃脘痛疗效佳。

（3）半夏、黄连、枳实

临证见胃脘痞满，证属寒热错杂者。张教授常选用半夏、黄连、枳实配合应用，取半夏泻心汤之义。半夏味辛性温，有散结除痞、降逆止呕之功效，《名医别录》云其"消心腹胸膈痰热满结……坚痞"；黄连苦寒，泄热开痞，燥湿解毒，能泄降一切有余之湿火，《本草纲目》谓"黄连大苦大寒，用之降火燥湿，中病即当止"；枳实苦辛微寒入气分，能行气消痰散结，《名医别录》云可"除胸胁痰癖，逐停水，破结实，消胀满"。三者合用，则寒热平调、消痞散结。

（4）夏枯草、猫爪草、浙贝母

临证见胃脘疼痛，胃镜下常见胃黏膜粗糙伴有不规则隆起，病理学提示上皮内瘤变。对于痰凝明显而血瘀不明显时，张教授选用此三味药散结消癥。夏枯草长于清肝火、散郁结，《神农本草经》载其"主瘰疬，破癥，散瘿结气"；猫爪草能化痰散结解毒，专治痰结诸症，具有抗肿瘤作用；浙贝母偏于苦泄，长于化痰散结消痈,《本草正》谓其"善开郁结",为开郁、下气、化痰之要药。三药相合,同类相须,尤善化痰散结消癥。

（5）三棱、莪术、蜂房

三棱性平,善破血消癥,行气止痛,同走血分与气分。《玉楸药解》载:"三棱磨积聚癥瘕……软疮疡痈肿坚硬。"莪术辛苦温,功效与三棱基本相同。然莪术破气中之血,破气之力强;三棱破血中之气,破血之力强。两者均能抑制肿瘤细胞增殖。蜂房性平,归胃经,可攻坚破积。三药合用,相须为用,气血同行,能破血解毒消癥,使散结抗癌作用增强。张教授常用于治疗胃上皮内瘤变中气滞血瘀日久或痰凝血瘀者。

（6）白花蛇舌草、藤梨根、半枝莲

白花蛇舌草味甘苦,性寒,功效清热解毒、利湿通淋;现代药理学发现,其具有抗肿瘤、抗氧化、抗炎等作用。藤梨根酸涩凉,偏于祛风除湿、解毒散结;现代研究证明,其具有抗消化道癌肿的作用。半枝莲,味苦辛,性寒,功善清热解毒、化瘀利尿消肿;现代研究表明,半枝莲有良好的抗肿瘤活性,对肿瘤细胞有抑制作用。三味皆有解毒抗癌之效,且清热而不伤阴,解毒而不伤正,同用则效专力宏。在病情发展至 PLGC 时,基于先证而治理论,张教授常用此三味药防癌治未病,以防止病情进一步发展。

五、病例分享

医案一:慢性萎缩性胃炎

1.慢性萎缩性胃炎案

郭某,男,39岁。

初诊:2017年3月。

主诉：胃脘隐痛 5 年余。

现症：患者 5 年余前，因情绪波动后出现胃脘部隐痛；伴腹部胀满，喜温喜按，恶心，晨起尤重，无呕吐，自觉胸胁胀满。就诊于当地某三甲西医院并行胃镜提示为"慢性萎缩性胃炎"，多点取材定标活检病理提示（胃窦）黏膜中度萎缩，Hp（－）。刻下症见：胃脘部隐痛、胀满，恶心，无呕吐，自觉胸胁胀满，嗳气后觉舒，纳眠可，大便日一行、质偏稀，小便调。舌暗红，可见瘀斑，苔白厚腻，边有齿痕，脉沉滑。

西医诊断：慢性萎缩性胃炎。

中医诊断：胃痛。

中医辨证：肝郁脾虚，痰瘀互结。

治法：疏肝健脾，祛痰化瘀。

方药：党参 15g，炒白术 10g，茯苓 10g，三七面 3g（冲），北柴胡 10g，白芍 15g，苏梗 10g，鹅枳实 10g，藿香 10g，丹参 10g，清半夏 9g，黄连 10g。

二诊：服上方 14 剂，于 2021 年 6 月 22 日再次就诊。患者胃脘隐痛减轻，胸胁部胀满症状消失，余症同前。遂上方去苏梗、清半夏，加木香、半夏曲，余不变，守方继进，共 14 剂，日 1 剂，分 2 次早晚饭后温服。

方药：党参 15g，炒白术 10g，茯苓 10g，三七面 3g（冲），北柴胡 10g，白芍 15g，木香 10g，鹅枳实 10g，丹参 10g，炒半夏曲 9g，黄连 5g，藿香 10g。

三诊：服上方 14 剂后，患者已无明显胃痛，余症皆平，纳眠可，二便调。

以后间断于门诊调理年余，诸症未见反复。1 年后，至当地相同三甲西医院复查胃镜提示慢性萎缩性胃炎，多点取材定标活检病理:（胃窦）黏膜轻度萎缩。

【按语】本例患者慢性萎缩性胃炎病程长达5年，病情反复发作，结合临证表现、胃镜及病理结果，考虑为本虚标实。脾气虚弱为本，气滞、痰湿、血瘀为标。该患者因情绪波动后出现胸胁胀满、嗳气后觉舒的症状，考虑为肝气郁滞，气机不畅所致。气机升降失常，表现为腹部胀满隐痛、嗳气等不适；舌质暗红且有瘀斑，舌苔白厚腻，边有齿痕，脉沉滑，考虑痰瘀胶结，久则入络之象。综上辨证为肝郁脾虚、痰瘀互结，治以疏肝健脾、祛痰化瘀为法。患者病程较久，虚实夹杂，选用药性平和的黄芪、白术补益中气，辅以茯苓健脾祛湿，后天之气充足，痰湿生化无源；肝郁气滞，不通则痛，选用北柴胡、苏梗疏肝理气和中；半夏、黄连辛开苦降消痞满，配合枳实，组成角药，则消痞之力更强，可消除胃脘部胀满疼痛；藿香芳香化湿，醒脾开胃；清半夏化痰，配合茯苓，取二陈汤之义，祛痰之力更强；因患者情绪易波动，予白芍平肝缓急，还可配合党参酸甘化阴，与柴胡合用亦可疏肝而不劫肝阴。病久入络，予三七面、丹参活血化瘀，去瘀生新。二诊时，患者胸胁部胀满症状消失，胃脘隐痛明显减轻，提示脾胃功能正恢复，气虚得补，气滞得消，痰湿得去，遂改苏梗为木香，改清半夏为半夏曲；服药后余症皆平，此时脾胃功能基本恢复正常，肝郁症状基本消失，效不更方，随症加减。经1年治疗后，多点取材定标活检病理提示胃窦黏膜轻度萎缩。

2.慢性萎缩性胃炎伴低级别上皮内瘤变案

李某，女，62岁。

初诊：2018年10月。

主诉：胃脘部胀满10年余，加重伴胃痛1个月。

现病史：患者 10 年前无明显诱因出现胃脘部胀满，反复发作，于当地医院行电子胃镜检查示慢性萎缩性胃炎。其间间断口服抑酸、护胃药物治疗，胀满时轻时重，未予以足够重视。1个月前，患者胃脘部胀满、疼痛加重，于当地三甲医院电子胃镜示慢性萎缩性胃炎；多点取材定标活检病理示胃窦黏膜中度慢性炎，活动 1 级，上皮轻度肠化伴低级别上皮内瘤变。现患者为求进一步系统诊治，遂来我院就诊。刻下症见：胃脘部胀满、疼痛，痛处固定，偶有嗳气、呃逆，无反酸烧心，神疲乏力，纳呆食少，夜寐一般，大便日行 1 次、质不成形，小便调，舌暗红，有齿痕，舌下脉络迂曲，苔黄厚腻，脉沉涩。

西医诊断：慢性萎缩性胃炎伴低级别上皮内瘤变。

中医诊断：胃痛。

中医辨证：脾虚湿滞，瘀毒内结。

治法：健脾化湿行气，化瘀解毒消癥。

方药：党参 15g，白术 10g，黄连 5g，半夏曲 9g，陈皮10g，香附 10g，鹅枳实 10g，延胡索 10g，蜂房 5g，莪术 10g，藤梨根 10g，白花蛇舌草 25g。

二诊：服上方 14 剂后再次就诊，患者胃脘部胀满较前缓解，疼痛症状消失，乏力症状及食欲较前改善。自诉近期夜寐较差，睡后易醒，余症同前。遂上方去香附、延胡索，加生龙骨 10g，余不变，守方继进，共 14 剂，日 1 剂，分 2 次早晚饭后温服。14 剂药后患者未述明显不适。

患者自服上方 6 个月余后停药。1 年后至相同医院两次复查胃镜，结果提示慢性萎缩性胃炎；定标活检多点取材后，病理结果提示胃窦黏膜轻度慢性炎，上皮轻度肠化生，未见胃黏膜上皮内瘤变。

【按语】本例患者为老年女性，病程长，反复发作，致使脾胃虚弱。病机以脾胃虚弱为本，湿阻、气滞、血瘀、癥结为标。脾胃虚弱则中焦运化不利，脾胃升降失司，脾胃为气血生化之源，气血精微无法灌溉四旁，故见神疲乏力、纳呆食少、齿痕舌等症；脾气虚无以推动，则易气滞不通，不通则痛，故见胃脘部胀满、疼痛等症；气滞则血行不畅，瘀滞胃络，久成瘀毒，故见痛处固定，舌暗红，舌下脉络迂曲，脉沉涩等瘀血之象；舌苔厚腻为湿浊之象。综上辨证为脾虚湿滞、瘀毒内结，治疗以健脾行气化湿、化瘀解毒消癥为法。方中党参、白术以健脾益气，以改善神疲乏力症状；配伍陈皮，增强健脾之功，兼理气祛湿；半夏、黄连祛湿化痰；患者气机不畅，香附、枳实理气通滞，其中补气之白术配伍行气之枳实取枳术丸之义，健脾消痞；延胡索止痛之功较甚，以缓解胃脘疼痛。此外，张教授宏微相参，根据舌下脉络迂曲结合胃镜结果提示低级别上皮内瘤变，予蜂房、莪术以活血消癥，病证结合；予藤梨根、白花蛇舌草抗癌防癌，先安未受邪之地。二诊时，患者胃脘部胀满较前缓解，疼痛症状消失，故去香附、延胡索；患者夜寐不佳，眠差易醒，故加龙骨重镇安神，患者继续服药 14 天后，诸症自除。全方组方精妙、配伍严谨，既改善临床症状，又先证而治。经 1 年治疗后。定标活检病理结果提示未见胃黏膜上皮内瘤变。

（李丹艳　张晨晨）

参考文献

[1]张声生，李乾构，唐旭东，等.慢性萎缩性胃炎中医诊疗共识意见（2009，深圳）[J].中国中西医结合消化杂志，2010，18（5）：345-

349.

［2］Marques-Silva L, Areia M, Elvas L, et al.Prevalence of gastric precancerous conditions: a systematic review and meta-analysis［J］.Eur J Gastroenterol Hepatol, 2014, 26（4）: 378-87.

［3］Sipponen P, Maaroos H I.Chronic gastritis［J］.Scand J Gastroenterolo, 2015, 50（6）: 657-667.

［4］Park Y H, Kim N.Review of atrophic gastritis and intestinal metaplasia as a premalignant lesion of gastric cancer［J］.J Cancer Prev, 2015, 20（1）: 25-40.

［5］Weck M N, Brenner H.Prevalence of chronic atrophic gastritis in different parts of the world［J］.Cancer Epidemiol Biomarkers Prev, 2006, 15（6）: 1083-1094.

［6］国家消化系疾病临床医学研究中心（上海），国家消化道早癌防治中心联盟（GECA），中华医学会消化病学分会幽门螺杆菌学组，等.中国胃黏膜癌前状态和癌前病变的处理策略专家共识（2020年）［J］.中华消化杂志, 2020, 40（11）: 731-741.

［7］Cai Q C, Zhu C P, Yuan Y, et al.Development and validation of a prediction rule for estimating gastric cancer risk in the Chinese high-risk population: a nationwide multicentre study［J］.Gut, 2019, 68（9）: 1576-1587.

［8］Chen W Q, Zheng R S, Baade Peter D, et al.Cancer statistics in China, 2015.［J］.CA: a cancer journal for clinicians, 2016, 66（2）: 115-132.

［9］Katsube T, Murayama M, Yamaguchi K, et al.Additional surgery after noncurative resection of ESD for early gastric cancer［J］.Anticancer Res, 2015, 35（5）: 2969-2974.

［10］Mackenzie M, Spithoff K, Jonker D.Systemic therapy for advanced gastric cancer:a clinical practice guideline［J］.Curr Oncol, 2011, 18（4）: e202-e209.

［11］Banks M, Graham D, Jansen M, et al.British Society of Gastroenterology guidelines on the diagnosis and management of patients at risk of gastric adenocarcinoma［J］.Gut, 2019, 12（3）: 180-190.

［12］Noto C，Bockerstett K，Jackson N M，et al.357 TYPE 2 CYTOKINES PROMOTE METAPLASIA DEVELOPMENT DURING CHRONIC ATROPHIC GASTRITIS［J］.Gastroenterology，2020，158（6）：S-67.

［13］MASSIRONI S，ZILLI A，ELVEVI A，et al. The changing face of chronic autoimmune atrophic gastritis：an updated comprehensive perspective［J］. Autoimmunity Reviews，2019，18（3）：215-222.

［14］Li D，Zhao L，Li Y，et al.Gastro-Protective Effects of Calycosin Against Precancerous Lesions of Gastric Carcinoma in Rats［J］.Drug Design，Development and Therapy，2020（14）：2207-2219.

［15］Cai T，Zhang C，Zeng X，et al.Protective effects of Weipixiao decoction against MNNG-induced gastric precancerous lesions in rats［J］. Biomed Pharmacother，2019（120）：109427.

［16］Xu J，Shen W，Pei B，et al.Xiao Tan He Wei Decoction reverses MNNG-induced precancerous lesions of gastric carcinoma in vivo and vitro：Regulation of apoptosis through NF-kappaB pathway［J］.Biomed Pharmacother，2018（108）：95-102.

［17］詹先峰，张声生.浅谈张声生教授的脾胃观［J］.天津中医药，2018，35（12）：881-884.

［18］刘赓，丁洋，张声生.张声生从"虚""毒""瘀"论治慢性萎缩性胃炎［J］.中国中医基础医学杂志，2012，18（10）：1098-1099.

［19］李晓玲，张声生，杨成，等.枳术丸对功能性消化不良大鼠胃平滑肌收缩反应及胃促生长素受体蛋白表达的影响［J］.中国中西医结合杂志，2016，36（2）：210-215.

［20］王玉贤，周强，张声生.脾胃病从瘀论治探析［J］.中国中西医结合消化杂志，2018，26（7）：630-632.

［21］蔡甜甜，林琳，潘华峰，等.三七总皂苷激活 JNK 信号通路对胃癌前病变大鼠胃黏膜组织的保护作用［J］.中华中医药杂志，2019，34（12）：5877-5880.

［22］邓凯文.活血化瘀法在恶性肿瘤治疗中的应用研究［D］.南京：南京中医药大学，2009.

［23］孟宪鑫.基于浊毒学说应用化浊解毒方治疗慢性萎缩性胃炎

癌前期病变的临床疗效观察及机制探讨［D］.石家庄：河北医科大学，
2014.

　　［24］胡伏莲，张声生.全国中西医整合治疗幽门螺杆菌相关"病－
证"共识［J］.胃肠病学和肝病学杂志，2018，27（9）：1008-1016.

　　［25］石贤枝，曹树稳，余燕影.白花蛇舌草－半枝莲药对提取物抗
氧化及清除自由基活性研究［J］.中草药，2009，40（9）：1434-1438.

　　［26］孙晓雯，金小晶.中药联合三联疗法对幽门螺旋杆菌的根除率
以及再感染的影响［J］.四川中医，2015，33（11）：52-54.

　　［27］许世申，陈万般.中西医结合治疗幽门螺旋杆菌感染的疗效观
察［J］.齐齐哈尔医学院学报，2015，36（15）：2198-2199.

　　［28］万俊华，尹晓华，叶红梅，等.养胃颗粒对慢性胃炎患者胃黏
膜炎症及幽门螺旋杆菌的影响［J］.中药药理与临床，2015，31（6）：
162-164.

　　［29］郭洁，王小平，白吉庆.藤梨根提取物对人胃癌 BGC 细胞凋
亡及 Bax 蛋白表达的影响［J］.亚太传统医药，2014，10（13）：12-13.

　　［30］谢士敏，周长征.蒲公英药理作用及临床应用研究进展［J］.
辽宁中医药大学学报，2020，22（5）：29-33.

　　［31］马园园，王静，罗琼，等.黄芪总皂苷药理作用研究进展［J］.
辽宁中医药大学学报，2020，22（7）：153-157.

　　［32］刘包欣子，王瑞平，邹玺，等.常春藤皂苷元对胃癌细胞
MGC-803 增殖、黏附、侵袭和迁移能力的影响［J］.中国实验方剂学杂
志，2013，19（4）：212-215.

　　［33］龙凯，郭佳佳，苏明声，等.半夏曲炮制中 4 种优势微生物的
生理生化特性及黄色素含量测定［J］.中草药，2019，50（15）：3637-
3641.

　　［34］孙佳彬，张红玲，覃艺，等.半夏曲对小鼠胃肠运动的影响
［J］.亚太传统医药，2018，14（5）：13-16.

　　［35］张拥军，彭伯坚，曹天生，等.丹参酮ⅡA 通过抑制 STAT3 活
化调控胃癌细胞增殖和凋亡的研究［J］.重庆医学，2019，48（4）：559-
563.

第七章

调畅"脑肝脾"兼祛"湿滞瘀"辨治功能性肠病

一、疾病特点

　　功能性肠病（functional bowel disorders，FBDs）是功能性胃肠病（functional gastrointestinal disorders，FGIDs）中的一组以慢性或反复发作性的肠道症状为主要表现，没有结构、代谢异常能解释上述症状的综合征。该病是因脑-肠轴互动异常而导致的，临床表现为腹痛、腹胀、腹鸣、腹泻、便秘等消化道症状和失眠、紧张、焦虑、抑郁等心理社会精神症状，且应用影像学、消化道内镜、实验室等检查未发现消化道器质性改变的一类疾病的统称。2016年颁布的《罗马Ⅳ：功能性胃肠病》中根据不同症状，将本病分为8类共32种疾病，目前国内常见的功能性肠病主要包括肠易激综合征（irritable bowel syndrome，IBS）、功能性腹泻（functional diarrhea）、功能性便秘（functional constipation）、功能性腹胀/腹部膨胀（functional abdominal bloating /distension）。FBDs是由饮食习惯、生活方式、胃肠动力障碍、胃肠激素的改变、内脏高敏感性、遗传易感性、早期生活应激、精神心理因素、社会因素等引起。在最新的研究中，强调了精神心理因素、社会因素在疾病发生发展过程中的重要作用，并认为胃肠黏膜防护因子与攻击因子失衡是导致疾病发生的根本原因，且 FBDs 被定义为脑－肠互动异常而导致的疾病，相对于之前的生物心理医学模型，有了本质变化。

功能性肠病的分类是以临床症状为基础，本节所探讨的功能性肠病主要包括肠易激综合征、功能性腹泻、功能性便秘、功能性腹胀等。肠易激综合征是一组常见的慢性肠功能紊乱性疾病，其临床表现为腹痛、腹胀、排便习惯和性状（便秘、腹泻或便秘与腹泻交替）的改变。功能性腹泻为持续或反复发作的以松软（糊状）或水样便为特征的综合征，腹泻发生时不伴腹痛或腹部不适。功能性便秘为持续性的排便困难、便次减少，或排便不尽感，且不符合 IBS 的诊断标准。功能性腹胀为反复发作的腹胀感，伴或不伴有明显腹部膨胀，同时不符合其他功能性肠病或胃十二指肠病的诊断条件。功能性肠病是临床常见病，随着社会经济的发展和生活方式的改变，各类 FBDs 已占消化专科门诊就诊患者的 40% ～ 60%，具有发病率高、反复发作等特点，需长期治疗，极大地增加了患者的经济负担，进而加重了整个社会的医疗压力。目前西医治疗上多以动力药、促分泌药、抗抑郁药等对症治疗为主。根据上述疾病的主要临床表现，包括腹痛、腹胀、腹部膨胀、腹泻、便秘、腹泻便秘交替等，中医学多将其归属于"腹痛""泄泻""便秘""痞满"等病证范畴。

张教授积累了丰富的辨治功能性肠病的诊疗经验，基于对西医学"脑－肠互动异常"的认识，抓住脾虚是本病发病核心环节，肝郁是主要诱发因素，而脑主统帅五脏六腑功能的特点，强调从脑、肝、脾入手论治本病，诊治了大批患者，疗效显著。本节将从调畅"脑－肝－脾"兼祛"湿滞瘀"的角度，介绍张教授治疗功能性肠病的学术思想与临床经验。

二、病机认识

(一) 病因

食物经口摄入后，先后依靠胃受纳腐熟、脾运化转输、小肠受盛化物和分清泌浊、大肠传导糟粕功能来完成食物的消化吸收全过程，进而转化为人体所必需的水谷精微和气血津液。其中还需要肝的疏泄功能，肾的温煦功能和肺的肃降气机功能来帮助进行。各脏腑之间相互为用，形成一个协调统一的整体，其中任何一个脏腑功能失调，都有可能产生腹痛、泄泻、便秘、痞满等脾胃疾病。

《灵枢·小针解》云："寒温不适，饮食不节，而病生于肠胃。"李东垣《脾胃论》中也指出"饮食劳倦，喜怒不节"为脾胃病发病的主要原因，"饮食不节则胃病""形体劳役则脾病"。张教授提出功能性肠病属多种因素致病，包括感受外邪、饮食所伤、情志失调、脏腑虚弱等，可有虚、实、寒、热、痰、瘀、积滞的不同，但肝郁、脾虚是其关键。

1. 感受外邪

胃肠道是与体外相通的脏器，生理功能容易受到外界的影响。李东垣《脾胃论》有云："肠胃为市，无物不受，无物不入，若风、寒、暑、湿、燥一气偏胜，亦能伤脾损胃。"外感风邪，可直接侵入脾胃、大小肠而致病。《素问·至真要大论》云："风淫所胜……饮食不下，舌本强，食则呕，冷泄腹胀，溏泄，瘕痕，水闭……病本于脾。"可见，外感风邪可致胃痛、呕吐、泄泻、腹胀、痞满等多种病证。起居失宜或中阳素虚，感受寒邪，寒性凝滞，易损伤脾胃之阳，导致脾胃、大小肠运化传导功能失常。《素问·举痛论》云"寒气客于肠胃，厥逆上出，故痛而呕也"，可出现脘腹冷痛、恶心呕吐、大便泄泻等症。暑邪致病有明显的季节性，多发生于夏至以后，立秋之前。暑邪易侵袭于胃，耗伤胃中阴液，以致胃气受损，进而气阴两虚，出现口渴引饮、神疲乏力等症。湿邪侵袭，易伤脾气，外来湿邪，困阻脾土，影响脾的运化功能，常外湿而兼病内湿，以致内外合邪。脾失健运，胃失和降，升降失司，而见胃脘痞满、恶心呕吐、不思饮食、大便溏薄、四肢困倦等症。燥邪为患，最易犯肺，胃为燥土，亦易病燥，肺感燥邪，常传于胃。燥邪伤胃，胃阴耗伤；或温热外感入于胃腑，热烁津液，亦可化燥伤及胃阴，而见咽干口燥、食少纳呆，甚则干呕呃逆、大便秘结等症。

2. 饮食所伤

饮食是人体摄取营养，维持生命活动不可缺少的物质。食物依靠脾胃运化，胃主受纳和腐熟水谷，为水谷之海；脾为胃行其津液，主运化、传输水谷精微。饮食所伤，最易伤及脾胃。饮食不节、饮食不洁、饥饱失宜、饮食偏嗜等为胃肠致病的重要原因。《灵枢·五味》云："谷不入，半日则气衰，一日则气少矣。"饮食过少，饥不得食，渴不得饮，气血生化乏源，脾胃运化、受纳功能随之减弱，出现神疲乏力、食后腹胀等。《素问·痹论》云："饮食自倍，肠胃乃伤。"饮食过量，暴饮暴食，致宿食停滞于胃肠，壅滞不通，可见脘腹痞满、恶闻食气、泻下臭秽等症。饮食不洁之物损害脾胃，运化、腐熟、传导功能失司，可致腹痛、泄泻等症。饮食偏嗜，寒热失常，可致某些营养物质缺乏或机体阴阳盛衰失衡以及脾胃运化功能受损而发病。《素问·生气通天论》云："味过于酸，肝气以津，脾气乃绝……味过于苦，脾气不濡，胃气乃厚。"饮食五味偏嗜，会直接损伤脾胃功能，导致疾病的发生。《灵枢·师传》云："食饮者，热无灼灼，寒无沧沧，寒温中适，故气将持，乃不致邪僻也。"过食生冷，脾阳受损，而致脾胃虚寒，运化失宜，寒湿内生，发生腹痛、泄泻等症；过食辛辣，胃阴易损，引发胃热。

3. 情志失调

功能性肠病的发生与七情密切相关，《脾胃论》云"皆先由喜、怒、悲、忧、恐为五贼所伤，而后胃气不行"。《素问·阴阳应象大论》云"思伤脾"，思为脾之志，忧愁思虑过度，以致精神抑郁，脾胃气机不畅，纳化失常，而现脘腹胀满、不思饮食、大便泄泻等症。《先醒斋医学广笔记》云"怒气并于肝，则脾土受邪"，情志怫郁，肝气郁结，或恼怒多度，肝气过盛，而致疏泄失常，乘脾犯胃，脾胃运化失常，可见脘腹痞满、腹痛泄泻等症。在导致胃肠病的情志因素中，郁怒忧思最为常见，常常可使机体脏腑气血功能紊乱或低下，抗病能力下降，而易于在饮食、劳倦、外感等诱因下发病。

4. 脏腑虚弱

长期饮食失调，劳倦内伤，久病缠绵，均可导致脾胃虚弱，从而胃纳呆钝，脾运失健，痞满不通。脾胃虚弱则不能受纳水谷，运化精微，水反成湿，谷反成滞，湿滞内停，清浊不分，混杂而下成泄泻。脾阳不运，脏腑虚寒；或中阳虚馁，寒湿停滞；或气血不足，脏腑失养而致腹痛等。

（二）脑肝脾之轴说

中医学认为，人体的功能可归纳为以五脏为核心的五大系统，外应五行；系统间相互资生、相互制约，维持机体的动态平衡、有序协调，形成了五脏相关理论。五脏相关理论最早见于《素问·玉机真脏论》："五脏相通，移皆有次。"脑有独立的形质、部位和生理功能，是人体一个十分重要的器官，但由于藏象学说的特点是以五脏为中心的整体观，故人的精神、情志及感觉运动等功能，都是以五脏的气血阴阳及其相关功能为基础，诸多功能相互平衡协调的结果。中医理论认为，脑藏神，能够总统诸神，脑主之神对五脏神（神、魂、魄、意、志）具有统帅作用。脾藏意，意为五神之一，脾在志为思，一切思维均与脾有关。汪昂《本草备要》指出，思维由脑主宰，"今人每记忆往事，必闭目上瞪而思索之，此即凝神于脑之意也"。脑为髓海，元神之府，与心主神明共同主宰五脏六腑的生命活动，且与情志密切相关。脑与肝脾的功能相关，肝藏血、脾为气血生化之源，肝脾功能正常，气血充足，则髓得所养，脑功能正常；反之，气血不足，髓海失养，则脑神失用。脑肝脾之轴并不仅含有脑、肝和脾，还包括与之相表里的胆、胃，以及影响脑肝脾功能的其他脏腑，脏腑之间相互为用，相互克制。张教授从畅调"脑肝脾之轴"治疗功能性肠病，不仅有理论依据，也有临床经验验证。脑肝脾之轴在解剖位置上相互关联，功能上相互为用。

1. 解剖位置

脾胃同居中焦，互为表里，通过经脉相互络属，共同完成饮食物的消化吸收和输布，同为"后天之本""气血生化之源"。《灵枢·动输》指出："胃气上注于肺，其悍气上冲头者，循咽，上走空窍，循眼系，入络脑。"《灵枢·经脉》指出："胃足阳明之脉，起于鼻之交中，旁纳太阳之脉，下循鼻外，入上齿中……循颊车，上耳前，过客主人，循发际，至额颅。"由此可见，脾胃通过经络将饮食水谷中的精微物质转输于脑，为脑所用，使其发挥主神明的作用。

脑位于颅腔之内，为髓聚之处，故名"髓海"，具有贮藏精髓、主精神意识的功能。中医理论中，"脑为元神之府"，主司神明，为一身精神意识、感觉运动之主宰，为神明寄居之所，其生理功能主要体现在主宰生命活动、主精神意识和主感觉运动等方面。五脏中，心藏神，主神明，为"君主之官""五脏六腑之大主"，脑代心统神。人体以五脏六腑为本，其中五脏又为根基，元神一分为五，各司五脏生理活动以神统之，共同指挥，发挥正常功用，一统全身，这也是中医整体观念的体现。

肝脏位于腹部，横膈之下，右胁下而偏左，与胆、目、筋、爪等构成中医的肝系统。现代医学的发展，使得脏腑在体内的位置具象化，但《素问·刺禁论》云"肝生于左，肺藏于右"，因左右是阴阳之道路，人生之气，阳升于左，阴降于右，张景岳说："肝木旺于东方而主发生，故其气生于左。肺金旺于西方而主收敛，故其气藏于右。"可见，左肝右肺指的不是二者的解剖位置，而是就其功能而言的。脾位于腹腔上部，膈膜下面，在左季胁的深部，附于胃的背侧左上方，"脾与胃以膜相连"（《素问·太阴阳明论》）。小肠位于腹中，上端与胃相接处为幽门，与胃相通；下端与大肠相接为阑门，与大肠相连。它是进一步消化饮食的器官，西医将其分为十二指肠、空肠、回肠。大肠与小肠同位于腹中，其上口在阑门处与小肠相接，其下端紧接肛门，西医将其分为盲肠、阑尾、结肠、直肠和肛管，可见消化系统间脏腑的位置相邻而接续。肢体的运动与肝脾有关，需要脾所运水谷精微及肝所藏之血的滋养，但是运动的具体实施则由脑支配。运动的全部过程表现为：大脑接受外界刺激，即任物，产生知觉，大脑经过综合分析，最后做出相应动作。整个感知的过程由脑所主，为"脑肝脾之轴"的科学性提供了依据。

2. 经脉循行

（1）肝经与脾经的循行

肝经经脉循行：起于足大趾，经内踝前向上至内踝上八寸外处，交出于足太阴脾经之后……夹胃旁，属肝络胆，过膈，分布于胁肋……与督脉会合于颠顶。肝部支脉：从肝分出，过膈，向上流注于肺，与手太阴肺经相接。

脾经经脉循行：起于足大趾末端……上行腿肚，交出足厥阴肝经之前，经膝股部内侧前缘入腹部，属脾络胃……胃部支脉：过膈流注于心中，与心经相接。

肝脾两条经脉在循行的过程中不仅相交，而且肝经还夹胃络胆接肺上颠顶，脾经络胃接心，脑肝脾心之间相互交联，从经络上充分扩展了脑肝脾轴的范围。

（2）大肠经、小肠经与胃经的循行

大肠经经脉循行：起于食指末端……联络肺脏，通过横膈，属于大肠。缺盆部支脉：上走颈部……与足阳明胃经相接。

小肠经经脉循行：起于手小指外侧……联络心脏，沿食管过膈达胃，属于小肠；缺盆部支脉：沿颈部上达……交于足太阳膀胱经。

胃经经脉循行：起于鼻之交中，旁纳太阳之脉，下循鼻外，入上齿中……循颊车，上耳前，过客主人，循发际，至额颅。

大肠经经脉与肺经相表里，与胃经相接，小肠经络心达胃，肝脾两经亦与胃经相络，脏腑之间相互交联，形成网络。这从经络层面证实了从畅调"脑－肝－脾之轴"治疗功能性肠病的科学性。

3. 脑肝脾及大小肠生理特性

（1）脑为奇恒之腑，是人体特别重要的器官。《灵枢·经脉》谓："人始生，先成精，精成而脑髓生。"古人认为，脑是先天之精所化生，先天之精为生命之本根，万物生化之源。脑也不例外，脑的生成禀受于先天，必须以精为基础，精化为髓，髓有组织地集结而成脑，同时亦受后天之肾精以及水谷精微不断生化充养。李时珍谓"脑为元神之腑"，亦精明之府，是生命的枢机，主宰人体的生命活动，不可受到丝毫的伤害，一旦伤及脑则会有生命危险，"刺头中脑户，入脑，即死。"因为脑与肝、脾皆有经脉相连，加强了脑与肝脾之间的功能联系，也表明脑与肝脾的生理功能和病理改变都是密不可分的。

（2）肝为刚脏，主升主动，喜条达而恶抑郁，体阴而用阳，主疏泄和藏血。《素问·灵兰秘典论》说："肝者，将军之官，谋虑出焉。"肝具有疏通、舒畅、条达以保持全身气机疏通畅达，通而不滞，散而不郁的作用。肝主疏泄功能是保证机体多种生理功能正常发挥的重要条件，肝调畅气机，调节精神情志。肝疏泄功能正常，肝气舒畅调达，能较好地协调自身精神情志活动，精神愉快，心情舒畅，气血平和。若肝失疏泄，易引起精神情志活动异常，疏泄不及则郁郁寡欢、多愁善感；气机郁滞，阻滞气机，影响中焦枢机运转，滞而不行，出现腹部疼痛、腹胀等症。若疏泄太过则烦躁易怒；木盛乘土，脾胃运化失职，饮食内聚，阻滞气机，引起疼痛、胀满；饮食内腐，化热生积，则便秘不通。肝主疏泄，既助脾之运化升清，又助胃之受纳腐降。若肝失疏泄，犯脾克胃，必致脾胃气机升降失常，胃气不降则嗳气脘痞、呕恶纳减；脾气不升则腹胀、便溏。《知医必辨·论肝气》云："肝气一动，即乘脾土，作痛作胀，甚则作泻。"

（3）脾主运化，可将水谷化为精微，并通过升清的作用将精微物质转输至全身各脏腑组织，使脏腑得到濡养，这是脏腑功能正常发挥的生理基础。脾的运化功能主要依赖脾气升清和脾阳温煦的作用，包括运化水谷和运化水液。若脾失健运，不能运化水谷，则出现腹胀、便溏、食欲不振，以至倦怠、消瘦和气血不足等变化。若脾运化水湿功能失常，水液停滞，下趋大肠而泻。

（4）小肠主受盛化物，接收胃腑初步消化下移的食糜，对其进一步消化吸收，将水谷化为可利用的营养物质，糟粕由此下输大肠。若受盛功能失调，传化停止，则气机失于通调，滞而为痛，表现为腹部疼痛等症状；若化物功能失常，可致消化、吸收障碍，表现为腹胀、腹泻、便溏等症。小肠还可泌别清浊，吸收食糜中精华，通过脾之升清散精作用上输心肺，输布全身供给营养；将残渣糟粕下传大肠，将多余的水分经肾脏气化渗入膀胱，形成尿液。若泌别清浊失常，影响大肠，水谷杂下，发为泄泻。可见，小肠功能与胃之腐熟、脾之运化关系密切。

（5）大肠传导糟粕，接收小肠下移的饮食残渣，形成粪便，经肛门排出体外。它的传导功能主要与胃的通降、脾的运化、肺的肃降，以及肾的封藏关系密切；大肠还担负吸收津液之责，重新吸收残渣中的水分，参与体内的水液代谢。大肠的病变多与津液有关，不吸收津液则肠内水谷杂下，出现肠鸣、腹痛、泄泻；若消烁水分，致使肠液干枯，肠道失润，则会出现大便秘结不通。

脑肝脾及大小肠的生理特性，表明了从调"脑－肝－脾之轴"治疗胃肠道疾病的科学性。

4.脑肝脾在病理上密切相关

《本草纲目》云"脑为元神之府，主宰五脏六腑"，说明脑主统帅五脏六腑的功能。脑功能失调，不仅会导致情志抑郁等不良情绪，也可导致肠腑传导功能失调，分清泌浊功能紊乱。脾失正常运化则泄泻，肠失顺利传导则便秘。脾胃为后天之本，乃水谷之海，化生精微物质充养脑髓。如果脾胃运化失常，脑神失养，则会导致情志病变。《金匮要略》曰"见肝之病，知肝传脾"，肝脾病变可以相互影响传变，引起大小肠功能的紊乱。①肝病传脾：木旺乘土，肝气升发太过，克伐脾土；木不疏土，肝疏泄不及，气机不畅，中焦气滞，脾胃升降失司，引发腹痛、腹胀、便秘等症；肝气郁结，情志不畅，多伴见情绪障碍；土虚木乘，脾胃本虚弱，肝疏泄失常，克犯脾土，脾运失常，水液下趋于肠而泄泻，常伴见腹痛。②脾病传肝：脾失健运，湿浊等病理产物内生，中焦气机不畅，影响肝之疏泄，土壅木郁，情志不舒，引起腹胀、纳呆、腹泻、痞闷等症。可见，功能性肠病症状的发生与脑肝脾关系密切。治疗上从调理脑肝脾入手，更能抓住疾病的本质。

三、诊疗思路及辨治用药经验

（一）肠易激综合征

肠易激综合征（IBS），西医认为是多因性、多态性疾病，是胃肠道最常见的一种功能性疾病，以反复腹部不适或排便习惯改变为主要临床特征。IBS 在我国的发病率为 5.7% ～ 11.5%，在消化内科门诊中为 10.7% ～ 34.3%。IBS 的发病机制颇为复杂，目前国内外多数学者认为，胃肠动力紊乱、内脏敏感性增高、胃肠激素分泌失调、免疫功能紊乱等与肠易激综合征的发病密切相关，其中焦虑、抑郁等神经精神心理因素也越来越受到重视。随着研究的深入，脑肠互动异常的机制越来越受到重视。中医学认为，本病主要发病因素为外邪内侵、饮食不节、情志失调、脾胃虚弱等。本病的病位在大肠，其发病与肝的疏泄、脾胃的运化和升清降浊、脑的主宰神明功能，以及肾的温煦、主司二便功能失调有关。在疾病发展过程中，可产生湿、热、痰、瘀、食等病理产物，导致病情久治不愈。

1. 总体辨证思路

张教授基于西医学 IBS 发病本质为"脑肠互动异常"，认为脑肝脾失调是本病发病的基本病机。研究发现，不同证型的 IBS，其异常分泌的脑肠肽比例大不相同，而不同证型所涉及的主要脏腑也不相同。脑肝脾失调的生物学基础为脑 – 肠轴失衡。脑 – 肠轴中各通路作用的物质基础是由多种脑肠肽构成，脑肠肽对胃肠道各功能的调节非常重要，主要是通过在胃肠神经系统、中枢神经系统和胃肠道效应细胞间的传递信息来调节胃肠道功能，进而完成脑肠的互动。脑既指中医理论中的神明之枢，又指现代医学中的中枢神经系统，与心共主神明，共同主宰五脏六腑的生命活动，且与情志密切相关。肝具有相关"神经内分泌"调节功能，肝主疏泄与调节下丘脑 – 垂体轴有一定联系，主要是通过中枢的多种神经递质变化来调节相关脏腑的功能。脾是具有储血、免疫等多系统、多器官组织的功能单位，除具有消化系统功能外，还与内分泌系统、免疫系统和神经系统等密切相关。

目前 IBS 的主要分型有肝郁脾虚证、肝郁气滞证、脾胃虚弱证、脾胃湿热证、寒湿困脾证，其中肝郁脾虚证、脾胃虚弱证最为多见。《医方考》云："泄泻责之于脾之虚，腹中痛责之于肝之实。"肝失疏泄、脾失运化、脑神失养为本病的主要病机。肝喜条达，恶抑郁，主疏泄情志，肝气舒则助脾运化，肝气郁滞侵犯脾土，则脾失健运，从而产生腹痛、腹泻或便秘症状。情志失调导致的肝木乘脾是本病发病的一个主要病因病机。IBS 多由情志失调诱发，"喜怒忧思悲恐惊"七情中，肝与恼怒的关系最为密切，情志失调导致肝气郁滞，肝脾不调引起肠道气机不利，肠道传导失司而致腹痛、泄泻、便秘等症。脾胃虚弱是本病的另一个主要病因病机。胃为水谷之海，仓廪之官，主受纳腐熟，传化物而不藏，以通为用，以降为顺；脾为后天之本，气血生化之源，脾以升为健，为胃行水谷精微，濡养脏腑经络、四肢百骸。若禀赋不足，或饮食失调，或忧思恼怒，或劳倦久病，皆可损伤脾胃运化功能，脾气不升，胃气不降，运化失职，水湿不化，清浊不分，混杂而下，则成泄泻。脑为元神之府，贮藏精气而主神，主宰人的精神情志活动，同时脑神亦参与调控脾胃的运化过程，因此脑神失养可致忧思伤脾，肝失疏泄；反过来，脑主神明又有赖于脾运化如常，气血充足及肝疏泄有常，气机调畅。饮食不节、情志失调是 IBS 常见的发病诱因，素体脾胃虚弱，加之饮食不节，损伤脾胃，导致湿浊内生；加之抑郁忧思，精神紧张，致肝气郁滞，横逆犯脾，则肠腑气机不利，传导失司，则腹痛、腹泻、便秘由生。基于肝郁、脾虚、脑神失养是本病发病的主要病机，以及疾病发展过程中产生湿、热、痰、瘀、食等病理产物导致病情反复，张教授提出调畅"脑－肝－脾轴"为治疗 IBS 的基本原则。

2. 分病辨证思路

（1）痛泻责之脑肝脾

《医方考》云："泻责之脾，痛责之肝，肝责之实，脾责之虚，脾虚肝实，故令痛泻。"在脾胃病的发病中，肝与脾的关系最为密切，两者生理上相互协调，病理上相互影响；脑为元神之府，贮藏精气而主神，脑神与脾胃在功能上亦相互影响。张教授指出，脑肝脾与腹泻型 IBS 的发病密切相关。本病腹痛主要由于情志不舒，肝气郁滞，不得疏泄，乘逆犯脾，脾胃受损，中气不足，胃失和降，以致肠道气机阻滞，升降失调，不通则痛，疼痛部位多不固定，疼痛发作多与精神因素相关，其疼痛性质、临床表现又各有不同。脾、胃、大小肠功能失调是本病发生泄泻的主要原因，脾胃失调，则水谷不能消化吸收，水反为湿，谷反为滞，精微之气不能运化，合污而下，形成泄泻。痛泻之发生，每与情志变化有关，主因肝气郁结，横逆犯脾，脾失健运，清浊不分，混杂而下。"脑"既包括中医脑的功能，又涵盖了精神、思维、情志、意识等神的活动，五脏六腑皆与脑密切相关。肝主疏泄与脾主运化受脑功能的调控，脑主神明功能正常，则气机升降出入及运化水谷精微正常；若脑神转运失常，则会影响肝脾功能的发挥，出现情志症状或胃肠病证。

（2）痛秘重在气滞瘀

《素问·灵兰秘典论》曰："水谷者，常并居于胃中，成糟粕而俱下大肠。"又说："大肠者，传导之官，变化出焉。"大肠被称为"传导之官"，其主要的生理功能，一主传导糟粕，一主津。大肠的传化功能失司或津液吸收异常，可导致便秘，故便秘型 IBS 的排便习惯的改变与大便便质的硬结主要与大肠有关，大肠传导失司是便秘型 IBS 发病的基本病机。病位在大肠，其发病与五脏中的肺、脾、肝、肾密切相关，受脑主神明功能的调控。本病发病多因情志失调、饮食所伤、感受外邪、素体虚弱致气机郁滞，气滞血瘀，脉络不通，不通则痛，而见腹痛；气机阻滞，不能宣达，肠腑通降失常，传导失司，糟粕内停，大便秘结；或因气虚而致大肠传导无力，或因血虚津枯不能下润大肠而使大便艰难、排出不畅；或气虚推动无力，血行不畅，瘀滞肠络，影响肠道传导，出现便秘；或血虚津亏，阴津不足，导致脉道空虚，血行不畅成瘀，肠失濡润则便结。脑与肠通过气机升降出入互相影响，大肠通降，传导糟粕则浊气出，清阳上输于脑，则精藏于脑，神机转运，如此气机调畅，脑神正常；大肠的传导糟粕功能又受脑功能的控制，脑功能正常，则大肠传导正常，魄门开阖有度；若肠腑通降不利，或脑神转运失常，则会影响另一者的功能。李东垣在《脾胃论》中谈到较多病因均可导致便秘，而在众多病因之中，津液不足备受重视，东垣以为阴火多由脾胃虚损所生，"饥饱失节，劳役过度"导致脾胃运化失常，日久则阴火内生，烧灼津液，津液亏虚，肠道失去濡润，故大便秘结。张教授认为，本病以"虚秘"为主，因虚致实，虚实夹杂。主要病机是气虚气滞，津血亏虚，血脉瘀阻，多为本虚标实之证。

3. 辨证选方用药

脾胃虚弱和（或）肝失疏泄和（或）脑神失养是 IBS 发病的重要环节，肝郁脾虚是导致 IBS 发生的重要病机，脾肾阳虚、虚实夹杂是导致疾病迁延难愈的关键因素。诸多原因导致脾失健运，运化失司，形成水湿、湿热、痰瘀、食积等病理产物，阻滞气机，导致肠道功能紊乱。肝失疏泄，横逆犯脾，脾气不升则泄泻；若腑气通降不利则腹痛、腹胀；肠腑传导失司则便秘；病久则脾肾阳虚，虚实夹杂。

本病初期，多以肝气郁结，肝失疏泄，肝气乘逆犯脾；继而脾失健运，湿气内生；脾虚日久可致脾阳不足，继则累及肾阳，肾阳不足，髓海不充，则可出现情志异常表现。本病以湿为中心，肝气郁结贯穿始终，气机失调为标，而脾肾阳虚为本。在整个发病过程中，肝失疏泄，脾失健运，脾肾阳气失于温煦，最终导致 IBS 的病机转归由实转虚，虚实夹杂。

（1）腹泻型肠易激综合征（IBS-D）

①肝郁脾虚证

临床表现：腹痛即泻，泻后痛减；急躁易怒，两胁胀满，纳呆，身倦乏力；舌淡胖或边有齿痕，苔薄白，脉弦细。

治法：抑肝扶脾。

主方：痛泻要方（《丹溪心法》）。

主要药物：白术、白芍、防风、陈皮。

加减：腹痛甚者，加延胡索、香附；嗳气频繁者，加柿蒂、白豆蔻；泻甚者，加党参、乌梅、木瓜；腹胀明显者，加槟榔、大腹皮；烦躁易怒者，加牡丹皮、栀子。

②脾虚湿盛证

临床表现：大便溏泻，腹痛隐隐，劳累或受凉后发作或加重；神疲倦怠，纳呆；舌淡或边有齿痕，苔白腻，脉虚弱。

治法：健脾益气，化湿止泻。

主方：参苓白术散（《太平惠民和剂局方》）。

主要药物：莲子肉、薏苡仁、砂仁、桔梗、白扁豆、茯苓、人参、甘草、白术、山药。

加减：舌白腻者，加厚朴、藿香；泻下稀便者，加苍术、泽泻；夜寐差者，加炒酸枣仁、夜交藤。

③脾肾阳虚证

临床表现：腹痛即泻，多晨起时发作；腹部冷痛，得温痛减；腰膝酸软，不思饮食，形寒肢冷；舌淡胖，苔白滑，脉沉细。

治法：温补脾肾。

主方：附子理中汤（《太平惠民和剂局方》）合四神丸（《内科摘要》）。

主要药物：附子、人参、干姜、甘草、白术、补骨脂、肉豆蔻、吴茱萸、五味子。

加减：忧郁寡欢者，加合欢花、玫瑰花；腹痛喜按、怯寒便溏者，加重干姜用量，另加肉桂。

④脾胃湿热证

临床表现：腹中隐痛，泻下急迫或不爽，大便臭秽；脘闷不舒，口干不欲饮，或口苦，或口臭，肛门灼热；舌红，苔黄腻，脉濡数或滑数。

治法：清热利湿。

主方：葛根黄芩黄连汤（《伤寒论》）。

主要药物：葛根、甘草、黄芩、黄连。

加减：苔厚者，加石菖蒲、藿香、豆蔻；口甜、苔厚腻者，加佩兰；腹胀者，加厚朴、陈皮；脘腹痛者，加枳壳、大腹皮。

⑤寒热错杂证

临床表现：大便时溏时泻，便前腹痛、得便减轻，腹胀或肠鸣；口苦或口臭，畏寒，受凉则；舌质淡，苔薄黄，脉弦细或弦滑。

治法：平调寒热，益气温中。

主方：乌梅丸（《伤寒论》）。

主要药物：乌梅、细辛、干姜、黄连、附子、当归、黄柏、桂枝、人参、花椒。

加减：少腹冷痛者，去黄连，加小茴香、荔枝核；胃脘灼热或口苦者，去花椒、干姜、附子，加栀子、吴茱萸；大便黏腻不爽、里急后重者，加槟榔、厚朴。

（2）便秘型肠易激综合征（IBS-C）

①肝郁气滞证

临床表现：排便不畅，腹痛或腹胀；胸闷不舒，嗳气频作，两胁胀痛；舌暗红，脉弦。

治法：疏肝理气，行气导滞。

主方：四磨汤（《症因脉治》）。

主要药物：枳壳、槟榔、沉香、乌药。

加减：腹痛明显者，加延胡索、白芍；肝郁化热见口苦或咽干者，加黄芩、菊花、夏枯草；大便硬结者，加麻仁、杏仁、桃仁。

②胃肠积热证

临床表现：排便艰难，数日一行，便如羊粪，外裹黏液；少腹或胀或痛，口干或口臭，头晕或头胀，形体消瘦；舌质红，苔黄少津，脉细数。

治法：泄热清肠，润肠通便。

主方：麻子仁丸（《伤寒论》）。

主要药物：火麻仁、白芍、枳实、大黄、厚朴、杏仁。

加减：便秘重者，加玄参、生地黄、麦冬；腹痛明显者，加延胡索，原方重用白芍。

③阴虚肠燥证

临床表现：大便硬结难下，便如羊粪；少腹疼痛或按之胀痛，口干，少津；舌红，苔少根黄，脉弱。

治法：滋阴泻热，润肠通便。

主方：增液汤（《温病条辨》）。

主要药物：玄参、麦冬、生地黄。

加减：烦热或口干或舌红少津者，加知母；头晕脑涨者，加枳壳、当归。

④脾肾阳虚证

临床表现：大便干或不干，排出困难；腹中冷痛，得热则减；小便清长，四肢不温，面色㿠白；舌淡苔白，脉沉迟。

治法：温润通便。

主方：济川煎（《景岳全书》）。

主要药物：当归、牛膝、肉苁蓉、泽泻、升麻、枳壳。

加减：舌边有齿痕、舌体胖大者，加炒白术、炒苍术；四肢冷或小腹冷痛者，加补骨脂、肉豆蔻。

⑤肺脾气虚证

临床表现：大便并不干硬，虽有便意，但排便困难，便前腹痛；神疲气怯，懒言，便后乏力；舌淡苔白，脉弱。

治法：益气润肠。

主方：黄芪汤（《金匮翼》）。

主要药物：黄芪、陈皮、白蜜、火麻仁。

加减：气虚明显者，可加党参、白术；久泻不止、中气不足者，加升麻、柴胡、黄芪；腹痛喜按、畏寒便溏者，加炮姜、肉桂；脾虚湿盛者，加苍术、藿香、泽泻。

4.辨治用药经验

（1）痛泻——疏肝健脾安神为根本，兼祛湿滞

张教授认为肝郁、脾虚、脑神失养是腹泻型肠易激综合征的基本病机，以疏肝健脾安神为基本治法，以痛泻要方为基础方，自拟疏肝健脾方加减治疗本病，在临床获得了较好疗效。

疏肝健脾方主要由党参、白术、八月札、白芍、陈皮、绿

萼梅、白扁豆、芡实、防风、甘草等组成。本方以痛泻要方为基础方，用于肝木犯脾土而引起之痛泻。木之所以克土，并不是因肝木太甚，而是脾土太虚，因为脾胃虚弱，所以土虚木郁而致木旺贼土，故治疗原则以健脾为主，健脾而后疏肝，所以先用白术健脾为主药。张教授认为，脾虚为本病发病的中心环节，故更增健脾益气之党参与白术相配，使健脾益气祛湿之功更显，健脾后脾胃运化能力增强，脾气健运可助肝气升发。本病病机是因土虚而致木贼，故再予白芍柔肝，补肝脾之血；更用八月札、绿萼梅以增疏肝理气之功。党参、白术与八月札、白芍、绿萼梅相配，肝脾并调，健脾养肝。脾主运化水液，脾失健运，水液的吸收和输布障碍，湿浊内生。方中白扁豆健脾祛湿，陈皮理气健脾祛湿，芡实补脾益气涩肠止泻，三药合用，健脾益气祛湿之功更胜。防风为风药中之润剂，提升脾中清阳之气，升散脾中之肝气，于此处既可疏散肝郁，又起胜湿止痛、止泻的作用；防风本身味甘，合甘草共奏缓急止痛之功。脑主神明，在情志之中起主宰作用，若脑神失调则可出现忧思伤脾，怒而伤肝；反之，脑主神明又赖脾运化有常，气血充足及肝疏泄有常，气机条畅。故在诊治伴焦虑抑郁等情志问题的 IBS 患者过程中，除了注意疏肝健脾外，常兼安神之法以提高临床疗效，故本方在运用绿萼梅、八月札疏肝理气的同时，也兼顾了此二药具安神解郁，除烦宁神的功效，安神宁心以安神明之枢，健脾益气以调脏腑之枢，达到脑肠共治的目的。全方配伍，以疏肝健脾安神为主，标本兼顾。

若腹部攻撑作痛较甚者，主因肝失疏泄，气机不畅，气滞腹中，肠道滞涩所致，加延胡索、徐长卿等理气止痛；大便时溏时泄、大便次数增加者，主因脾胃虚弱，运化无力，清阳之气不得外发，水谷不化所致，可加用莲子、山药、炒薏苡仁等健脾利湿、收涩止泻之品；若舌质紫暗，或见瘀斑，女性可见月经夹有血块者，主因情志抑郁，肝气郁滞，阻滞气机，日久成瘀，加丹参、三七活血化瘀。若泄泻日久，出现五更泻，多为脾肾阳虚，不能腐熟水谷所致，加补骨脂、狗脊益火补土；腹胀明显者，并加用苏梗、乌药等理气消胀。

（2）痛秘——益气养血化瘀为重点，兼消积滞

张教授认为，便秘型肠易激综合征多为本虚标实之证，以"虚秘"为主，基本病机是大肠通降不利，传导失司，临床多见气虚气滞、津血亏虚、血脉瘀阻等证。张教授认为，气虚则气必滞，津（血）亏则肠燥，燥则滞留。因气虚无力，导致大肠传导失司，推动乏力；或因气滞而导致腑气不能通降，大肠传导糟粕功能下降；或因津枯血燥，肠道失于濡润，无水行舟；或因气血亏虚，血行不畅，瘀滞肠络，影响肠道传导，出现便秘。因此，提出以益气血、养阴津、化瘀滞为根本，同时注重调整气机。临床治疗注重补益脾气，养血生津以治其本，常用四君子汤和增液汤为主方。张教授临床常重用党参、生白术健脾补气，其中擅长使用生白术。白术味甘补，走脾胃二经，具有健脾益气之功，《伤寒论》则提到白术治疗便秘，"若大便坚，小便自利者，去桂加白术汤主之"。白术还有滋阴润肠之功，《本草正义》中说："白术最富脂膏，故虽苦温能燥，而亦滋津液，万无伤阴之虑。"现代研究也表明，白术通便作用与其促进肠道平滑肌蠕动有关。党参与白术相配，以"生"用为主，补脾益气，气得补则排泄有力，且"气为津血之帅"，可推动大肠血和津液的输布，常用于临床表现为大便干结、面色无华、口唇色淡、心悸气短、失眠多梦等症。

血虚偏重者，多选用当归、地黄等，其中尤以当归为佳。当归味甘辛、性温，入肝、心、脾经，有补血、润肠通便之功。《本草正义》中云："当归，其味甘而重，故专能补血，其气轻而辛，故又能行血，补中有动，行中有补，诚血中之气药，亦血中之圣药……佐之以攻则通，故能祛痛通便。"当归既能养血又可行血，且与通下类药物同用，可制约通下药之峻猛之性，防治结肠黑变病的发生。研究发现，当归润肠作用的机制可能与调节 AC-cAMP-PKA 信号通路来影响结肠水通道蛋白8的表达，抑制近端结肠水分吸收，改善其润滑功能有关。生地黄入肾经，补肾阴，以滋肾阴、清虚热、润燥滑肠，如《本经逢原》云："干地黄……戴元礼曰阴微阳盛，相火炽强……阴虚火旺之症，宜生地黄以滋阴退阳。浙产者，专于滋阴润燥……通其秘结最佳，以其有润燥之功，而无滋腻之患也。""大肠者，传导之官，变化出焉"，大肠得气血滋养则可司传导；"津血同源"，气血旺则津液足，肠道濡润，传输顺畅，则便秘自除。大便秘结，数日一行，多由情志失调，肝失疏泄，使脾胃气机阻遏，大肠传导失司，糟粕内停所致。益气养阴时，不可忽视调整气机，可适当加入青皮、陈皮理气，两者同出一物，均为苦辛温之品，功能理气。其中陈皮作用和缓，主入中焦，长于行气健脾；青皮作用峻猛，长于疏肝破气。两者合用，调和肝脾，行气消积。或加入枳实等降气，枳实辛行苦降，入脾、胃、大肠经，善破气除痞，消导积滞，《本草衍义》谓"其性酷而急……其疏通、决泄、破结实……"

久秘患者通常出现舌质紫黯或淡黯等血瘀表现，此时应给予化瘀治疗，以助气滞得通，津血得复，促进排便，但化瘀需要结合其他治法。对于气虚血虚、因虚致瘀的，当注意补法的运用和药物的选用。气虚行血无力而见瘀血者，宜益气健脾为主，辅以活血化瘀，以四君子汤、四物汤等方加减治之，以党参、太子参、黄芪、白术之类药物，补益脾胃之气以助运化；并用当归、白芍、川芎等药，补气生血而不滞血，养血活血而不伤血，则气机通畅而瘀血得化，新血得生，气血调和，虚、瘀皆除。对于气滞血瘀者，宜理气活血化瘀。因气为血帅，气行则血行，活血必先理气、顺气，故行气药应与活血药配伍使用，疏肝理气、行气活络则血行通畅；再配以活血化瘀，则消散瘀血之效更佳。如临证中可将柴胡疏肝散、四逆散之类理气方与丹参饮、桃红四物汤等活血化瘀方合方加减使用，以柴胡、香附、枳实、木香、沉香、青皮等疏肝理气活络之品，与丹参、鸡血藤、桃仁、酒大黄等活血化瘀之品联用，共奏行气疏肝、通络化瘀之效，治疗气滞血瘀所致者。

（二）功能性腹泻

功能性腹泻（functional diarrhea，FD）是指非器质性疾病所致的持续或反复发生的不伴有腹痛或不适的稀便或水样便的胃肠道紊乱综合征。功能性腹泻的罗马Ⅳ诊断标准为：至少25%以上的排便为松散粪或水样粪，且不伴有明显的腹痛或腹胀不适（即尽管FD患者可有腹痛和／或腹胀，但非其主要症状）；诊断前症状出现至少6个月，近3个月符合以上诊断标准；还应排除符合腹泻型肠易激综合征（IBS-D）。功能性腹泻的发病率呈逐年递增的趋势，其发病率占所有腹泻总数的59%，增加了医疗及经济负担。FD的病理机制目前并不明确，很多因素都有可能是其发病原因，例如胃肠动力异常、内脏高敏感、胃肠电生理紊乱、肠道微生态紊乱、胃肠激素分泌异常、遗传与环境因素、心理因素等。中医学认为，其主要的发病因素在于先天禀赋不足，脾胃虚弱，或肝失条达，肾气不足，心脑失调。本病病位在肠，与肝、脾、肾、心、脑关系密切。

1.总体辨证思路

脾胃虚弱是本病的发病基础。脾胃居于中焦，脾以升为健、主运化，胃以降为顺、主受纳。先天不足，或感受毒邪，或忧思恼怒，或内伤劳倦，或病久不愈，皆可导致脾胃损伤。心脑共主神明，心与脑以血脉相连，共同主宰情志活动，而脑主神，参与调控脾胃的运化，心脑失调，脾胃运化失司。脾胃虚弱，脾清不升，胃浊不降，清浊不分，水湿下注，肠腑失司，发为泄泻。而饮食不节（洁）、情志失调、久病不愈是功能性腹泻的常见诱因。如嗜食肥甘厚腻、嗜酒无度致湿热内盛，壅滞肠腑，气机不畅，通降失调；或因焦虑忧郁，导致情志不畅，肝气郁滞，肝失条达，肝气横逆犯脾，脾失运化，水谷混杂而下；或久病不愈，肾阳不足，脾失温煦，运化失常，脾肾阳虚，阴寒内盛，临床可见形寒肢冷、腹中冷痛、纳少便溏等症状；肾藏精生髓，上注于脑，脑髓赖于肾精之充养，泄泻日久，肾气虚弱，肾阳不足，髓海不充，则可出现情志异常表现。

2.分病辨证思路

（1）脑肝脾相关

脑为元神之府，与肝脾在功能上相互影响。脾为后天之本，气血生化之源，主升清，脾胃健旺，化源充足，五脏安和，九窍通利，则清阳出上窍而上达于脑。脾胃虚衰则九窍不通，清阳之气不能上行达脑而脑神失养。肝主疏泄，调畅气机，又主藏血，气机调畅，气血和调，则脑清神聪。若疏泄失常，或情志失调，或清窍闭塞；若肝失藏血，脑失所主，或变生他疾。

脾胃虚弱是导致本病发生的主要病机。脾的运化功能受损，则湿自内生，升降失常，水谷并走于下而成泄泻。《景岳全书·泄泻》曰"泄泻之本，无不由于脾胃""脾弱者，因虚所以易泻，因泻所以愈虚"，而感受外邪、饮食不节、思虑过度、病后体虚等皆可致脾气虚弱，运化失司。《杂病源流犀烛·泄泻源流》曰："湿盛则飧泄，乃独由于湿耳？不知风寒热虚，虽皆能为病，苟脾强无湿，四者均不得而干之，何自成泄？是泄虽有风寒热虚之不同，要未有不源于湿者也。"《症因脉治·内伤泄泻》谓："饮食自倍，膏粱纵口，损伤脾胃，不能消化，则成食积泄泻之症。"本病病程多较长，反复发作，久病必虚，脾虚不运，而为泄泻。

肝郁是本病的诱发因素。肝与脾胃关系密切，肝气既可疏泄脾胃气机、协助胃腑消磨水谷，又可助脾气升发清阳。一旦肝失疏泄，则气机怫郁，脾的运化受制，导致泄泻发生。肝失疏泄：一方面疏泄太过，肝气恃强凌弱，横逆乘犯脾土。《景岳全书·泄泻》有云："凡遇怒气便作泄者，必先怒时夹食，致伤脾胃，故但有所犯，即随触而发，此肝脾二脏之病也。盖以肝木克土，脾气受伤而然。"另一方面，肝疏泄不及，木不疏土，脾失健运，运化失司，亦可发为本病。如《医方考》云："泻责之脾，痛责之肝，肝责之实，脾责之虚，脾虚肝实，故令痛泻。"终致肝郁脾虚，肝脾相因，痛泻乃作。

（2）脑脾肾相关

脑为神明之枢，与心共主神明，共同主宰人体的生命活动，为脾肾发挥功能的前提。脾运化水谷精微，化生气血，为后天之本；脾胃为人体气机升降枢纽，气行则神明，神明则心脑在位；脾主运化水谷精微，上承于心脑，则血荣髓充，为心脑发挥正常功能提供物质基础。肾主藏精，主生长发育生殖，为先天之本；脑为髓海，精生髓，肾藏精，"在下为肾，在上为脑，虚则皆虚"（《医碥·卷四》），故肾精充盛则脑髓充盈，肾精亏虚则髓海不足而变生诸症。"脑为髓海……髓本精生，下通督脉，命火温养，则髓益之""精不足者，补之以味，皆上行至脑，以为生化之源"（《医述》引《医参》）。脾肾两脏功能正常，是人体生命活动之根本保障。先天与后天之气相互资生，脾之阳气必须借助肾阳的温煦，方能健运；肾中精气，又赖脾运化的水谷精微不断补充。先天促进后天，后天有助先天，先后天之间相互依赖，相互资生。久泄脾虚，化源衰少，虚寒内生，清阳不升，阴寒下沉，伤及肾阳；肾为胃关，主司开阖，主前后二阴，肾阳不足，命门火衰，釜底抽薪，火不暖土，不能温煦脾土，助其腐熟水谷；同时肠失温养，关门不固，则泄泻不止。汪昂云："泻皆由肾阳命门火衰，不能专责脾胃。"《景岳全书》曰："肾为胃关，开窍于二阴，所以二便之开闭，皆肾脏之所主之。今肾中阳气不足，则命门火衰，而阴寒独盛，故于子丑五更之后，当阳气未复，阴气盛极之时，即令人洞泄不止也。"

3. 辨证选方用药

肠为泄泻的病位之所在，脾为其主病之脏，与肝、肾、心、脑密切相关。脾胃运化功能失调，肠道分清泌浊、传导功能失司；迁延日久，泄泻由实转虚，脾病及肾，虚实之间相互转化、夹杂。

（1）寒湿困脾证

临床表现：大便清稀或如水样，腹痛肠鸣；食欲不振，脘腹闷胀，胃寒；舌苔薄白或白腻，脉濡缓。

治法：芳香化湿，解表散寒。

主方：藿香正气散（《太平惠民和剂局方》）。

主要药物：藿香、苍术、茯苓、半夏、陈皮、厚朴、大腹皮、紫苏、白芷、桔梗、木香。

加减：恶寒重者，加荆芥、防风；发热、头痛者，加金银花、连翘、薄荷。

（2）肠道湿热证

临床表现：腹痛即泻，泻下急迫，粪色黄褐臭秽；肛门灼热，腹痛，烦热口渴，小便短黄；舌苔黄腻，脉濡数或滑数。

治法：清热燥湿，分利止泻。

主方：葛根芩连汤（《伤寒论》）。

主要药物：葛根、黄芩、黄连、甘草。

加减：肛门灼热重者，加金银花、地榆、槐花；嗳腐吞酸、大便酸臭者，加神曲、山楂、麦芽。

（3）食滞胃肠证

临床表现：泻下大便臭如败卵，或伴不消化食物，腹胀疼痛，泻后痛减；脘腹痞满，嗳腐吞酸，纳呆；舌苔厚腻，脉滑。

治法：消食导滞，和中止泻。

主方：保和丸（《丹溪心法》）。

主要药物：神曲、山楂、莱菔子、半夏、陈皮、茯苓、连翘。

加减：脘腹胀满重者，加大黄、枳实；兼呕吐者，加砂仁、紫苏叶。

（4）脾气亏虚证

临床表现：大便时溏时泻，稍进油腻则便次增多；食后腹胀，纳呆，神疲乏力；舌质淡，苔薄白，脉细弱。

治法：健脾益气，化湿止泻。

主方：参苓白术散（《太平惠民和剂局方》）。

主要药物：人参、白术、茯苓、甘草、砂仁、陈皮、桔梗、白扁豆、山药、莲子肉、薏苡仁。

加减：泻势严重者，加赤石脂、诃子、陈皮炭、石榴皮炭；肛门下坠者，加黄芪、党参；畏寒重者，加炮姜。

（5）肾阳亏虚证

临床表现：晨起泄泻，大便清稀或完谷不化；脐腹冷痛、喜暖喜按，形寒肢冷，腰膝酸软；舌淡胖，苔白，脉沉细。

治法：温肾健脾，固涩止泻。

主方：四神丸（《证治准绳》）。

主要药物：补骨脂、吴茱萸、肉豆蔻、五味子、大枣、生姜。

加减：中气下陷、久泻不止者，加黄芪、党参、诃子、赤石脂；小腹冷痛者，加炮附片、肉桂；面色黧黑、舌质瘀斑者，加蒲黄、五灵脂。

（6）肝气乘脾证

临床表现：泄泻伴肠鸣，腹痛，泻后痛缓，每因情志不畅而发；胸胁胀闷，食欲不振，神疲乏力；苔薄白，脉弦。

治法：抑肝扶脾。

主方：痛泻要方（《丹溪心法》）。

主要药物：白芍、白术、陈皮、防风。

加减：情志抑郁者，加合欢花、郁金、玫瑰花；性情急躁者，加牡丹皮、炒栀子、黄芩；伴失眠者，加酸枣仁、远志、煅龙骨、珍珠母。

4. 辨治用药经验

（1）首当脑肝脾同治

张教授根据泄泻的病机特点，提出应以"疏肝健脾祛湿，益气养心安神"为治疗原则。临床常以参苓白术散为基础，灵活配合痛泻要方，以达到肝、脾、心、脑、湿同调的效果。

参苓白术散是在四君子汤基础上，加山药、莲子、白扁豆、薏苡仁、砂仁、桔梗而成，为调补脾胃的方剂。本方以四君子补气为主，兼有和胃渗湿之功。方中以补中益气之人参、健脾燥湿利水之白术、健脾和胃利湿之茯苓三者为君，共奏益气健脾、化湿止泻之功。《本草求真》曰："山药补虚，实以补脾为主。"《日华子》谓（山药）"助五脏，强筋骨，长志安神"。山药除补脾气以外，亦能安神志。《玉楸药解》曰"莲子甚益脾胃"，《神农本草经》谓其"主补中，养神，益气力"。莲子补脾养心，通过补心还可交通心肾，亦可止泻。山药、莲子肉合用，既可助人参以健脾益气止泻，亦可养心安神。《本草纲目》曰："白扁豆，其性温平，得乎中和，脾之谷也。"以白扁豆、薏苡仁助白术、茯苓健脾渗湿。上述四药为臣药，协同以辅助君药健脾益气，同时兼有渗湿之功。佐以砂仁醒脾和胃，化湿行气；桔梗宣利肺气，通调水道，又载药上行，以益肺气。而脾为肺之母，脾胃一虚，肺气先绝，故在补脾基础上，升清宣肺，培土生金，使肺气得充，水津四布，则一身之气旺矣。炙甘草健脾和中，调和诸药为使。诸药配合严谨，补脾不忘利湿，而以补脾为主，体现"治湿不治脾，非其治也"。

痛泻要方见于朱丹溪《丹溪心法·泄泻》，被历代医家作为治疗肝郁脾虚型泄泻的首选方剂。本方由防风、白术、白芍、陈皮组成，药精味少，寓升于补，寓疏于敛，配伍严谨。方中炒白术性温味甘苦，苦能燥湿，甘能补脾，温能和中，以健脾燥湿、和中止痛为长，《名医别录》谓其"除心下满，及霍乱，吐下不止"。白芍性微寒味酸，泻肝火，敛逆气、敛脾阴，具补血柔肝止痛之功，与白术合用，能柔肝缓急止痛，兼补肝脾之血。防风味辛，为风中之润剂，能疏肝，又能健脾祛湿，为疏肝理脾祛湿之引经要药；其具升散之性，能升脾气，故能土中泻木，配伍白术、白芍能疏肝郁。陈皮性温，有理气宽中、燥湿化痰、和胃降逆之效，主要疏理肝脾之气，使气行而痛止，故能缓解腹胀、腹痛诸症。四药合用，补脾土、泻肝木、培土抑木、健脾胜湿以止泻，柔肝理气而止痛，使脾健肝柔，痛泻自止。

二方合用，健脾祛湿，疏肝理气，养心安神，以调脑肝脾之轴为核心，脾气得升，肝气得疏，心脑调和，使大肠通降功能失调得以恢复，泄泻得止。

（2）重视脑脾肾同调

张教授临床重视脑脾肾相关，治法则补肾助阳、温脾止泻、安神益智，多选用补骨脂、肉豆蔻、五味子、吴茱萸、益智仁等药。补骨脂苦温辛燥，有温肾健脾、温中暖下之功，《本草经疏》谓其"暖水脏，壮火益上之要药"。肾中阳气足，则脾土温煦，到五更时阳气可至，泄泻及脾虚之症可自缓解。肉豆蔻性辛温，味芳香，温则温脾暖胃，芳香之味可助推肠中宿食；其质收敛，可止泻固肠。常与补骨脂配伍作为对药使用，脾肾得温，运化得复，固肠止泻之效益彰，如《医方集解》所谓"大补下焦元阳，使火旺土强，则能制水而不复妄行矣"。五味子酸甘温，以强肾水，补养五脏，能固肾益气以止泻，又能补益心肾，宁心安神；吴茱萸味辛苦，性热，善除脾中之湿，湿少则脾健，脾健则制水不走，故能暖脾温肾以散寒。此二药取自五味子散，专治肾泻。《医方考》曰："肾主二便，开窍于二阴，受时于亥子，肾脏虚衰，故令子后常作泄泻。五味子有酸收固涩之性，炒香则益肠胃；吴茱萸有温中暖下之能，炒焦则益命门。命门火旺，可以生土，土生则泄泻自止；酸收固涩，可以生津，津生则肾液不虚。"益智仁味辛性温，具温脾止泻摄涎、暖肾缩尿固精之效，王好古谓其"益脾胃，理元气，补肾虚，滑沥"。

（三）功能性便秘

功能性便秘（functional constipation，FC）是一种功能性肠病，根据罗马Ⅳ标准，主要表现为排便困难、排便次数减少或排便不尽感。目前医学界对功能性便秘的发病原因尚不清楚，发病机制尚未明确，公认的观点有胃肠动力学改变、内脏感觉异常、免疫及肠黏膜屏障异常、感染、精神心理社会因素、遗传因素等。我国流行病学资料显示，城市女性功能性便秘发病率为15.2%，农村女性为10.4%，且发病率呈上升趋势。功能性便秘属中医"便秘"范畴。便秘的病位在大肠，与脾、肝、肾、肺、脑等脏腑功能失调有关。基本病机为热结、气滞、寒凝、血瘀、气血阴阳亏虚，大肠传导功能失常。

1. 总体辨证思路

本病多由饮食不节、情志失调、年老体虚、病后产后等因素所致。本病病位在大肠，与脾、肝、肾、肺、脑相关。脾主运化，脾虚运化失常，糟粕内停，则大便难行；肝气不疏，气机壅滞，或气郁化火，火邪伤津，致肠道失润而便秘；久病、年老体虚，脑神失养，情志失调，气机郁结大肠，致大便秘结；肺与大肠相表里，肺之燥热移于大肠，则大肠传导失职而成便秘；肾主五液，主司二便，肾精亏耗，肠津涩少而便秘；肾阳不足，命门火衰，致阴寒凝结，传导失职而为便秘。

2. 分病辨证思路

张教授在长期临证中，尤其重视便秘的发生与脑肝脾的关系，运用脏腑辨证，从脑肝脾辨治便秘。

（1）脾气虚弱

张教授认为，脾虚所致便秘，其本源于脾气虚弱。脾胃同居中焦，通过经脉相互络属而互为表里。脾主运化水谷，并转输精微和水液，脾主升清，上输精微；胃主受纳，腐熟水谷，性主通降，以降为和。脾胃阴阳相合，升降相因，纳运相助，共同完成饮食物的消化吸收及精微的输布，化生气血，营养全身，故称脾胃为"气血生化之源""后天之本"。饮食不节、劳倦过度、忧思日久、年老体衰、久病耗伤等均可损伤脾胃，脾气不足，运化失职，气血津液生成不足，气虚则推动无力，血虚则充养不足，便秘乃生，症见大便干结，虽有便意，但难以排出；伴面色无华，神疲乏力，少气懒言等症。脾气虚进一步发展，或过食生冷，或过用苦寒，外寒直中，久之损伤脾阳，脾阳虚弱，寒自内生，肠腑失于温养，可生冷秘，症见排便困难、粪质并不干硬；伴腹中冷痛，痛势绵绵，畏寒肢冷，食欲不振等症。脾气虚弱，化湿无力，湿浊内生，阻滞气机，气机不畅，大肠传导失司，可致便秘，症见大便排出不畅、黏滞不爽；伴脘腹痞闷，口腻纳呆，舌淡胖，苔白腻，脉濡缓等症。

（2）肝气郁滞

张教授认为，肝气郁滞之便秘，归于气秘。肝主疏泄全身气机，使气血畅达，助脾运化，助食物的消化吸收。肝气升发与大肠降浊相互影响，共同完成正常的排便功能。若精神刺激，情志不遂，郁怒伤肝或他邪侵犯，致肝失疏泄，气机不畅，脾胃运化失调，气机壅滞于大肠，则大便排出不畅，气秘乃生。

症见大便干结，肛门坠胀，欲便不出，胸膈痞满，嗳气频作，腹胀腹痛，舌淡红苔薄白，脉弦等。如脾胃虚弱，或肾精亏少，血源不足，或久病耗伤肝血，导致肝血不足，血虚则肠道失于濡润，燥热内结，可致便秘，症见排便困难、粪质干结；伴头晕心悸，面色萎黄，面唇淡白，舌淡脉细。若情志不遂，气郁化火，或外感火热之邪，或嗜烟酒辛辣之品，酿热生火，犯及肝经，以致肝火内盛，气火循经上逆头面，下可火热灼津，扰乱肠腑气机，可致便秘。症见大便干结如球，数日一行，口干思饮，急躁易怒，舌红苔黄，脉弦数。

（3）脑神失养

"脑"指神明之枢心脑。脑为髓海、元神之府，与心共主神明，共同主宰五脏六腑的生命活动。人的精神、思维、意识、情志等精神活动统称为神志，而神志活动分属五脏，如《灵枢·本神》所言"肝藏血，血舍魂""脾藏营，营舍意""肺藏气，气舍魄""肾藏精，精舍志""心藏血，血舍魂"，五脏藏精气，精气舍神气；五脏之精又皆上充于脑，《灵枢·大惑论》言："五脏六腑之精气，皆上注于目而为之精……而与脉并于系，上属于脑"。故人的神志活动与脑关系密切，脑的生理功能正常对包括情志在内的生命活动具有重要作用。脑神失养，情志失调，或肝气郁结，日久伤脾，脾失健运，则气血化生不足，肠道失于濡养；或肝失疏泄，精血亏虚，不能濡养、推动肠道蠕动；或便秘患者常伴情志异常，可见胸胁胀满、善太息，甚则呕恶烦躁、夜寐不安，舌淡，苔薄白或苔黄，脉弦滑或沉缓等。并且，便秘久治不愈，每因情志变动时加重，呈现恶性的病理循环。

3. 辨证选方用药

本病病位在大肠，与脾（胃）、肝、肾、肺、脑诸脏腑的功能失调相关；基本病机为大肠通降不利，传导失司；病理性质可概括为寒、热、虚、实四个方面，且常相互兼夹或转化。

（1）热积秘

临床表现：大便干结，腹胀或腹痛，口干，口臭，面赤，小便短赤，舌红苔黄，脉滑。

治法：清热润下。

主方：麻子仁丸（《伤寒论》）。

主要药物：火麻仁、芍药、杏仁、大黄、厚朴、枳实。

加减：大便干结难下者，加芒硝、番泻叶；热积伤阴者，加生地黄、玄参、麦冬。

（2）寒积秘

临床表现：大便艰涩，腹中拘急冷痛、得温痛减，口淡不渴，四肢不温，舌质淡暗，苔白腻，脉弦紧。

治法：温通导下。

主方：温脾汤（《备急千金要方》）。

主要药物：大黄、人参、附子、干姜、甘草、当归、芒硝。

加减：腹痛如刺，舌质紫暗者，加桃仁、红花；腹部胀满者，加厚朴、枳实。

（3）气滞秘

临床表现：排便不爽，腹胀，肠鸣，胸胁满闷，呃逆或矢气频，舌暗红，苔薄，脉弦。

治法：行气导滞。

主方：六磨汤（《世医得效方》）。

主要药物：槟榔、沉香、木香、乌药、枳壳、大黄。

加减：忧郁寡言者，加郁金、合欢皮（花）；急躁易怒者，加当归、芦荟。

（4）气虚秘

临床表现：排便无力，腹中隐隐作痛、喜揉喜按，乏力懒言，食欲不振，舌淡红、体胖大或边有齿痕，苔薄白，脉弱。

治法：益气运脾。

主方：黄芪汤（《金匮翼》）。

主要药物：炙黄芪、麻子仁、陈皮、白蜜。

加减：乏力汗出者，加党参、白术；气虚下陷脱肛者，加升麻、柴胡；纳呆食积者，可加莱菔子。

4. **辨治用药经验**

（1）健脾益气论治便秘

脾虚所致便秘，其本源于脾气虚弱。张教授重在以健脾益气为基础，脾气足则可生金，气足则糟粕易行，多选用党参、黄芪、生白术、枳实等。党参甘平，补中益气，健脾益肺，《本草从新》曰其"补中益气，和脾胃"，可以调扶虚弱的脾气，适宜脾肺虚弱、运化失职者。黄芪甘温，补气固表，利尿托毒排脓，《本草经解》曰其"入足太阴脾经，气味俱升，阳也"。黄芪补的是肌表与脏腑之间的流通之气，守中有通，将下陷之气升提，扶助脾胃之气机正常升降，水谷精微各行其道。生白术苦甘温，健脾益气，《雷公炮制药性解》曰："白术甘而除湿，为脾家要药。"《本草经解》曰："脾者为胃行其津液者也，脾湿，则失其健运之性而食不消矣。术性温益阳，则脾健而食消也。"张教授运用于治疗便秘，少则 30～60g，重则 60～120g。枳实辛苦酸温，破气消积，《长沙药解》曰其"泻痞满而去湿，消陈腐而还清"。枳实可通过促进胃泌素、血浆乙酰胆碱、胃动素的分泌和抑制血管活性肽的分泌，促进胃肠运动；通过上调 5-羟色胺受体 4 和神经丝蛋白 H 的表达，促进神经丝生长，改善肠道动力。脾气虚弱，运化失调，湿气内生，湿阻气机，气机不畅，脾虚湿阻，此时应以行气导滞为要，不可一味地祛湿，临证常选用枳实、槟榔、厚朴、木香等疏理肠道滞气，使胃肠气机通畅，以助排便。枳实破气消积滞，调气机；木香温和芳香，行肝散滞和胃，能于脾中行阳，调扶脾之气机舒展，且木香温燥，气温不寒，调气而不散气；槟榔苦辛降泄，破气导滞，下气降逆而除胀满，兼能泻下通便；厚朴苦辛温，下气除满，温中燥湿。

（2）调肝理气论治便秘

肝气郁滞之便秘归于气秘。张教授认为，气秘不可妄用导泻之法，当以调畅气机为要。治以疏肝理气通便，常选用柴胡、香附、陈皮、枳实、白芍、甘草等。用柴胡和香附疏肝郁、行气机，陈皮和枳实消积行气除胀满，白芍和甘草养血柔肝。诸药合用，调理肝脾气机，使气机通畅，升降合宜。

肝血亏虚，重在血虚。脾主生血，肝主藏血，脾失健运，血化乏源，则肝血不足；肝藏血，肾藏精，精血俱属于阴，肾精与肝血相互资生，相互转化。张教授主张在治疗肝血亏虚时，注重培土生木、滋水涵木，需养肝健脾补肾俱行，临床常以四物汤加减，常选用生地黄、当归、白芍、麦冬、火麻仁、郁李仁等。生地黄、麦冬养阴增液，濡润肠燥。脾胃运化水谷精微生成津血，津血互生，故血虚易致津少，津枯而致血燥。本病发生时，易同时伴见气虚、气滞、血虚之证，故在此基础上，选用当归、白芍、火麻仁、郁李仁配伍。《本草备药》指出，当归能"润燥滑肠"；白芍养血柔肝和营；火麻仁、郁李仁均含丰富油脂，有滋润之性。诸药合用，共同起到补血养血、生津润肠之效。

肝主升，肝火一起，气机逆乱，大肠下行之气受扰；加之火灼津液，大便燥结之态即成，必成大便秘结的病机变化。针对肝火内盛，陈士铎在《辨证录·大便闭结门》中对治则进行了精辟的阐述："人以为火之作祟，亦知肝火之故乎。……火多而水有不涸乎，水涸而大肠安得不闭结哉？故欲开大肠之闭，必先泻肝木之火，则肝气自平，自能转输大肠。"张教授临证多以清肝泻火，降气通便为原则组方，常选用柴胡、栀子、黄连、黄芩、大黄等。柴胡直入肝经，疏肝郁以达泻热；佐黄芩、黄连、栀子同用，清泻三焦火，从而达到清肝泻火通便目的；用少量大黄通腑泻下，然需便通即止，以防苦寒败胃，顾护脾胃正气。

（3）安脑神畅情志论治便秘

胃肠道疾病与情志及脑神功能密切相关，相互影响。张教授认为，便秘患者常伴有不同程度的精神心理异常，精神心理异常也常诱发或加重便秘，故在治疗便秘时兼顾安脑神，畅情志，具有增效作用。对于便秘伴有情志异常者，加用疏肝解郁安神药物，在调节肠道动力的同时，也可起到安脑神、畅情志的作用。常用药有柴胡、白芍、柏子仁、合欢皮、酸枣仁、香附、绿萼梅等。柴胡疏肝解郁，促进肠道动力，调畅情志；白芍可养血柔肝，泻肝热以补脾阴。二者配伍，白芍酸敛加之柴胡辛散，相互依赖、促进、制约，疏肝解郁，行气行水行血，调畅全身气机。柏子仁味甘质润，药性平和，具养心安神之功效；酸枣仁甘酸性平，补养肝血，宁心安神。两者皆味甘性平，具养心安神之效，且均质润多脂，能润肠通便而治疗肠燥便秘，常相须为用。合欢皮味甘，性平，平肝解郁，宁心安神，《本草汇言》云"合欢皮，甘温平补，有开达五神，消除五志之妙应也"，是调节情志异常的常用药。绿萼梅平肝和胃、调畅气机。香附为疏肝解郁要药，可理气宽中。上述方药，均可因人制宜，随症加减。

（4）活血化瘀助通便

《辨证录·大便秘结门》有曰："人有大便闭结不通，手按之痛甚欲死，心中烦躁，坐卧不宁，似乎有火。然小便又复清长，人以为有硬屎留于肠中也，谁知有蓄血不散乎？夫蓄血之症，伤寒多有之，今其人并不感风寒之邪，何亦有蓄血之病？不知人之气血，无刻不流通于经络之中，一有怫抑，则气即郁塞不能，血即停住不散，遂遏于皮肤而为痈，留于肠胃而成痛，搏结成块，阻住传化之机，隔断糟粕之路，大肠因而不通矣。治法宜通大肠，佐之逐秽之味，然而草木之药，可通无形之结，不能通有形之结也。血乃有形之物，必得有形相制之物，始能入其中而散其结。方用抵当汤治之。"便秘日久，通常出现舌质黯淡或紫黯等血瘀表现，此时给予活血化瘀治疗，可以助气滞通，津液复，而促进排便。但活血化瘀法要结合其他治法，单独应用则作用有限，包括益气活血通便、滋阴活血润肠、温通活血开秘等，常用药物如当归、川牛膝、丹参、桃仁、红花、生地、赤芍、莪术等。

（四）功能性腹胀

功能性腹胀（functional abdominal bloating，FB）是临床上较常见的功能性胃肠疾病，是指反复发作的腹部胀满感、压迫感或者气体堵胀感（功能性腹胀），和（或）可观测到（客观的）腹围增大（功能性腹部膨胀），无胃肠道器质性或其他功能性胃肠病变。常伴有纳差、嗳气、肠鸣、排气增多等症，具有反复发作和迁延难愈的特点。长期慢性腹胀，易引起患者焦虑、抑郁情绪，严重影响患者生活质量。FB 的发病率较高，任何年龄段均可发病，且女性患者居多。随着现代生活方式和饮食结构的改变，FB 的发病率日益升高，在普通人群中受腹胀症状影响的人数高达 30%。功能性腹胀病因复杂，发病机制尚不清楚，目前认为可能与肠道气体堆积、食物不耐受、肠道液体潴留、腹壁肌肉薄弱、内脏感觉动力功能异常及心理因素等多种因素有关。功能性腹胀属中医学的"胀满""痞满""聚证"等范畴，病位在胃肠，但与脑肝脾关系密切。

1. 总体辨证思路

功能性腹胀属中医"腹胀"范畴，引起腹胀的病因众多，但与脾虚失运、肝失疏泄、脑失主神导致的脾胃功能失调，气机升降失司关系最为密切。脑肝脾功能失调是形成腹胀的基本病机。脾胃为人体后天之本，仓廪之官，脾主运化以升为健，胃主受纳以降为宜，相互配合，共同完成水谷的消化吸收和精微的输布。若禀赋不足，后天失养，致脾胃虚弱，使运化纳谷无力，则可见纳呆食少、时而腹胀等症。肝为将军之官，性喜条达，肝气疏泄正常，可助脾胃运化。若肝气郁结，肝失条达，则影响脾气升发，出现精神抑郁、胸胁满闷、食少腹胀等肝脾不和之证；若肝气横逆，乘犯脾土，土受木制，气化失司，则可见腹胀纳呆、肠鸣矢气等症。脑为髓海、元神之府，与心共主神明，共同主宰五脏六腑的生命活动，且与情志密切相关。情志致病，气机郁结不畅，则影响"脑主神明"，致情志异常愈加严重。若脑神失养，统摄无权，则脾胃运化受纳功能下降。本病病变部位主要在中焦，以脾胃为中心，涉及肝、肾、肺、脑和大肠。本病初期，正盛邪轻，郁、滞相兼；中期正盛邪实，正邪相争，气郁化热，气滞血瘀，热、滞、瘀相互兼夹；后期正虚邪衰，多以脾胃气虚为主。

2. 分病辨证思路

（1）立足脑肝脾

五脏六腑有病，皆可出现腹胀。张教授认为，这与脑肝脾关系最为密切，多因脾虚不运，肝失条达，脑神失养。李东垣认为，腹胀为脾胃虚弱所致，如《兰室秘藏》说"皆由脾胃之气虚弱，不能运化精微而致水谷聚而不散而成胀满"。脾主运化水谷，输布精微离不开肝之疏泄，而肝气疏泄功能的正常又离不开脾精之供给，故肝气的疏泄与脾胃的消化吸收息息相关，故有"见肝之病，知肝传脾，当先实脾"之说。如肝气郁结可致木不疏土，则成肝脾不和之证；若肝气疏泄太过，又可横逆犯脾；肝郁化火，又可肝火犯胃，而成肝胃不和。脾失健运之职，化湿无力，可致湿浊内生，进而妨碍肝气的条达，则为脾病及肝，即所谓"见脾之病，当以疏肝"。脑为神明之枢，主宰五脏六腑生命活动，与情志密切相关。脑主神的功能依赖脾胃化生的水谷精微濡养以及气机升降运动，亦依赖于肝疏泄功能的调畅。若脾虚不运，肝疏泄无度，以致脑神失养，继而脾胃升降不畅，中气壅阻不通而出现腹胀、痞满等症。以上脑肝脾运化调理的失常，均可出现明显的腹胀，故治肝病不忘健脾，治脾病勿忘疏肝，兼安脑神，调和脑肝脾为治疗腹胀之中心环节。

（2）辨明虚和实

腹胀辨证治疗，还应辨明虚实，以达病证之所在。虚证腹胀主要为脾胃功能虚弱，运化无力所致。如《素问·调经论》

云："饮食劳倦，损伤脾胃，始受热中，末传寒中，皆由脾胃之气虚弱，不能运化精微而制水谷，聚而不散而成胀满。"其中脾气虚弱，运化无力，气滞于中而作腹胀者，以朝宽暮急、食后反胀、形体瘦弱为临床特点。实证所致腹胀，一般为气滞、湿阻、食积等因所致。王肯堂《证治准绳》中说："其脏腑之气本盛，被邪填塞不行者为实。其气本不足，因邪所壅者为虚。实者祛之，虚者补之。"实证所致腹胀，可因七情郁结，气道壅塞，上不得升，下不得降，塞滞于中而作胀；或因湿阻中焦，气机不畅而致胀，多见脘腹胀满、困倦乏力、肢体困重等；或因食积内停，阻滞中焦而致腹胀。

（3）区分寒与热

张景岳总结气之为胀，有气热而胀（诸腹胀大皆属于热也）、气寒而胀（胃中寒则䐜胀，脏寒生满病）。腹胀因寒热之别，故治法宜灵活掌握。一般而言，寒胀多，热胀少。因人身之气，热则流通，寒则凝结，凝结则胀生焉。寒胀因脾胃虚寒者，由于脾阳不运，中焦寒凝，升降失常，胀满不舒。热胀多以湿热为患，万密斋在《伤寒杂病保命歌括》中指出："夫胃为水谷之所聚，脾不能腐熟变化，蓄积于中，郁而为热，热则生湿，遂成胀满之证。"其症见腹胀胁满，口苦。

3. 辨证选方用药

本病病位在中焦，以脾胃为中心，涉及肝、肾、肺、脑和大肠。其基本病机，分为虚实两端。虚者多为气虚致脏腑失养，水湿内蕴，气机停滞；或阴津亏虚，致肠道失润，腑气不通。实者多为肝气郁结、脾胃湿热，或饮食停滞，致气机不和，通降失常。亦有虚实夹杂者，致脾胃失和，运化失司，气机升降失常。

（1）寒湿困脾证

临床表现：腹满而胀，饮食乏味，口淡，口水较多，胸闷心烦，身重困倦，腹痛而泻，舌苔白腻，脉濡缓。

治法：散寒化湿，理气消胀。

主方：厚朴温中汤（《内外伤辨惑论》）或藿香正气散（《太平惠民和剂局方》）加减。

主要药物：苍术、厚朴、白芷、陈皮、藿香、苏梗、白术、茯苓、桂枝、木香、枳壳等。

加减：气滞不舒者，加香附；腹胀便溏者，加薏仁米、白扁豆；腹胀食滞者，加麦芽、神曲。

（2）湿热蕴脾证

临床表现：腹满易胀，头身困重，胸闷心烦，口苦口黏，渴不欲饮，腹泻下痢，小便黄赤，舌质红，舌苔黄腻，脉滑数。

治法：清热燥湿，理气消胀。

主方：连朴饮（《霍乱论》）或中满分消丸（《兰室秘藏》）。

主要药物：黄连、黄柏、当归、木香、厚朴、枳实、陈皮、泽泻、猪苓、炒白芍等。

加减：湿热身黄明显者，加金钱草、郁金；兼有瘀血者，加赤芍、丹参。

（3）饮食停滞证

临床表现：腹满腹胀而痛，嗳腐吞酸，矢气而臭秽，恶食恶心，肠鸣而泻、形如败卵，舌质淡，苔厚腻，脉滑数。

治法：消食除积，导滞和中。

主方：保和丸（《丹溪心法》）。

主要药物：茯苓、半夏、陈皮、连翘、莱菔子、神曲、山楂。

加减：口苦明显者，加黄连；腹胀明显者，加枳壳。

（4）肝郁气滞证

临床表现：腹胀连胁，怒则加重；口苦咽干，或呕恶，呃逆或嗳气，纳差；舌质红，苔白，脉弦。

治法：疏肝解郁，理气除胀。

主方：柴胡疏肝散（《景岳全书》）。

主要药物：柴胡、白芍、枳壳、川芎、香附、白术、陈皮等。

加减：肝郁气滞者，加郁金、木香；腹胀嗳气明显者，加旋覆花、苏梗；气滞湿阻者，加砂仁、木香。

（5）脾胃虚弱证

临床表现：腹胀时轻时重、喜按，纳差，神疲，腹泻，伴头晕、心悸、四肢困重，舌质淡胖，苔薄白，脉细弱。

治法：健脾和胃，温中除胀。

主方：香砂六君子汤（《医方集解》）。

主要药物：党参、白术、茯苓、半夏、陈皮、木香、砂仁。

加减：腹胀伴中寒明显者，加高良姜；兼气滞不舒者，加香附；大便溏稀者，加薏仁米、白扁豆。

（6）脾肾阳虚证

临床表现：腹胀不甚，时胀时减，按之柔软，或虽胀不痛，得暖则减，遇寒加重；神疲怯寒，肢冷，腰膝酸软；舌质淡，舌体胖有齿痕，脉沉迟。

治法：温肾健脾，益火补土。

主方：桂附理中汤（《证治宝鉴》）。

主要药物：肉桂、附片、党参、炮姜、炒白术、炙甘草。

加减：脐冷腹胀甚者，加乌药；兼有腹痛者，加香附、乌药；便溏者，加肉豆蔻、薏仁米。

4.辨治用药经验

（1）调理肝脾气机

张教授认为，此类患者多脾虚不运，肝失条达。治疗上多采取益气健脾、疏肝条达之法，常以柴胡疏肝散和四君子汤加减。常用柴胡、党参、白术、枳实、香附、白芍、陈皮、鸡内金、甘草等药。柴胡苦辛而入肝胆，功擅条达肝气而疏郁结；香附味辛入肝，长于疏肝行气。两药合用，疏肝解郁行气。党参甘平，补中益气，健脾益肺；白术苦甘气和，偏守中焦之气，健脾为主。两药共用，以健脾益气和胃。陈皮理气行滞而和胃；白芍柔肝养血，缓解止痛；鸡内金甘平，健胃消食，涩精止遗，尤善化积滞，不但消脾胃之积，脏腑何处之积均可消之；甘草调和药性，且与白芍相合，则增缓解止痛之功。气虚明显者，加用黄芪、黄精；若湿重者，加用厚朴、苍术；热重者，加用栀子；便溏者，加用茯苓、薏苡仁；腹胀痛者，加用延胡索；阴虚内热者，加用玄参、麦冬。

（2）虚实分证论治

①虚证腹胀：治以异功散。该方取四君子汤之益气健脾之功，加入陈皮理气和胃化滞。凡素体虚弱所致之腹胀皆可服用，以奏健脾益气、行气消滞之效。

若腹胀伴见神疲乏力、气短懒言、头晕倦怠、脘腹坠胀者，多为脾气亏虚，升举无力，中气下陷所致。此时宜选用补中益气汤主之。方中黄芪、党参、白术、炙甘草鼓舞脾胃清阳之气，当归、白芍益阴养血，升麻、柴胡协助参芪升举清阳，陈皮行气和胃化滞。治疗中需注意守方，盖脾胃虚弱多由先天不足和久病失调发展而来，不能因暂时无效而放弃。

对年老体弱，久病体虚之腹胀者，治疗中需注意用药不能一味地峻补，以防气机壅滞。宜缓治取效，补而毋滞，方能达到不治胀而胀自除之功。注意不可滥用破气之品，使本以虚弱之脾胃愈加羸弱，腹胀更甚。

②实证腹胀：治以祛邪为主。

如因七情郁结，气道壅塞，上不得升，下不得降，塞滞于中而作胀者，须用疏肝解郁、行气散结之方治之。常用柴胡、香附、郁金、枳实、厚朴、白术、半夏、陈皮等，有解郁行气、理中消胀之效。

如因湿阻中焦而致胀者，常见脘腹胀满、困倦乏力、肢体困重等症，乃因湿阻中焦，气机不畅所致。多以平胃散加减治之，可加用砂仁、木香以芳香醒脾行气。

对食积内停所致腹胀者，宜消食导滞、行气和胃而除胀。方多选用保和丸治之，以消食化滞，理气和胃消胀。

（3）寒热灵活辨治

寒胀因脾胃虚寒者，宜温中健脾。选用附子理中汤加减，使脾阳得运，中寒自去，升降复常，胀满自消。若命门火衰致中焦虚寒者，应脾肾同调，酌加肉桂、补骨脂等品。

热胀多以湿热为患，宜选用大柴胡汤加减治之，以泻下热结，行气消积除满。若胸腹胀满较甚者，可加郁金、木香以行气理滞；热结较重者，加用茵陈、栀子以清热化湿。

（五）常用对药

1. 调肝

肝主疏泄，调节气机，调畅情志。肝病者，多情志抑郁，胸胁或腹部胀满，喜太息；情志不遂，肝失条达，横乘脾土，多见腹痛欲泻，泻后痛减，多由情志变动诱发。张教授临证常用调肝对药，调畅气机，调和脾胃。

（1）疏肝对药

肝气郁滞者，疏肝为法。

①柴胡配白芍：疏柔肝气，安和五脏。柴胡长于疏肝，条达肝气，宣畅气血；白芍补血养血柔肝。二药刚柔相济，疏不耗肝阴，柔养不碍滞，奏疏养肝气之效。

②香附配苏梗：香附辛散肝气郁滞，可宣畅十二经气分，兼可入血分，尤擅疏肝解郁，行气止痛；苏梗偏走气分，擅长疏肝解郁，行气宽中，能使郁滞上下宣行。二药合用，善疏肝调肝胃气滞，气血并调而解郁止痛。

③香橼配佛手：香橼既能理气宽中，又有化痰之效；佛手功效近似香橼，而清香之气尤胜，止呕之力较强，有和中理气、醒脾和胃之功。二药配伍，理气止痛，尤适用于肝胃气机郁滞者。

④陈皮配青皮：肝郁多影响脾胃功能，致脾胃亏虚，当疏肝健脾。陈皮健脾行气，燥湿化痰；青皮性偏猛烈，长于疏肝破气、消积化滞。二药合用，更增调肝和脾胃、消积滞之功。

（2）清肝对药

肝经有热者，清肝为法，以黄连配香附。黄连清心火泻肝热，香附疏肝解郁。二药合用，清疏并用，寒不郁遏，疏不助火，相辅相成，共奏疏肝行气、清泄肝火之功。

（3）养肝对药

肝血虚者，养肝为法，以当归配白芍。当归补血活血；白芍养血柔肝，缓急迫。二药合用，养肝柔肝平肝气缓急迫，柔养中行气血祛瘀滞。

（4）柔肝对药

以香附配白芍。香附疏肝理气；白芍养阴柔肝；缓急止痛。

两药合用，一调肝用，一养肝体，共奏疏肝开结、柔肝缓急之功。

2. 调脾

脾为后天之本，脾主运化水谷精微和运化水湿。脾病者，多腹胀纳少，大便溏薄，神疲乏力。张教授临证常用理脾对药，健脾益气祛湿以恢复脾脏功能。

（1）补脾气对药

①黄芪（或党参）配白术：黄芪补脾肺之气，健脾利水；白术健脾运湿，补脾益气。二药合用，补脾气以利水，运脾气以行水，升脾气以降水。

②党参配茯苓：党参补气健脾，偏于补中；配甘淡之茯苓，不仅助党参补脾，且通过茯苓甘淡渗湿，使党参更能发挥补益脾气的作用。

（2）温脾阳对药

脾胃虚寒者，以健脾温阳散寒为法。

①桂枝配茯苓：桂枝温阳化气利水，茯苓补益心脾。二药合用，温阳化气，健脾利水。

②肉豆蔻配补骨脂：肉豆蔻味辛气香，温脾涩肠，调气消胀；补骨脂温补肾阳，补火生土，偏治脾肾虚寒。二药合用，一涩一温，脾肾双补。

（3）升脾气对药

补中益气，升举阳气之法，以党参配升麻。党参补脾胃之气，升麻升清气，二药补益升运并施，共奏益气升清降浊之功。

（4）醒脾困对药

①陈皮配泽泻：陈皮理气健脾化湿，泽泻甘淡渗湿。二药合用，理气健脾，渗湿利水，气行湿化，则脾健水行，诸症

渐退。

②佩兰配砂仁：佩兰气味芳香，化湿悦脾，理气之功为胜；砂仁香浓气浊，燥湿之性更强，有化湿醒脾、行气宽中之效。二药配伍，芳香悦脾。

（5）滋脾阴对药

张教授指出，脾有气、有阴，脾阴不足者，与胃阴虚症状类似，以滋润脾阴为法。

①沙参配党参：沙参甘微寒，养胃生津；党参甘平，补气健脾胃。二药合用，寒温适宜，既健脾补气，又益胃生津。

②石斛配天花粉：石斛除胃中虚热，清中有补，补中有清；天花粉甘凉，益胃生津。二药合用，偏于入胃，养阴生津。

3. 调脑

脑为髓海、元神之府，与心共主神明，共同主宰五脏六腑的生命活动，且与情志密切相关。脑神失养者，多情志失调，焦虑不安，心神不安，健忘失眠。张教授临证常用调心、安神、补肾对药以恢复脑神。

（1）清心安神

①百合配生地黄：百合润养心阴安心神，生地黄滋阴清热养血润燥。二药合用，润养中有清心但不苦寒，润肺益心阴安心神之功亦增。

②丹参配酸枣仁：丹参养血活血，清心除烦安心神；枣仁养心血安心神。二药清养与活血并用，不腻滞不镇遏，相辅相成，共奏养血活血、清心除烦安心神之功。

（2）补心安神

①茯苓配茯神：茯苓甘平，功专益脾宁心；茯神甘平，善走心经而宁心安神。二药合用，协同为用，通心气于肾，令水

火既济，心肾相交而宁心安神。

②酸枣仁配柏子仁：酸枣仁养心阴，益肝血，清肝胆虚热而宁心安神；柏子仁养心气，润肾燥，益智宁神。二药合用，相得益彰，宁心安神。

（3）补肾健脑安神

①莲子配山药：二药均甘平而具有涩性，入脾、肾经，都能补益脾肾而涩肠固下。莲子能养心安神；山药助五脏，强筋骨，长志安神。二药合用，脾肾俱补，安神养心。

②五味子配补骨脂：五味子补益心肾，又能宁心安神；补骨脂辛温，长于补肾助阳，温脾止泻。二药合用，既可温肾暖脾，亦可益精安神。

4. 祛湿

脾胃运化功能失常，水液不能正常输布，产生湿、痰、饮等病理产物；脾喜燥恶湿，湿邪侵犯人体，常先困脾，无论感受外界水湿之邪，还是水湿内停，均会影响脾胃的功能。湿邪阻滞气机，导致脾胃气机升降失常，出现脘痞腹胀、大便不畅；湿邪困阻脾阳，运化无权，水湿停聚，发为泄泻；湿性重浊黏滞，则舌苔黏腻、大便溏黏不爽。因此，张教授在脾胃病治疗中尤其重视祛湿对药的运用。

（1）健脾利湿

①白术配苍术：白术补多于散，以补脾健运为主；苍术散多于补，以燥湿运脾为主。二药合用，补脾与燥湿并用，相辅相成，共奏健脾以运湿，并行表里水湿之功。

②焦白术配焦薏苡仁：白术偏于燥湿以健脾，焦白术燥性有所减弱，健脾补气；薏苡仁偏于渗湿以燥脾，焦薏苡仁健脾除湿。两药合用，健脾祛湿以止泄泻。

（2）芳香化湿

①藿香配佩兰：二药均能芳香化湿。藿香擅长和中止呕，佩兰则擅长治疗脾经湿热所致口中甜腻。对于湿阻中焦，脾阳不升，浊阴不降者，藿香配佩兰芳香化浊，醒脾化湿。

②砂仁配白豆蔻：二药气味芬芳，均可化湿行气，温中止呕。砂仁化湿行气之力偏中下焦，温中重在脾，且善止泄；白豆蔻化湿行气之力偏中上焦，温中偏在胃，且更善止呕，尤以胃寒湿阻气滞的呕吐为宜。

（3）清热燥湿，以黄芩配黄连

黄芩善清中上焦湿热，黄连善清中焦脾胃湿热。二药相较，黄连清热燥湿之力大于黄芩，二者协同应用以增强清利脾胃湿热的作用。

（4）温化寒湿，以草豆蔻配厚朴

草豆蔻燥湿健脾，温中止痛，和胃止呕；厚朴行气化浊，温中止痛，消胀除满。二药合用，温中止痛、散寒除湿降逆的功效显著，适用于寒湿困脾所致的脘腹疼痛、呕吐纳呆等。

5. 化瘀

脾胃居中焦，为气血生化之源，气机升降之枢，属多气多血之府。脾胃气血调和，升降相因，则脾气健运，胃气顺畅。气血不和，可致血脉瘀滞，从而影响胃之和降、脾之健运。脾胃病中的瘀既有气机郁滞之瘀，也有气血亏虚之瘀。张教授临证常用化瘀对药治疗脾胃病。

（1）调肝理气化瘀对药

对于肝郁气滞血瘀者，治以疏肝理气化瘀为法。

①丹参配川芎：丹参活血化瘀，清心除烦；川芎活血化瘀，行气解郁。二药合用，活血化瘀与行气止痛并用。

②丹参配郁金：丹参活血化瘀，祛瘀生新，改善肝脏血行；郁金行气解郁，活血祛瘀，疏肝利胆。二药合用，活血祛瘀，疏肝行气解郁。

（2）益气健脾化瘀对药

对于气虚行血无力为瘀者，益气健脾化瘀为法。

①黄芪配当归：黄芪补脾肺之气，以益生血之源；当归养心肝之血，以补血活血。二药合用，可增强益气生血的作用，补气生血而不滞血，养血活血而不伤血。

②党参配三七：党参甘平，长于补脾养胃，健运中气，补气力强；三七长于化瘀止血，具有止血不留瘀、行血不伤新的优点。两药配伍，一补一散，相辅相成，补而不滞，散而不耗，共奏益气活血、化瘀止痛之功。

四、医案分享

1. 肠易激综合征案

崔某，女，42岁。2018年11月9日首诊。

主诉：腹痛伴腹泻间作2年余，加重3个月。

现病史：患者2年前因感冒服用消炎药后，间断出现腹泻，后每于精神紧张、受凉后诱发，大便日行3～7次，粪质稀薄不成形，排便前伴有腹痛腹胀。当时未予重视，后上述症状间断发作，在当地医院就诊后，完善胃肠镜检查未见明显异常，诊为肠易激综合征。近3个月来，腹痛伴腹泻症状频繁发作，遂来求诊。现症见腹泻每日3～5次，大便不成形，严重时呈水样便，便前腹部胀满疼痛，便后痛减；伴有肠鸣，疲倦乏力，急躁易怒，纳差，眠差。舌淡，苔白腻，脉弦细。辅助检查：胃肠镜未见明显异常，血常规、便常规未见异常。

西医诊断：腹泻型肠易激综合征。

中医诊断：泄泻，腹痛。

中医辨证：肝郁脾虚，湿邪留滞证。

治法：抑肝扶脾，行气化湿。

方药：炙黄芪15g，炒白术15g，茯苓10g，陈皮10g，防风10g，白芍15g，绿萼梅9g，白扁豆15g，莲子肉10g，益智仁10g，延胡索10g，炙甘草6g。

二诊：上方服用14剂后，腹痛减轻，大便每日2～3次、质地较前成形，饮食改善，但仍感腹部胀满。上方去延胡索；加八月札10g，佛手10g，疏肝理气解郁。

三诊：上方服用14剂，症状缓解明显，心情较前愉悦，大便基本每日1～2次、质可，但仍感乏力倦怠。上方加量至茯苓15g，山药25g。

三诊后未再复诊，电话询问回复：偶有因情绪及受凉引起症状反复，但程度较轻，不影响工作、生活。嘱保持心情愉悦，适当运动。

【按语】张教授治疗腹泻型肠易激综合征，强调脑肝脾在病机中的关键地位。泄泻之本，无不由于脾胃，脾胃为后天之本。患者平素情志不畅，感冒后服用消炎药，消炎药相当于苦寒之品，苦寒损伤脾胃，土虚木乘，升降失职，清浊不分，下趋肠道而成痛泻。肝之疏泄与脾之运化皆受脑神调控，若情志失常致脑神失养，则气机升降出入及运化水谷精微失常，加重情志或胃肠症状。对肠易激综合征的患者，以痛泻为主者，治疗多围绕疏肝健脾、调畅情志为主。治疗选方以痛泻要方和参苓白术散为底方，疏肝理气，健脾祛湿，和中安神，以顾护脾胃为本。方中炙黄芪、炒白术、茯苓、莲子肉健脾补虚；白扁豆、陈皮健脾理气祛湿；白芍、绿萼梅疏肝理气，安神解郁；莲子肉、益智仁同归脾肾经，补脾止泻，益肾养心宁神；防风升清止泻，延胡索行气止痛，甘草调中。共奏抑肝扶脾，祛湿止泻，和中安神之功。二诊时，患者症状改善，脾胃之气渐复，肝郁之结仍存，加八月札、佛手疏肝解郁，行滞和中。此后患者脾胃气机升降有序、运化输布功能如常，肝气舒畅，情志和缓，诸症缓解。在治疗过程中，张教授嘱患者注意生活调理，如注意饮食、调畅情绪、放松心情，从而使药物治疗与生活调理相协调。

2. 功能性腹泻案

于某，女，35 岁。2018 年 10 月 8 日首诊。

主诉：腹泻 3 年。

现病史：患者 3 年前无明显诱因出现腹泻，无明显腹痛。近 3 年腹泻反复发作，劳累后加重。平素情绪不佳，自述好管闲事，嗜食生冷，进凉食及劳累后易腹泻，大便日 5～6 次，糊状便；伴肠鸣，眠差，怕冷，咽中常有不适感。舌红、边有齿痕，苔白腻，脉弦滑。辅助检查：胃肠镜未显示异常。

西医诊断：功能性腹泻。

中医诊断：泄泻。

中医辨证：脾虚气滞，寒湿中阻证。

治法：健脾疏肝，理气化湿。

方药：党参 25g，炒白术 15g，苍术 10g，薏苡仁 25g，茯苓 10g，山药 10g，莲子肉 10g，砂仁 6g，柴胡 10g，白芍 15g，香附 10g，百合 20g，五味子 10g，佩兰 10g。

二诊：上方服 14 剂，腹泻 1～2 次，肠鸣情况改善。咽中不适，眠差，心烦易怒，舌苔厚，脉弦滑。上方去苍术、佩兰；

加白扁豆 10g，合欢皮 10g。嘱少食油腻，移情易性。

三诊：上方服 14 剂，大便次数减少，基本每天 1 次，偶有不成形；自觉较之前心情大好，每日外出散步 1 小时。

【按语】张教授治疗功能性腹泻强调抓住关键病机，辨清虚实。关键病机为脾虚肝郁湿盛，亦有兼夹。此患者嗜食生冷，损伤脾胃运化功能；再加平素情志不舒，脾气暴躁，肝气郁滞不疏，克犯脾土，以致脾胃虚弱，运化不及，湿滞中阻。治疗以健脾疏肝，理气化湿，和中安神为主。方用参苓白术散加减。党参、白术、茯苓、薏苡仁健脾益气，助土以升木；柴胡、白芍、香附疏肝柔肝行气；砂仁醒脾和胃，化湿行气；苍术、佩兰和中化湿；山药、莲子肉能补脾肾，益气止泻，和中安神；配以五味子补养五脏，固肾益气止泻，又能补益心肾，增强安神之功；百合甘润微寒，预防过燥伤津，宁心安神。诸药合用，补虚泻实，寒热平衡，润燥相济，共奏健脾疏肝、理气化湿、和中安神之功。二诊时，肝气郁滞虽已有所改善，但仍心烦易怒、夜寐不安，且舌苔白厚，脾胃需继续扶持。在原方基础上去苍术、佩兰；加白扁豆以增健脾燥湿之力；配合欢皮以助解郁安神之效。同时，张教授临证时非常重视功能性腹泻患者的情绪调护，从生活方式、饮食习惯均予以指导，常获良效。

3. 功能性便秘案

张某，女，75 岁。2018 年 9 月 10 日首诊。

主诉：大便秘结 20 年。

现病史：患者 20 年前无明显诱因出现大便秘结，3～7 日一行，粪质干结如羊粪，虽有便意，但排出困难；偶伴腹胀腹痛。就诊于当地医院，予番泻叶冲服治疗，症状缓解欠佳，后未系统治疗。2017 年于当地医院查肠镜未见明显异常，考虑功能性便秘，曾口服中药治疗，疗效不显。现症见大便 7 日一行，需清水灌肠辅助通便，便质干结如球，无便意；伴腹胀，肛门有下坠感，口苦明显，口干，口中异味，怕冷，手足凉，不耐生冷。倦怠乏力，食欲不振，眠差，小便可。舌红，苔少，脉弦细。辅助检查：肠镜检查未见异常；下消化道动力监测：模拟排便肛门松弛，余未见明显异常。

西医诊断：功能性便秘。

中医诊断：便秘。

中医辨证：脾虚气滞，燥热津伤证。

治法：健脾理气，生津润肠。

处方：党参 20g，生白术 30g，茯苓 10g，枳实 15g，白芍 25g，肉苁蓉 10g，炒莱菔子 25g，全瓜蒌 20g，当归 20g，玄参 10g，火麻仁 15g，焦槟榔 10g。

二诊：服上方 14 剂。药后 2 天内自主排便 4 次。第 4 天起恢复原状，不知饥饿，余无明显变化。治以健脾益气，养血生津，润肠通便。

党参 30g，生白术 40g，肉苁蓉 15g，全瓜蒌 25g，炒莱菔子 25g，当归 20g，焦槟榔 15g，白芍 25g，杏仁 9g，紫菀 20g，酒大黄 10g，玄参 10g，生地 20g，柏子仁 15g。

嘱晨起喝温热的蜂蜜水，饭后 2 小时内练习排便，将双脚抬高成蹲式。

药后未复诊，电话咨询答复：药后大便 1～2 天 1 次，有自主排便，粪质较前略软。嘱继续服药，同时调整生活方式，改善排便习惯。

【按语】张教授治疗功能性便秘首辨虚实。患者脾气亏虚，运化乏力，生化乏源，肌肉失于濡润，无力推动糟粕下行，糟粕内停，阻滞气机，二者相互加重。患者年老体虚，虽症状主要表现为脾虚气滞，实则阴阳气血俱有亏损，病程日久，燥热内结，伤津耗气，虚实夹杂。治疗健脾益气的同时，兼顾阴阳气血调和。方以党参、白术、茯苓益气健脾，白术生用侧重于健脾通便，全瓜蒌、白芍、当归、火麻仁润肠通便，肉苁蓉补肾助阳、润肠通便，焦槟榔、莱菔子宽肠下气以助枳实导滞通便之功。粪便停留肠道过久，燥热内盛伤津，粪质坚硬，故予玄参清热泻火，生津润肠。诸药合用，共奏健脾益气、补阴助阳、生津润肠之功。一诊药后4天内，症状改善明显。但因患者年老体虚，虚实夹杂，故病情反复。在二诊中进行了加减：去茯苓、火麻仁、枳实，加生地黄补血润肠通便，酒军增强导滞通便之力，味甘质润柏子仁养心安神，润肠通便；杏仁、紫菀入肺经，降逆气，肺与大肠相表里，同时起到提壶揭盖的作用。

4. 功能性腹胀案

唐某，女，33岁。2018年6月11日首诊。

主诉：间断腹部胀满2年余。

现病史：患者2年前因工作压力大、情绪不舒后出现腹部胀满，进食后加重，于当地医院检查肠镜未见明显异常，间断服用胃动力药，症状略有缓解。近2年来腹胀时有发作，每于情志不舒、劳累后发作，进食后加重。现症见腹部胀满，不伴腹痛，情志不遂及进食易加重，头晕，倦怠乏力，易怒，耳鸣，晨起口苦口干，纳少，眠差，多梦，易早醒，大便1～2日一行、质软成形。舌质红、边有齿痕，苔薄白，脉弦滑。

西医诊断：功能性腹胀。

中医诊断：痞满。

中医辨证：肝气犯脾证。

治法：疏肝健脾，行气消胀。

方药：柴胡 10g，党参 15g，白术 15g，茯苓 15g，白芍 15g，枳壳 15g，陈皮 10g，香附 15g，珍珠母 10g，莱菔子 15g，鸡内金 15g，甘草 6g。

二诊：服上方 7 剂后，症状减轻，停药如旧，症状反复，情绪焦虑，纳眠稍差，时有嗳气，大便 1～2 日一行。舌暗红，苔薄白，脉弦滑。上方加厚朴 10g，神曲 15g，小草 10g。

三诊：上方服用 14 剂，患者未诉腹胀，纳寐均可，嘱患者调畅情志。

【按语】张教授治疗功能性腹胀强调抓住关键病机，辨清虚实。本病与脾虚失运、肝失疏泄、脑失主神所致的脾胃功能失调、气机升降失司关系最为密切，脑肝脾功能失调是形成腹胀的基本病机。患者一诊时腹胀满，肝气郁滞较重，治疗当以疏肝健脾为主，方用柴胡疏肝散和四君子汤化裁。柴胡功擅条达肝气而疏郁结；香附长于疏肝行气。两药合用，疏肝解郁行气。党参、白术、茯苓健脾益气和胃；陈皮理气行滞而和胃；白芍柔肝养血缓解止痛；莱菔子、枳壳、鸡内金理气消食化积滞；甘草调和药性，且与白芍相合，则增缓急止痛之功；珍珠母重镇清肝安神。整个处方虚实兼顾，治病求本，升降相得，共奏疏肝理气、健运脾胃、和中安神之功。二诊时，肝脾之郁已有疏解，但患者情绪焦虑，心烦不宁，纳眠差，气机下行受阻，故在原方基础上加厚朴下气除满，炒神曲以增消食和胃之功，小草以助安神之效。情绪之郁非药力所能解，故嘱患者调畅情志，建立战胜疾病的信心。

（汪正芳）

参考文献

［1］Drossman D A.The functional gastrointestinal disorders and the Rome III process［J］.Gastroenterology，2006，130（5）：1377-1390.

［2］DROSSMAN D A，HASLER W L.Rome Ⅳ-functional GI disorders：disorders of gut-brain interaction［J］.Gastroenterol，2016，150（6）：1257-1261.

［3］Drossman D A. 罗马Ⅳ：功能性胃肠病（中文翻译版）［M］.4版.方秀才，侯晓华主译. 北京：科学出版社，2016.

［4］中华医学会消化病学分会胃肠功能性疾病协作组，中华医学会消化病学分会胃肠动学组.2020年中国肠易激综合征专家共识意见［J］. 中华消化杂志，2020，40（12）：803-818.

［5］王谦，朱雁兵，张萌，等.西兰司琼治疗肠易激综合征的疗效观察及机制探讨［J］.中国现代医学杂志，2017，27（18）：102-105.

［6］刘立芬，李稳，杨冬林，等.功能性消化不良与心理、生活事件及生活质量的关联性研究［J］.国际精神病学杂志，2017，44（1）：102-105.

［7］蔡光先，刘柏炎.肝脾相关的现代生物学基础探讨［J］.中华中医药学刊，2010，28（7）：1361-1362.

［8］吴兵，张声生.肠易激综合征腹泻型的证候学研究进展［J］.北京中医，2007（5）：312-314.

［9］张声生，魏玮，杨俭勤.肠易激综合征中医诊疗专家共识意见（2017）［J］.中医杂志，2017，58（18）：1614-1620.

［10］张北华，高蕊，李振华，等.中医药治疗肠易激综合征的专家经验挖掘分析［J］.中国中西医结合杂志，2013，33（6）：757-760.

［11］FOND G，LOUNDOU A，HAMDANI N，et al.Anxiety and depression comorbidities in irritable bowel syndrome（IBS）：a systematic review and meta-analysis［J］.Eur Arch Psychiatry Clin Neurosci，2014，264（8）：651-660.

［12］赵金媛，李朝争，齐有莉，等.固本益肠片联合培菲康治疗功能性腹泻的疗效观察［J］.社区医学杂志，2007，5（1）：18-19.

[13]刘劲松，侯晓华.慢性腹泻与功能性肠病［J］.中国实用内科杂志，2003，23（10）：57.

[14] HYAMS JS，DILORENZO C，SAPS M，et al.Functional Disorders:Children and Adolescent －s［J］.Gastroenterology，2016，pii:S0016-5085（16）：00181-00185.

[15]赵劢，谭至柔.成年人慢性便秘流行病学的研究现状［J］.世界华人消化杂志，2014，22（7）：939-944.

[16]张声生，沈洪，张露，等.便秘中医诊疗专家共识意见（2017）［J］.中医杂志，2017，58（15）：1345-1350.

[17]周强，王玉贤，张声生.张声生中医理脾十法概述［J］.北京中医药，2017，36（5）：442-444.

[18]贾博宜.加味三香汤治疗功能性腹胀疗效及机制的初步研究［D］.北京：北京中医药大学，2016.

[19]徐飞.功能性肠病的远期症状发展及限制乳糖饮食对症状的影响［D］.杭州：浙江中医药大学，2015.

[20]张红英，王进海，李永，等.功能性腹胀发病机制的研究［J］.西安交通大学学报（医学版），2013，34（6）：789-792.

[21] Jiang X，Locke GR 3rd.Prevalence and risk factors for abdominal bloating and visible distention:a population-based study［J］.Gut,2008（57）：756-763.

[22]李乾构，王自立.中医胃肠病学［M］.北京：中国医药科技出版社，1993.

[23]张声生，许文君，陈贞，等.基于随证加减的疏肝健脾法治疗腹泻型肠易激综合征近期和中期疗效评价［J］.首都医科大学学报，2009，30（4）：436-440.

[24]佘颜，邓艳玲，赵先平，等.生白术治疗便秘探析［J］.湖南中医杂志，2016，32（1）：133-135.

[25]杜丽东，雒军，吴国泰，等.当归对血虚便秘模型小鼠结肠水通道蛋白8表达的影响［J］.中国中医药信息杂志，2018，25（7）：44-48.

[26]周强，张声生.论调肝十五法［J］.中医杂志，2015，56（19）：1648-1650.

［27］郑金粟，赵鲁卿，周强，等.张声生运用祛湿药治疗脾胃病的经验［J］.中华中医药杂志，2019，34（6）：2505-2507.

［28］李彦楠，杨丽旋，赵钟辉，等.《2020年中国肠易激综合征专家共识意见》解读［J］.中国临床医生杂志，2021，49（10）：1151-1155.

［29］王玉贤，周强，张声生.脾胃病从瘀论治探析［J］.中国中西医结合消化杂志，2018，26（7）：630-632.

［30］张声生，胡玲，李茹柳.脾虚证中医诊疗专家共识意见（2017）［J］.中医杂志，2017，58（17）：1525-1530.

［31］张声生，陶琳.肝脾不调证中医诊疗专家共识意见（2017）［J］.中医杂志，2017，58（16）：1436-1440.

第八章

平调"肝脾、湿燥、寒热、气血"辨治溃疡性结肠炎

一、疾病特点

溃疡性结肠炎（ulcerative colitis，UC）是一种原因不明的慢性非特异性炎症性肠病，临床表现为持续或反复发作的腹泻、黏液脓血便伴腹痛、里急后重和不同程度的全身症状，病程多在 4～6 周以上，可有皮肤、黏膜、关节、眼、肝胆等肠外表现，其中黏液脓血便是 UC 最常见的症状。UC 最常发生于青壮年期，根据我国资料统计，发病高峰年龄为 20～49 岁，男女性别差异不明显。近 10～20 年来，随着生活水平的不断提高，以及诊断技术的进步，UC 在我国的发病率急剧增高。UC 缺乏诊断的金标准，主要结合临床、实验室检查、影像学检查、内镜和组织病理学表现进行综合分析，在排除感染性和其他非感染性结肠炎的基础上做出诊断。本病目前病因尚不完全明确，难以治愈，容易复发，且具有一定的癌变风险，是公认的消化科疑难病种。目前西医治疗本病，主要包括 5- 氨基水杨酸类、益生菌、糖皮质激素类、免疫抑制剂、生物制剂等药，可以一定程度上诱导缓解，但用药疗程长，易复发，且不良反应较多，临床疗效远不能令人满意。中医文献中虽无 UC 病名，但根据其症状，可以归属于"肠澼""肠风""下利""久痢""休息痢""滞下"等范畴。中医治疗本病,在改善临床症状和预防复发等方面具有一定的特色和优势。张教授临床多从脏腑、寒热和气血角度论治 UC,临床疗效显著。

二、病机认识

中医认为"正气存内,邪不可干",《诸病源候论·痢病诸候》云:"凡痢皆由荣卫不足,肠胃虚弱,冷热之气,乘虚入客于肠间,肠虚则泄,故为痢也。"素体脏腑不足是本病发生的基础。本病病因颇多,但古代医家对于其病因论述无外乎外感、内伤两端,其中外感病因主要是指外感六淫之邪,而内伤病因则主要包括了饮食不节、情志失调等。外感六淫之邪即指风、寒、暑、湿、燥、火,其中以风、寒、湿、火(热)与本病发病关系最为密切。《灵枢·论疾诊尺》中"春伤于风,夏生后泄肠澼",即指出外感风邪是本病的重要诱因。《灵枢·百病始生》中"多寒则肠鸣飧泄",《景岳全书·痢疾》中亦指出此病"以胃弱阳虚而因寒伤脏者"极多,故感受寒邪亦可导致病发。《沈氏尊生书·痢疾源流》中亦言"诸痢,暑湿病也",且《杂病源流犀烛·泄痢源流》指出"是泄虽有风寒热虚之不同,要未有不原于湿者也",因而湿邪致病是本病的主导病因。《素问·至真要大论》有云:"岁少阳在泉,火淫所胜……民病注泄赤白,少腹痛溺赤,甚则血便。"提示火热之邪亦参与了本病的发生。饮食不节是 UC 的重要诱发因素,尤以过食生冷最为常见。《素问·太阴阳明论》曰:"食饮不节,起居不时者,阴受之……阴受之则入五脏……入五脏则膜满闭塞,下为飧泄,久为肠澼。"《景岳全书·痢疾》中言:"因热贪凉者,人之常事也,过食生冷,所以致痢。"《太平惠民和剂局方》中提出:"皆因饮食失调，动伤脾胃，水谷相拌，运化失宜，留而不利，冷热相搏，遂成痢疾。"七情过及可导致本病发生，其中郁怒和忧思关系最为密切。《素问·举痛论》曰："怒则气逆，甚则呕血及飧泄。"《症因脉治》曰："内伤休息痢之因，或因劳心过度，思虑伤脾。"《证治汇补·痢疾》则言本病为"七情乖乱，气不宣通，郁滞肠间"。

张教授认为，本病主要病因病机为素体脾胃虚弱，在外感邪气，或情志失调，或饮食不节，或劳倦过度等因素影响下，可使脏腑功能失调，邪蕴肠道，或从热化或从寒化，阻滞气机，进而导致湿邪、热毒、痰浊、气滞、血瘀等病理产物不断产生，肠膜脉络受损，而下痢脓血。本病多属本虚标实，治不彻底，余邪未尽，导致积滞内伏，遇有上述因素引动伏积，可致反复发作，迁延难愈。脏腑失调、寒热内蕴、气滞血瘀为本病核心病机。（图 8-1）

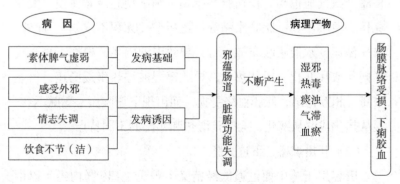

图 8-1 溃疡性结肠炎病因病机示意图

三、诊疗思路

（一）总体辨证思路

1. 辨脏腑，重在肝脾

UC 病位在大肠，与脾、肝、肾、肺等诸脏功能失调相关，但张教授认为其始发病机主要责之脾、肝两脏，临床以辨肝脾为主。

（1）脾虚失健，湿滞内生

《景岳全书》言："若饮食失节，起居不时，以致脾胃受伤，则水反为湿，谷反为滞，精华之气不能输化，乃至合污下降，而泻痢作矣。"脾虚失健是本病重要的发病因素。脾主运化，包括两个方面：一是运化水谷精微，即脾把水谷化为精微，并将精微物质转输至全身；二是运化水液，即脾对水液有吸收、转输和布散的作用。脾虚失健，饮食水谷不得运化而致积滞内生，食滞导致气血郁阻，损伤肠络脂膜，则出现黏液脓血便、大便臭秽、便下不畅、脘腹胀满等，正所谓"无积不成痢"。此外，脾失健运，水液吸收布散失常，导致湿浊内生，根据人身之气不同，或从寒化，或从热化，导致寒湿或湿热壅遏肠道，气血瘀滞，相互搏结，脂膜血络受损，而出现下痢脓血、黏腻不爽。湿从热化或湿从寒化，会兼具湿热和寒湿的不同特点。

（2）肝热炽盛，下迫大肠

唐容川于《中西汇通医经精义》曾论之曰："《内经》以痢属于肝热，故曰'诸呕吐酸，暴注下迫，皆属于热'，下迫与吐酸同言，则知其属于肝热也。仲景于下利后重、便脓血者，亦详于厥阴篇中，是皆以痢属肝热也。"厥阴肝经内寄相火，其气本风，若生发太过，必使风火相煽，形成"火纵其暴……大热消烁，赤沃下"。热邪下迫大肠，灼伤脉络，则出现里急后重、肛门灼热，以及下痢便血、色鲜红；风行肠间，可出现腹痛、肠鸣等症。

（3）肝郁克脾，肝脾失和

《辨证录·卷之七·痢疾门》指出："人有夏秋之间，腹痛作泻，变为痢疾，宛如鱼冻，久则红白相间，此是肝克脾土也。"此类患者常因情志因素诱发大便次数增多，呈稀烂或黏液便，腹痛即泻，泻后痛减，伴腹胀肠鸣；舌质淡红，苔薄白，脉弦或弦细。

2. 辨湿燥

黄元御《四圣心源》曰："医家识燥湿之消长，则仲景之堂奥可阶而升。"之后石寿棠《医原》进一步指出"燥湿为百病之提纲"，张教授临床中常以燥湿为纲辨治UC。

（1）脾失健运则湿

脾位于人体中焦，主运化，在人体水液代谢中起着重要作用。若脾气强健，则运化水液的功能才能正常发挥，方能防止水液在体内异常停滞。如果脾气虚衰，运化水液功能减退，则水液代谢障碍，多余的水液停滞于肠道形成湿浊，湿浊壅遏肠道，气血瘀滞，相互搏结，脂膜血络受损，而出现腹泻或黏液血便、白多赤少或为白冻，同时伴有肢体困倦、食少纳差、神疲懒言等脾气虚症状；舌质淡红，边有齿痕，苔薄白腻，脉细弱或细滑。湿浊蕴肠日久多化热，而出现肛门灼热、里急后重、小便短赤、口干口苦等大肠湿热症状；舌质红，苔黄腻，脉滑。

（2）肾阳不足则湿

脾病日久可伤及肾阳，肾阳为一身阳气之根，阴寒内生，温煦失职，气化失权，多出现久痢不止、白多赤少，或大便稀薄、完谷不化；伴有腰膝酸软、小便清长、夜尿增多等阳虚症状。

（3）热毒炽盛则燥

热属阳邪，阳盛则燥，多见于暴发型重症 UC。毒热之势，性猛烈，故病急骤。热结阳明，津液耗伤，则壮热口渴；热扰心神，为心烦不宁；热毒炽盛，气血瘀滞，肠腑壅塞，浊气不降，见腹痛窘迫、里急后重；热毒互结，灼伤肠络，煎熬血液，可见便下暗红血块，舌红绛，苔黄燥，脉滑数。

（4）阴液不足则燥

久泻伤阴，阴液不足，阴虚则燥，出现大便干结、黏液稠黏、涩下不利，以及心烦口干、形体消瘦；阴虚则火旺，虚火内炽，多伴有腹中热痛绵绵、手足心热，以及舌红少津、少苔或无苔、脉细弱。

3. 辨寒热

UC 的病因病机，多与寒热相关。巢元方《诸病源候论·痢病诸候》中认为："凡痢皆由荣卫不足，肠胃虚弱，冷热之气乘虚客于肠间，虚则泄，故为痢也。""冷热气调，其饮则静，而痢亦休也。肠胃虚弱，易为冷热，其邪气或动或静，故其痢乍发乍止，谓之休息痢也。"指出肠虚为发病之本，次而受冷热之气，故发为痢。临床中寒热之邪又多与湿邪胶着共同致病，同时寒热之邪也可相互交错，表现为寒热错杂。

（1）湿热毒聚，下迫肠道

热邪所致本病，其主要病因病机分为外感和内生两大类：一是外感热邪。痢疾多发于夏秋之交，气候正值热郁湿蒸之际，湿热之邪内侵人体，蕴于肠腑，乃是本病发生的重要因素。《景岳全书·痢疾》说："痢疾之病，多病于夏秋之交，古法相传，皆谓炎暑大行，相火司令，酷热之毒蓄积为痢。"二是内生热邪。过食辛辣肥甘厚腻之品，致中焦运化失常，湿邪内生，郁久化热，进而导致胃肠蕴热。此外，情志过极，亦可化火，导致内生郁热。热毒积滞于肠间，壅滞气血，妨碍传导，肠道脂膜血络受伤，腐败化为脓血而成痢，赤多白少；肠腑气机阻滞而不利，肠中有滞而不通，不通则痛；腹痛而欲大便则里急，大便次数增加、便又不爽则后重，都是大肠通降不利，传导功能失调之故。

（2）阴寒凝滞，伤及脾肾

寒邪所致本病，其主要病因病机分为实寒和虚寒两大类：一是寒湿中阻。过食生冷，寒邪伤及脾胃，脾胃为寒所困，脾不升清，胃不降浊，谷停而为滞，水湿不布，寒湿胶着内蕴肠中，气机阻滞，传导失常，肠道合污而下，故见下痢腹痛、里急后重。寒湿伤于气分，故下痢白多赤少或纯为白冻。寒湿中阻，运化失常，故饮食乏味、胃脘饱闷。脾主肌肉，寒湿困脾，则健运失司，故头身困重。二是虚寒内生。久病伤及阳气，内生阴寒，阴盛阳微。脾胃本虚，寒邪侵淫，阴邪伤阳气；且脾虚易从寒化，脾阳受损，久病可伤及肾阳。肾阳为一身阳气之根，阴寒内生，温煦失职，气化失权，故可有形寒肢冷、腰膝酸软、久痢不止、滑脱不禁等症。

（3）寒遏热积，寒热错杂

寒热病机演变错综复杂，常表现为寒热错杂。初期，因外感风寒，或因饮食生冷而致中焦脾胃少火被遏，积而成热，逼迫于下则为痢。初起即可因寒热之邪共同为病，表现为寒热错杂之证。《医学心悟》中有云："良由积热在中，或为外感风寒所闭，或为饮食生冷所遏，以致火气不得舒伸，逼迫于下，里急而后重也。"后期，本病多以脾胃虚弱为本，脾虚易从寒化而致脾阳虚衰，日久脾阳伤及肾阳，但仍多伴有肠道余热未尽，常表现为寒热错杂证。

4.辨气血

气血是生命之本，气为血帅，血为气母，二者不能分离，生理上相互依存，密不可分；病理上也是相互影响，互为因果。气病及血、血病及气，最终导致气血失和，形成气血同病的复合病机。《内经》记载"血气不和，百病乃变化而生"，气血失和是 UC 主要发病机制。气血失于调畅，邪蕴肠腑，气血搏结，使病理因素"气滞""血瘀"之间相互加重，以致血肉败坏于肠中，积滞不通而致下痢脓血、腹痛等。张教授重视辨气血治疗本病。

（1）辨脓血便以辨气血

临床以脓血便中脓与血之比例多少来判定感邪之寒热，虽有一定道理，但也不尽然。白痢，可因热、因寒、因湿等；赤痢，亦可因寒、因热、因瘀等。若以气血辨证，则可泾渭分明。白痢当属气分，血痢当属血分，赤白痢当属气分发展为血分病变或气分血分同病。

（2）辨腹痛以辨气血

疼痛时轻时重，攻冲走窜，伴脘胁胀满、得矢气而后快，或每因情志变动而疼痛加重，多属气分；疼痛呈刺痛或灼痛拒按，痛处固定不移，多属血分。

（二）分期辨证思路

UC 根据病情，可分为活动期和缓解期，临床表现迥异，且中医病机亦有不同。张教授临床重视分期辨证。

1. 活动期

活动期多属实证，主要病机为湿热蕴肠，气血不调。而重度者以热毒为主，反复难愈者应考虑痰浊血瘀的因素。湿热内蕴于大肠，与气血相搏结，气滞血瘀，肠道传导失司，脂膜血络受伤，从而产生一系列症状；或者患者先天脾胃不足，或因饮食、劳倦、久病等损伤脾胃，脾失健运，水湿停聚，湿郁久化热，湿热流注肠间而致泻痢。可见，湿热蕴肠是本病活动期的主要病理因素。若湿热日久变生热毒或外感热毒，毒热之势性猛，可发为重症。本病病久，邪气愈深，正气益虚，痰浊血瘀等病理产物积聚肠道，则病情反复，经久难愈。

2. 缓解期

缓解期多属虚实夹杂，主要病机为脾虚湿恋，运化失健，脾虚为本；余邪留恋，诸脏失调。部分患者可出现肝郁、肾虚、肺虚、血虚、阴虚和阳虚的临床证候特征，常形成肝脾不和、脾肾两虚、肺脾两虚、阴血亏虚等多个脏腑复合证型。

（三）辨证选方用药

1. 大肠湿热证

主症：腹泻，便下黏液脓血，腹痛，里急后重。

次症：肛门灼热，腹胀，小便短赤，口干，口苦。

舌脉：舌质红，苔黄腻，脉滑。

治法：清热化湿，调气和血。

主方：芍药汤（《素问病机气宜保命集》）。

药物：白芍、黄连、黄芩、木香、炒当归、肉桂、槟榔、生甘草、大黄。

加减：脓血便明显，加白头翁、地锦草、马齿苋等；血便明显，加地榆、槐花、茜草等。

2. 热毒炽盛证

主症：便下脓血或血便、量多次频，腹痛明显，发热。

次症：里急后重，腹胀，口渴，烦躁不安。

舌脉：舌质红，苔黄燥，脉滑数。

治法：清热祛湿，凉血解毒。

主方：白头翁汤（《伤寒论》）。

药物：白头翁、黄连、黄柏、秦皮。

加减：血便频多，加仙鹤草、紫草、槐花、地榆、牡丹皮等；腹痛较甚，加徐长卿、白芍、甘草等；发热者，加金银花、葛根等。

3. 脾虚湿蕴证

主症：黏液脓血便、白多赤少，或为白冻，腹泻便溏、夹有不消化食物，脘腹胀满。

次症：腹部隐痛，肢体困倦，食少纳差，神疲懒言。

舌脉：舌质淡红，边有齿痕，苔薄白腻，脉细弱或细滑。

治法：益气健脾，化湿和中。

主方：参苓白术散（《太平惠民和剂局方》）。

药物：党参、白术、茯苓、甘草、桔梗、莲子肉、白扁豆、砂仁、山药、薏苡仁、陈皮。

加减：大便白冻黏液较多者，加苍术、白芷、仙鹤草等；久泻气陷者，加黄芪、炙升麻、炒柴胡等。

4. 寒热错杂证

主症：下痢稀薄，夹有黏冻，反复发作，肛门灼热，腹痛绵绵。

次症：畏寒怕冷，口渴不欲饮，饥不欲食。

舌脉：舌质红，或舌淡红，苔薄黄，脉弦或细弦。

治法：温中补虚，清热化湿。

主方：乌梅丸（《伤寒论》）。

药物：乌梅、黄连、黄柏、桂枝、干姜、党参、炒当归、制附子等。

加减：大便稀溏，加山药、炒白术等；久泻不止者，加石榴皮、诃子等。

5. 肝郁脾虚证

主症：情绪抑郁或焦虑不安，常因情志因素诱发大便次数增多，大便稀烂或黏液便，腹痛即泻，泻后痛减。

次症：排便不爽，饮食减少，腹胀，肠鸣。

舌脉：舌质淡红，苔薄白，脉弦或弦细。

治法：疏肝理气，健脾化湿。

主方：痛泻要方（《景岳全书》引刘草窗方）合四逆散（《伤寒论》）。

药物：陈皮、白术、白芍、防风、炒柴胡、炒枳实、炙甘草。

加减：腹痛、肠鸣者，加木香、木瓜、乌梅等；腹泻明显者，加党参、茯苓、山药、芡实等。

6. 脾肾阳虚证

主症：久泻不止，大便稀薄、夹有白冻，或伴有完谷不化，甚则滑脱不禁，腹痛喜温喜按。

次症：腹胀，食少纳差，形寒肢冷，腰酸膝软。

舌脉：舌质淡胖或有齿痕，苔薄白润，脉沉细。

治法：健脾补肾，温阳化湿。

主方：附子理中丸（《太平惠民和剂局方》）合四神丸（《证治准绳》）。

药物：制附子、党参、干姜、炒白术、甘草、补骨脂、肉豆蔻、吴茱萸、五味子。

加减：腰酸膝软，加菟丝子、益智仁等；畏寒怕冷，加肉桂等；大便滑脱不禁，加赤石脂、禹余粮等。

7. 阴血亏虚证

主症：便下脓血，反复发作；大便干结，夹有黏液便血，排便不畅；腹中隐隐灼痛。

次症：形体消瘦，口燥咽干，虚烦失眠，五心烦热。

舌脉：舌红少津或舌质淡，少苔或无苔，脉细弱。

治法：滋阴清肠，益气养血。

主方：驻车丸（《备急千金要方》）合四物汤（《太平惠民和剂局方》）。

药物：黄连、阿胶、干姜、当归、地黄、白芍、川芎。

加减：大便干结，加麦冬、玄参、火麻仁等；面色少华，加黄芪、党参等。

（四）中药灌肠论治

中药灌肠有助于较快缓解症状，促进肠黏膜损伤的修复。常用药物有：①清热化湿类，如黄柏、黄连、苦参、白头翁、马齿苋、秦皮等；②收敛护膜类，如诃子、赤石脂、石榴皮、五倍子、乌梅、枯矾等；③生肌敛疮类，如白及、三七、血竭、青黛、儿茶、生黄芪、炉甘石等；④宁络止血类，如地榆、槐花、紫草、紫珠叶、蒲黄、大黄炭、仙鹤草等；⑤清热解毒类，如野菊花、白花蛇舌草、败酱草等。

临床可根据病情需要，选用4～8味中药组成灌肠处方。灌肠液以120～150mL，温度39～40℃，睡前排便后灌肠为宜。可取左侧卧位30分钟，平卧位30分钟，右侧卧位30分钟，然后取舒适体位。灌肠结束后，尽量保留药液 1 小时以上。

四、用药经验

（一）调和脏腑，重在肝脾

1. 健脾祛湿，攻积导滞

（1）补脾益气

《脾胃论》有云："内伤脾胃，百病由生。"UC 本于脾胃虚弱，健脾益气应为治疗大法。张教授临床常使用四君子汤作为健脾的基础方。四君子汤全方温而不燥，最为适宜。临床可将党参易为黄芪为君，用量宜 20～30g。黄芪为健脾补气之圣药，李时珍谓："耆，长也。黄芪色黄，为补者之长。"UC 表现为肠道溃烂之征，可从"内痈"论治，黄芪同时可以生血生肌，排脓内托，为疮痈圣药。泄痢次数多，可用焦白术，健脾之余有收涩之效。此外，山药、芡实、莲子都为常用的健脾之品。但是，UC 活动期湿热壅盛，舌苔黄腻时，切不可过用温补之品，当以去标为先，兼顾脾虚，以防有壅滞化火之弊。同时，"气虚则气必滞"，气虚与气滞常兼夹出现，故应补气与行气并施，方能补而不滞。健脾补益的同时，可加入陈皮、木香等行气之品，通导胃肠之气，避免壅滞。

（2）祛湿止泻

"无湿不成泄"，脾失健运，湿浊内生，祛湿在 UC 的治疗中尤为重要。张教授常用祛湿之法，有清热燥湿、温中燥湿、芳香化湿、淡渗利湿、祛风胜湿等。以口苦、肛门灼热、舌红苔黄腻等湿热表现为主时，选黄连、苦参、黄柏等苦寒清热燥湿之药；以下痢赤白以白为主、形寒肢冷、舌苔白腻等寒湿表现为主时，选肉豆蔻、草豆蔻、苍术等温燥之药。便溏、口淡无味、食少纳呆者，常选藿香、白豆蔻、砂仁等药芳香化湿兼醒脾之效，此类药物大都含挥发成分，宜后下。便下稀薄量多、小便不利者，常选茯苓、薏苡仁、泽泻、车前子等淡渗利湿，将湿邪从小便分消而解。张教授尤喜用车前子，此药有利小便、实大便之功，且能补肾明目，无伤阴之弊。肠鸣腹痛、身体困重、头重如裹者，常选防风、荆芥穗、白芷、羌活等祛风胜湿。此类药物多兼升阳止泻之功，用量不宜大，5～10g 为宜。

（3）攻下消积

脾失健运，积滞内生，《仁斋直指方·痢疾》指出："痢出于积滞。"大肠为腑，以通为用，当人之饮食酸咸甘苦百种之味，杂凑于此，壅而不行，则易为病，治疗当以通为先，荡涤陈莝，使伏积去而正气生。张教授在 UC 初期或发作期标实为主、正气尚足时，常用酒大黄、槟榔、枳实、连翘等攻下消积，可使湿热积滞随大便而下，较之清化法更为迅捷，体现"通因通用"的治则。其中酒大黄最为常用，《本经》言大黄"下瘀血，血闭，寒热，破癥瘕积聚，留饮宿食，荡涤肠胃，推陈致新，通利水谷，调中化食，安和五脏"，酒大黄泻下之力和缓不易伤正气，同时化瘀之力更强。使用下法须果断，《痢疾明辨》云："痢疾初起，乘其元气未伤，宜投峻剂，万不可缓。"如果因胆小而用轻剂，当下不下，可因循误事；同时亦需注意，即使患者素体壮实也不可蛮攻，以免损伤正气，因药致虚，拖延成久痢或休息痢。若久痢阳气亏虚同时积滞内留，可选温脾汤攻下冷积，温补脾阳。本方由四逆汤（姜、附、草）加人参、当归、大黄、芒硝四药所组成。四逆汤功能温脾祛寒，加大黄、芒硝是取其泻下除积，加人参、当归是取其益气养血。全方温通、泻下与补益三法兼备，寓温补于攻下之中，具有温阳以祛寒、攻下不伤正的特点。

2. 清泻肝热，平息肝风

（1）清肝泻热

肝热致痢，清泻肝热最为重要，张教授常用白头翁汤化裁。《痢疾明辨》云："治红痢，主肝血，白头汤，守圭臬。"痢疾用清泄肝热治法源于《伤寒论》，白头翁汤为经典名方。"白头翁无风独摇，有风不动，一茎直上能引肝气上达"，其气辛凉，有透热之妙；秦皮除肝热，入血分。两药并施，一散一收，泻热止痢。黄连、黄柏苦寒燥湿，清热解毒，兼清大肠湿热。肝藏血，热盛传入血分，热毒迫血妄行，同时可加入青黛、丹皮、赤芍、地榆等清肝凉血化瘀。其中地榆尤为常用，《本草新编》云地榆"止热痢，下瘀血，治肠风下血""大肠有火，则新旧皆宜"。需要注意的是，清泻肝热药多苦寒，应中病即止，以免阴寒结于肠胃，张教授常在方中反佐肉桂等辛热药，以中和寒凉之性。同时，痢多发于秋，肺金不清，肝木遏郁，可加黄芩、瓜蒌、川贝等清肺金以疏泄肝木郁遏，助肝火外泄。

（2）平息肝风

UC古有"肠风"之名，即《证治汇补》所谓："或外风从肠胃经络而入害，或内风因肝木过旺而下乘，故曰肠风。"肝风内盛，风行肠间，可致腹痛肠鸣。张教授多用白芍养血柔肝，平肝止痛；同时加入防风、荆芥穗、白芷、蝉蜕等风药，达风木之气，发相火之郁，郁火散而风宁，诸症平矣。

3. 调肝理脾，肝脾同治

肝主疏泄，脾主运化，肝脾密切相关。土得木则达，木得土则荣，两者相互配合，互根互用。《血证论·脏腑病机论》中说："木之性主于疏泄，食气入胃，全赖肝木之气以疏泄之而水谷乃化。"脾胃功能的正常与否，与肝的疏泄功能密切相关。肝失疏泄，致脾失健运，谷停为滞，水聚为湿，水湿内生，日久化热，湿热蕴结肠中，血败肉腐而生脓血便；肝气郁滞，气机失调，可致腹痛。"泻责之脾，痛责之肝"，肝郁克脾可致痛泻并作。肝脾不调，根据脾虚和肝郁偏重不同，张教授选方也有所差别。

（1）补脾泻肝

若脾虚为主，土虚木贼，当健脾为先，脾气得运则肝木不克。张教授常宗王旭高培土泄木之法，用痛泻要方或柴芍六君子汤加减，其中痛泻要方最为常用。《医方集解·和解之剂》介绍本方："此足太阴、厥阴药也。白术苦燥湿，甘补脾，温和中；芍药寒泻肝火，酸敛逆气，缓中止痛；防风辛能散肝，香能舒脾，风能胜湿，为理脾引经要药；陈皮辛能利气，炒香尤能燥湿醒脾，使气行则痛止。数者，皆以泻木而益土也。"久泻者，可加升麻以升阳止泻；腹痛明显者，加延胡索、木香行气止痛；湿浊内蕴者，可合用《丁甘仁家传珍方选》中止泻丸，由茯苓、薄荷、陈仓米、苏梗、藿香、防风组成。

（2）疏肝理脾

若肝郁为主，重在疏理气机，以畅肝用，肝木得疏则不犯中土，方取《伤寒论》之四逆散。方中柴胡升发阳气，疏肝解郁；白芍敛阴养血柔肝，与柴胡合用，以补养肝血，条达肝气，可使柴胡升散而无耗伤阴血之弊。枳实理气解郁，泄热破结；与白芍相配，又能理气和血。甘草调和诸药，益脾和中。泄利下重者，可加薤白以通阳散结；气郁甚者，加香附、郁金、青皮以理气解郁；郁而化热者，加栀子以清热泻火。若气滞肝经，胁下痛不可忍者，可合用《普济本事方》芎葛汤加减，此方由川芎、葛根、桂枝、细辛、枳壳、人参、白芍、麻黄、防风、甘草组成。

（3）疏肝健脾

若肝郁日久，阴血耗伤，肝郁血虚，脾失健运，张教授多用逍遥散疏肝解郁、养血健脾。方中柴胡疏肝解郁，使肝气得以条达；当归养血和血；白芍养血敛阴，柔肝缓急；白术、茯苓健脾祛湿，使运化有权，气血有源；炙甘草益气补中，缓肝之急；加入薄荷少许，疏散郁遏之气，透达肝经郁热；生姜温胃和中。诸药合用，使肝郁得疏，血虚得养，脾弱得复，气血兼顾，体用并调，肝脾同治。情志不畅、心神不宁者，可加入合欢花、珍珠母、龙齿等解郁宁心安神；血虚明显者，可加入熟地等养血。

（二）清化温补，平调寒热

1. 清热除湿，解毒凉血

（1）清热除湿

大肠湿热为 UC 活动期临床最常见的病机，张教授将湿热分为热重于湿和湿重于热两类。热重于湿者，可见下痢赤多、肛门灼热、口干苦等，多选用黄连、黄柏、黄芩、苦参等清热燥湿之品。《本草正义》言："黄连大苦大寒，苦燥湿，寒胜热，能泄降一切有余之湿火……胆胃大小肠之火，无不治之。""黄柏主五脏肠胃中结热，肠痔，止泄痢。"此两药尤为常用。湿重于热者，可见下痢赤白相间、大便黏滞不爽、身体困着等，多选用六一散、泽泻、车前子等清热利湿之品，使湿从小便出，但不可过用分利，以免伤阴。湿热最易阻滞气机，而出现腹痛、里急后重明显，可用槟榔、莱菔子、酒大黄、枳实行气导滞，使湿热从大便而出，药效更速。

（2）清热解毒

若热毒尤甚，热邪下迫大肠，血热妄行而出现便下鲜血、次频量多、腹痛拒按，伴发热等症，张教授多选用白头翁、败酱草、马齿苋、蒲公英、连翘等清热解毒。白头翁尤善清热解毒、凉血止痢，为热毒血痢最常用之药，《本草新编》记载下痢"热毒也，芩、连、栀子不足以解其毒，必用白头翁，以化大肠之热，而又不损脾气之阴，逐瘀积而留津液，实有奇功也"。热毒痢"毒瘀致痢"属中医"内痈"范畴，败酱草、蒲公英、连翘有清热解毒、消肿散结排脓之功，可起到解毒消痈之效。

（3）凉血祛瘀

火热之邪可煎熬血液而成为瘀血，如《古今医统大全》云："血为热所搏结而不行。"临床表现为下痢脓血，以血为主，血色暗红，夹有紫黑或紫红色血块，伴有心烦、腹痛等，张教授多加用丹皮、赤芍、茜草凉血祛瘀。茜草为凉血祛瘀止血要药，《重订严氏济生方》记载茜根丸，由茜根、升麻、犀角、地榆等组成，主治一切毒痢及蛊注下血如鸡肝、心烦腹痛。同时，张教授善用地锦草，既能凉血止血，又能活血散瘀，具有止血而不留瘀的特点，临床用量多为 15～20g。《本草汇言》称地锦草："凉血散血，解毒止痢之药也。善通流血脉，专消解毒疮。"

2.温化寒湿，温补脾肾

（1）温化寒湿

外感寒湿之邪，初起恶寒发热、身重头痛、痢下脓血者，张教授多用人参败毒散加减，以辛温散表化湿。本方治痢取喻氏逆流挽舟之法，诸药合用使陷者举之，不治痢而治致痢之源。若寒湿外感，内传肠胃；或过食生冷，寒湿阻滞肠胃而出现呕吐饱闷、口淡不渴、下痢脓血者。张教授多用干葛平胃散或胃苓汤加减，温中化湿止痢；同时加入 3～5g 黄连，起到反佐的作用。

（2）温中健脾

寒邪日久伤及脾阳或脾虚日久寒化，则出现下痢白多赤少或纯下白冻、手足不温、腹痛隐隐、喜温喜按的阴寒下痢之征，张教授常用理中丸为主方加减。本方是治疗中阳不足，脾胃虚寒的主要方剂，同时可以加入草豆蔻、肉豆蔻、厚朴等药，既可温中，又有燥湿理气止痛之效。下痢日久不愈，便脓血，色黯不鲜者，可选用桃花汤加减，温中涩肠止痢。

（3）补肾助阳

"痢久则伤肾"，先后天互根互用，脾阳虚日久可伤及肾阳，后期多现脾肾阳虚，以腹中冷痛、肢冷畏寒、面色㿠白、久痢不止、完谷不化等为主要临床表现，张教授治疗多以四神丸为主方加减，重在温肾散寒、涩肠止泻，同时加用炮姜炭、骨碎补等加重温补肾阳之力。《医学本草》言炮姜有"温脾肾，治里寒水泻，下痢肠澼"之功，炭用加强涩肠止泻之功。骨碎补可补肾止痛，主治长久泄痢。久痢滑脱不禁者，可加用诃子肉、菟丝子、赤石脂等固涩收肠，并加以葛根、升麻等升阳止泻。但使用收涩药，必须辨证明确，非虚寒滑脱之象，不可蛮进。

3.温清通达，寒热同调

（1）辛开苦降法

久病中焦脾胃虚弱，又有表邪乘虚而侵犯胃肠，或误下伤脾，导致胃中积热逆冲于上，出现口苦而呕；脾寒运化失职，出现肠鸣下痢。此为气机痞塞不通所致胃热脾寒错杂之证，张教授多治以辛开苦降法，以仲景半夏泻心汤为主方加减。方中用苦寒之黄连、黄芩除中焦热郁，辛温之干姜、半夏散寒温脾，配以甘温之人参、大枣、甘草补益脾气。全方寒热并用，益气和中，辛开苦降，以恢复脾胃之升降协调。若肠鸣、干呕明显者，则减干姜用量加入生姜，易为生姜泻心汤。若胸中烦热，胃中有邪，下有寒，欲呕，腹中痛，肠鸣下利则易黄连汤为主方。

（2）清上温下法

泄痢日久，临床表现为胸中烦热、饥而不欲食、小腹冷痛、肠鸣下痢等，此为相火内发，肝肾阴寒之上热下寒证，张教授多治以清上温下法，以乌梅丸为主方加减。方中乌梅酸而收涩，滋阴补肝体，敛肝之真气；黄连、黄柏清热燥湿止痢；附子、干姜、桂枝、细辛、蜀椒等温通化阳散寒；人参、当归补益气血，扶正祛邪。全方并用，可清厥阴肝经郁热，温煦肝阳及肾水之寒，用于 UC 日久，阳气损伤，郁热不去的寒热错杂之证。

（3）燮理阴阳法

寒热之邪凝结下焦，留滞不下，下迫为脓血；或患者素体虚弱，病久伤及脾肾下焦虚寒，同时热毒之邪未清，蕴结肠道，下痢脓血不止。张教授多治以燮理阴阳法，选《医学衷中参西录》之燮理汤加减。本方寒热并用，攻补兼施，可燮理阴阳。方中黄连清肠道热毒，肉桂散下焦之寒，二者并用，燮理阴阳。白芍养血柔肝，与甘草合用调和营卫，缓急止痛；山药可平补脾肾，益气生津；牛蒡能通便，泻寒火之凝结从大便而出，同时宣肺助大肠之传导；金银花清热解毒，可预防肠中之溃烂。

（4）内外清解法

若表证未解，里热已炽，表里同病，临床表现为喘而汗出、下痢不止、大便臭秽、肛门灼热等症。张教授多治以内外清解法，选葛根芩连汤，清解内外，表里同治。方中多重用葛根，既可解肌发表，亦可生津止泻；黄芩、黄连清热燥湿，坚阴止痢。诸药合用，外能解肌发表，内能止痢，使清热燥湿而不伤津，表里双解。

（5）通达内外法

疾病后期，阴盛格阳于外，内寒外热者，如《伤寒论》所言："少阴病，下利清谷，里寒外热，手足厥逆，脉微欲绝，身反不恶寒，其人面色赤。"此证所表现的里寒之象为真寒，外热之象则为假热，张教授多治以通达内外法，用通脉四逆汤加减。方中用大热之附子，回阳复脉；下利清谷，脾必虚寒，干姜辛温，温脾止利；甘草补中益气，亦防附子、干姜辛热耗散，并调和诸药。如面色红赤者，可加葱白宣通阳气；腹痛明显者，可加芍药和营气，与甘草合用以缓急止痛；呕逆者，可加生姜，以散逆止呕。

（三）调气和血，通涤肠络

1.从气论治，畅达气机

（1）健脾理气

脾位居中焦，是全身气机升降之枢纽，中气旺，则脾升胃降功能正常。脾胃为后天之本，气血生化之源，脾胃虚则气血生成不足，气虚无力运行则气滞血瘀，表现为脘腹胀满、纳呆、乏力、腹泻便溏者，多以脾虚为主。张教授多加用四君子汤、黄芪、山药、莲子等健脾益气。其中黄芪为甘温纯阳之品，补诸虚不足，益元气，壮脾胃，临床极为常用。但"黄芪极滞胃口，胸胃不宽，肠胃有积滞者勿用。实表，有表邪及表旺者勿用。助气，气实者勿用。病人多怒，则肝气不和勿服。"（《本草害利》）在用其健脾益气时，可加入陈皮、砂仁等理气通滞，防止气机壅塞。

（2）疏肝行气

肝主疏泄，条达全身气机，促进精血津液的运行输布，辅助脾胃升降，舒畅情志。肝喜调达恶抑郁，如果肝失调达，可影响全身气机运行，同时木郁克土，出现腹痛即泻、胁肋满闷、善太息等症。张教授多加用柴胡、香附、郁金、青皮等疏肝理气，调畅气机。柴胡、防风除疏肝解郁外，还可以升举清阳之气，对于久痢气虚下陷者尤为常用。

（3）宣肺降气

肺者，气之本，是维持和调节全身气机正常升降出入的重要因素。肺与大肠互为表里，肺气清肃下行，气机调畅，则可促进大肠传导糟粕功能发挥。若肺气宣降失常，则出现肛门坠胀、下痢不畅等症状，张教授临床多加用桔梗、杏仁、紫菀等开宣肺气，助大肠传导。正如唐宗海所言："大肠所以能传导者，以其为肺之腑，肺气下达，故能传导。"桔梗尤为常用，如《本草求真》云："桔梗系开提肺气之药，可为诸药舟楫，载之上浮，能引苦泄峻下之剂，至于至高之分成功，俾清气既得上升，则浊气自克下降，降气之说理根于是。"

（4）通腑导气

六腑以通为顺，无论食积、瘀血、痰浊等有形邪气，还是气滞等无形邪气阻滞肠腑，都会造成腑气不通，通降受阻，出现腹痛腹胀、里急后重、矢气不畅、大便臭秽等症状，可加用焦槟榔、枳实、大腹皮通腑行气，导滞消胀。槟榔临床有生槟榔和焦槟榔两类，生槟榔对正常小鼠胃排空有轻微抑制作用，焦槟榔有明显促肠推进作用，所以通腑导滞宜选用焦槟榔。

（5）固涩升提

肾主下焦，开窍于二阴，肾气虚则二阴失禁。五脏所伤，穷必伤肾，泄痢日久，伤及肾气，肾气不固则出现久泻不止、滑脱不禁、肛门脱垂等症状，张教授多加用四神丸、益智仁、菟丝子、诃子肉、五倍子等补肾固涩。其中诃子苦酸涩，善涩肠固脱，最为常用，多个治痢经典方剂中均以诃子为主药。治肠虚不固而致的气利者，可单用诃子为散，粥饮送服，如《金匮要略》之诃黎勒散；治泻痢日久，正气大伤，滑脱不禁，甚则中气下陷之脱肛者，本品常与补中益气、温中止泻之人参、白术、肉豆蔻等药同用，如《太平惠民和剂局方》之真人养脏汤；本品还可治风火交迫，下血如溅，血色鲜红之肠风下血者，可与祛风散邪之防风、白芷、秦艽等同用，如《本草汇言》之治肠风泻血丸。同时，对于肾气不足，失于固摄者，在补肾固摄的同时，可加入柴胡、升麻、葛根等升举清阳，往往可以起到相得益彰的作用。

2. 从血论治，止血祛瘀

本病为血证之一，以出血为主要表现，血瘀为 UC 出血的主要病理因素。《血证论》记载："失血何根？瘀血即其根也。故凡复发者，其中多伏瘀血。""血既止后，其经脉中已动之血……凡有所瘀，莫不壅塞气道，阻滞生机……经隧之中，既有瘀血踞住，则新血不能安行无恙……故以去瘀为治血要法。"出血和血瘀均与血脉运行失常相关，二者性质相反，治法有别，但又常常相互为因、相互关联，甚至在证候发展的过程中出现相兼或转化，故治疗应止血与祛瘀兼顾。

（1）化瘀止血

本病血瘀与出血常相互兼见，无论何种病机致病，无论活动期和缓解期，化瘀止血类药均可应用，此类药物具有化瘀和止血的双向作用，可以止血而不留瘀，活血而不动血，张教授常用的药物有三七、蒲黄、血竭等，其中三七尤为常用。《医学衷中参西录》记载："三七，味苦微甘，性平。善化瘀血，又善止血妄行，为吐衄要药……兼治二便下血，女子血崩，痢疾下血鲜红久不愈，肠中腐烂，浸成溃疡，所下之痢色紫腥臭，杂以脂膜，此乃肠烂欲穿（三七能化腐生新，是以治之）。"

（2）凉血止血

火为阳邪，最易伤经动血，不同病因导致热毒内蕴或虚火内炽，均可灼伤血脉，迫血妄行，如《景岳全书》云："血本阴精，不宜动也，而动则为病……盖动者多由于火，火盛则逼血妄行。"血热迫血妄行者，出血多为鲜红或暗红色，常伴有发热、烦渴等症状，张教授多加用槐花、地榆、侧柏叶等清热凉血。其中槐花性味苦寒，能清泄血分之邪热，为凉血止血之要药，可用于血热妄行所致的各种出血病证，一般炒炭为用。以槐花散命名的治痢方剂众多，但组成和功效各不相同：若湿热蕴遏于肠间血分，损伤血络，症见大便下血，可与疏风止血的侧柏叶、荆芥穗、枳壳等同用，组成《普济本事方》槐花散，清肠止血，疏风行气；若湿浊内阻，肠胃不调，症见脘腹胀满、大便下血，可与苍术、厚朴、陈皮、当归、枳壳、甘草、乌梅同用，组成《丹溪心法》槐花散，燥湿理气，凉血止血；若便血证属血热炽盛者，可与山栀相伍，组成《经验良方》槐花散，清热泻火，凉血止血。

（3）收敛止血

对于出血不止者，张教授临床多加用血余炭、仙鹤草、藕节炭、白及等收敛止血之品。此类药物性多平，或凉而不寒，

无论血热或虚寒性出血均可用之，但其性多收涩，有留瘀恋邪
之弊，当以出血无瘀者为宜，若有瘀血和邪实夹杂者要慎用。
血余炭收敛止血兼有化瘀之功，故临床更为常用，《医学衷中参
西录》记载："血余者，发也。不煅则其质不化，故必煅为炭，
然后入药。其性能化瘀血、生新血，有似三七，故善治吐血、
衄血……其化瘀生新之力，又善治大便下血腥臭，肠中腐烂。"

（4）温经止血

对于出血日久，血色暗淡，且伴有腹部冷痛、喜温热等虚
寒表现者，多属于阳虚寒凝所致出血，张教授多加用炮姜、艾
叶等温经止血之品。其中炮姜炒炭为用，效果更佳，为脾阳虚
致脾不统血的首选之品。温经止血类药品性温热，故热盛及阴
虚火旺的热性出血应忌用；但有时在大量凉血止血药中，可加
入少量温经止血的药物，以防寒凉太过而致血瘀之弊。

（5）凉血祛瘀

热邪是导致出血的最常见原因，同时火热之邪还可煎熬血
液而成为瘀血，如《古今医统大全》云："血为热所搏结而不
行。"临床中血热导致的出血往往表现为下痢脓血，以血为主，
血色暗红，夹有紫黑或紫红色血块，伴有心烦、腹痛等，张教
授多加用丹皮、赤芍、茜草凉血祛瘀。茜草为凉血祛瘀止血要
药，《重订严氏济生方》记载的茜根丸，由茜根、升麻、犀角、
地榆、当归、黄连、枳壳、白芍组成，主治一切毒痢及蛊注下
血如鸡肝、心烦腹痛。

（6）养血祛瘀

出血日久，失血过多可致血虚，血虚血脉不充则血行迟
缓，易于凝聚成瘀，犹如河道，水浅则流滞，水枯则淤塞，百
脉充盈，瘀血自能化散，正如《景岳全书》所云："血盈则经脉

自至，血既枯竭而经闭不行。"同时，瘀血不祛，新血不生，推陈致新为主要治法。临床血虚血瘀的患者往往表现为下痢脓血，血量较少，血色暗淡，夹有血块，伴见面色苍白或萎黄、头晕眼花、心悸等，张教授多加入当归、鸡血藤等养血活血。当归尤为常用，其全身皆为宝，不同部位药效不同，《本草纲目》引李杲语："（当归）头止血而上行，身养血而中守，梢破血而下流，全活血而不走。"《景岳全书》云："当归，其味甘而重，故专能补血；其气轻而辛，故又能行血。补中有动，行中有补，诚血中之气药，亦血中之圣药也……凡阴中火盛者，当归能动血，亦非所宜；阴中阳虚者，当归能养血，乃不可少。若血滞而为痢者，正所当用。"

（7）养阴祛瘀

阴液为血液的主要组成部分，有助于血液的运行，水液充足，血行流畅，津亏不足以载血，则血行涩滞，易形成血瘀。《读医随笔》云："血犹舟也，津液者水也。"临床阴虚血瘀往往表现为大便质干，便血色红黏稠，夹有血块，伴见五心烦热、口燥咽干、午后低热等，张教授多加入生地、玄参等滋阴降火祛瘀。

（8）通络祛瘀

经主气，络主血，初为气结在经，久则血伤入络。本病常病程较长，反复发作，后期常兼夹入络为瘀的表现，出现腹痛顽固且固定不移、面色黧黑、肌肤甲错等症；肠镜下多可看到假性息肉、黏膜桥形成等瘀阻脉络的表现。张教授多加入全蝎、僵蚕、地龙等虫类药通络祛瘀，如《临证指南医案》云："每取虫蚁迅速，飞走诸灵，俾飞者升，走者降，血无凝著，气可宣通，与攻积除坚，徒入脏腑者有间。"虫类药为血肉有情之品，性善走窜，具有搜剔络中痰浊瘀血、通络止痛、祛瘀散结之功，可以有效防止疾病日久出现不典型增生和癌变等。

3. 气血双调

（1）调气行血法

气行则血行，气滞则血瘀，"气滞"和"血瘀"是 UC 最为常见的病理产物。刘完素在《素问病机气宜保命集》中提出"调气则后重自除，行血则便脓自愈"，调气行血法在本病的治疗中尤为重要。芍药汤是调气行血的代表方剂，张教授常以本方加减化裁。方中重用白芍养血和营，缓急止痛；配合当归养血活血，"行血则便脓自愈"；木香、槟榔行气导滞，"调气则后重自除"。四药合用，共调气血，以达到气血调畅的目的。配伍黄芩、黄连清热燥湿，大黄泄热导滞，使清中有泄，泄中有清；加少量肉桂，其辛热温通之性，既可助归、芍行血和营，又可兼反佐之用；炙甘草和中调药，与芍药相配，又能缓急止痛。

（2）补气养血法

UC 久泻久痢后期可致气血亏虚，临床多表现便血量少色淡、少腹隐痛、面色萎黄、少气懒言等，张教授多选八珍汤为基础方进行加减化裁，补气与养血并重。方中人参与熟地相配，益气养血；白术、茯苓健脾渗湿，助人参益气补脾；当归、白芍养血和营，川芎活血行气，使地、归、芍补而不滞；炙甘草益气和中，调和诸药。此外，张教授常加入阿胶，取其补血止血之功。对于 UC 肠道疮面久溃不愈，脓血淋漓不尽或血虚气弱，阳气浮越，出现肌热面红、烦渴欲饮、脉洪大而虚、重按无力者，张教授多选用当归补血汤加味治疗。此方中重用黄芪补气以资化源，使气旺血生；配以少量当归养血和营，则浮阳秘敛，阳生阴长，气旺血生，虚热自退。同时本方补气养血，扶正托毒，有利于生肌愈疡。

（3）补气活血法

UC 日久损伤正气，气虚则无力推动血行，出现气虚血滞，脉络瘀阻，治以益气活血、化瘀通络为法，张教授多以补阳还五汤为基础化裁加减。方中重用黄芪，非重用不为功，可补益元气，而气为血帅，气能推动血行；当归活血养血，化瘀而不伤正，止血而不留瘀；赤芍入血分，李东垣言"赤芍药破瘀血而疗腹痛"，可活血化瘀，通络止痛；川芎辛以行气散郁，且为血中气药，能行血中之气以活血，使瘀不得生；地龙通经活络，虫类药专善走之性，可用于破血逐瘀而不累及新生之血，使得瘀血尽去，新血始生；炙甘草调和诸药。临床应用时，多去桃仁、红花，因两药药性峻烈且破血力强，容易导致出血伤正。

（四）常用对药

1. 寒热配对

（1）黄连配木香

黄连苦寒，清热燥湿，泻火解毒，厚肠止泻，尤善清中焦湿热，为治疗湿热痢疾的首选药。木香辛散苦降而温通，芳香性燥，可升可降，调中而统理三焦诸气，尤善通行肠胃气滞，为行气止痛常用药，凡肠胃气滞之证皆可应用。二药配伍，一寒一温，一苦一辛，辛开苦降，调畅气机，且黄连得木香行而不滞，木香得黄连温而不燥，寒热并用，相反相成，共奏清热燥湿、行气止痛、厚肠止痢之效。

（2）黄连配肉桂

黄连大苦大寒，具有清热燥湿、泻火解毒之功效，为治湿热痢疾要药；肉桂辛甘大热，振奋脾阳，通利血脉。二药配伍，寒温并用，相反相成，防止苦寒伤中，具有燥湿解毒、通阳止痢作用。《医学衷中参西录》中治痢名方燮理汤即有此药对，张锡纯云:"方中黄连以治其火,肉桂以治其寒,二药等分并用,阴阳燮理于顷刻矣。"

2. 气血配对

(1)酒大黄配黄连

大黄味苦性寒,泻血分实热,既能攻肠胃积滞,又能清热燥湿,消痈散肿。张教授常用酒大黄,大黄酒制后,泄下力减而活血散瘀力增。黄连味苦性寒,功专解气分热毒、燥湿邪。两者相伍,苦以泻火,寒以胜热。大黄泻血分之热,兼以消积祛瘀;黄连清气分之热,兼以散结燥湿。两者共用,可使热清血止。

(2)黄芪配当归

黄芪味甘,性微温。其功效为补气升阳,行滞通痹,托毒排脓,敛疮生肌。当归味辛甘,性温。其功效为补血活血,润肠止痛,为血中之气药。两药配伍,不仅补气生血不滞血,而且又无碍脾胃运化之虞,凡属血虚气弱者均可应用。

3. 补泻配对

(1)白芍配赤芍

白芍酸平,可补血泻肝,散瘀利水,除烦退热,固腠理而敛汗,和血脉而收气,解腹痛而平肝,除后重而止痢。赤芍苦寒,泻肝火,散瘀血,疗腹痛,除积结,去肠风痈肿,调血痹疝瘕。白芍养肝血,敛阴益营;赤芍清血分实热,散邪行血。二者合用,一收一散,一补一泻,可达清热凉血、活血化瘀、养血和营的效果。

(2)阿胶配黄连

阿胶味甘辛,气平、微温,其入肝补血,入肾滋阴,质黏凝血络而止血,故有补血止血滋阴之功,多用于失血血虚。黄连大苦大寒，具有清热燥湿、泻火解毒之功效，善清中焦湿热。二药配伍，一性柔以护阴，一性刚以祛邪，一补一清，补泻兼施，刚柔相济，可有泻火养阴之效。

（3）红藤配仙鹤草

红藤，又名大血藤，味苦，性平，长于清热解毒，祛风止痛，善散肠络瘀滞，乃治疗肠痈要药。仙鹤草苦涩平，善于收敛止血，止痢补虚。红藤易散易泻；仙鹤草善补善敛，清解消痈中兼具固本。二者合用，散中寓补，补中兼疏，清湿热，涤瘀毒，补中虚，安肠络，可起到很好的止痢止痛之效。

4. 腹痛药对

（1）徐长卿配延胡索

徐长卿辛温，具有很好的祛风散寒、理气止痛作用，可治气滞、血瘀所致的各种痛症，《中国药用植物志》谓此药"治一切痧症和肚痛"；延胡索味辛苦，性温，《本草纲目》记载该药"能行血中气滞，气中血滞，故专治一身上下诸痛"。二者配伍，相须为用，共奏活血祛瘀、行气止痛之功。

（2）白芍配枳实

白芍味苦酸，性微寒，入血分，能柔肝止痛，养血敛阴；枳实味苦，性微寒，入气分，能破气消积，下气通便。枳实破积散结，白芍和营敛阴，二药一散一敛，相反相成，有行气和血、破积止痛的功效。

5. 黏液便药对

生薏苡仁配芡实

生薏苡仁甘淡而凉，功善利水渗湿、健脾、清热排脓。芡实甘涩平，功善益肾固精、健脾止泻、除湿止带。生薏苡仁属利水渗湿药，芡实属收涩药，二药相伍，芡实可增薏苡仁健脾利湿之功，又起收涩之效，有利湿而不伤阴，补益而不壅滞之效，对临床便下黏液较多者疗效显著。

6. 血便药对

（1）地锦草配仙鹤草

地锦草味辛，性平，具有清热解毒、凉血止血之效。《本草汇言》言地锦草"凉血散血，解毒止痢之药也。善通流血脉，专消解毒疮。凡血病而因热所使者，用之合宜"。仙鹤草苦涩平，具有收敛止血、截疟、止痢、解毒、补虚之效，长于止血补虚，止血作用广泛。二药相须为用，凉血止血，流通血脉，且不伤正气。

（2）三七配花蕊石

三七甘微苦，性温，具有散瘀止血、消肿定痛之功。三七补血，去瘀损，止血衄，能通能补，功效最良；并有止血不留瘀血，行血不伤新的优点。花蕊石酸涩，性平，具有化瘀止血之功。《本草纲目》言花蕊石"治一切失血伤损"。二者相须为用，化瘀止血，对于血便量多疗效颇佳，且无瘀滞之弊。

五、医案分享

1. 溃疡性结肠炎（慢性复发型、左半结肠型、中度活动期）案

患某，女，35岁。2014年9月1日初诊。

主诉：黏液脓血便反复发作5年余，加重1个月余。

现病史：5年前，患者无明显诱因出现黏液脓血便，于当地医院行电子肠镜示"溃疡性结肠炎（左半结肠型、活动期）"，后口服美沙拉嗪及柳氮磺吡啶栓纳肛，症状好转。3年前，患者自行停药，症状未出现反复。1个多月前，患者与家人生气

后出现症状反复，自行口服美沙拉嗪及柳氮磺吡啶栓纳肛后未见明显好转，于当地医院复查电子结肠镜检查（2018-05-19）。显示溃疡性结肠炎（左半结肠型、活动期）。为寻求中医治疗，遂前来就诊。

就诊时症见大便每日 5 ～ 7 次，不成形，可见肉眼黏液脓血与大便混杂，夹有不消化食物，脓多于血；便前腹痛，便后缓解，肠鸣，腹胀，排便不爽。急躁易怒，胁肋胀满，手足不温，无发热，无关节疼痛，纳差，嗳气，眠差，小便调。舌质淡红，苔薄白，脉弦细。

西医诊断：溃疡性结肠炎（慢性复发型、左半结肠型、中度活动期）。

中医诊断：久痢。

辨证：肝郁脾虚证。

治则：疏肝理气，健脾化湿。

处方：柴胡 10g，白芍 15g，枳实 10g，薤白 10g，防风 10g，陈皮 10g，白术 10g，党参 15g，茯苓 10g，生薏苡仁 20g，芡实 15g，木香 10g，黄连 5g，椿根皮 10g，白蔹 10g，三七粉 3g（冲服）。

每日 1 剂，早晚饭后服用，每次 150mL。同时予以美沙拉嗪口服，每次 1g，每日 4 次。

二诊（2014 年 9 月 26 日）：大便每日 2 ～ 4 次，大便基本成型，脓液较前减少，未见明显血液。便前腹痛较一诊减轻，便后缓解。仍有腹胀、肠鸣，纳较前转佳，眠差，多梦。舌质淡红，苔薄白，脉弦细。

选方：柴胡 10g，白芍 15g，枳实 10g，防风 10g，陈皮 10g，白术 10g，党参 15g，茯苓 10g，木香 10g，黄连 5g，大

腹皮 10g，荆芥穗 10g，白蒺藜 10g，合欢花 10g，三七粉 3g（冲服）。

守上方进退 2 个月后，患者症状维持缓解，大便每日 1～2 次，基本成形，无明显黏液脓血，无明显腹痛及里急后重，纳眠可。嘱患者避风寒，调情志，节饮食。

【按语】患者此次复发有明显的情绪诱因，乃由肝郁气滞，肝失条达，肝不能正常疏泄，肝木侮土，肝脾不和，脾失健运，水湿内蕴所致。处方以四逆散合痛泻要方加减，肝脾同调，疏肝理气，健脾化湿。柴胡、防风疏肝解郁，透邪外出；白芍敛阴养血柔肝，与柴胡合用，以补养肝血，条达肝气，可使柴胡升散而无耗伤阴血之弊；枳实破气消积散痞，与柴胡配伍，一升一降，加强舒畅气机之功，并奏升清降浊之效；薤白通阳，宣通中焦气机；党参、白术、茯苓、生薏苡仁、芡实健脾化湿；陈皮燥湿理气，醒脾和胃；木香行气止痛；UC 为血证，化瘀止血应贯穿疾病始终，故加入三七粉止血而不留瘀；湿浊内蕴日久易化热，加入黄连、白蔹、椿根皮清热燥湿止痢。二诊时，患者症状已明显减轻，故去薤白、生薏苡仁、芡实、白蔹、椿根皮。因仍有腹胀、肠鸣，故加入大腹皮、荆芥穗、白蒺藜行气宽中，疏散肠风；失眠多梦，加入合欢花解郁安神。

2. 溃疡性结肠炎（初发型、全结肠型、重度活动期）案

患某，男，56 岁。2018 年 10 月 12 日初诊。

主诉：黏液脓血便反复发作半年余，纳差进食呕吐 1 周。

现病史：患者平素饮食不节，嗜烟酒及肥甘厚味，半年前患者进食大量辛辣食物后出现黏液脓血便，伴有明显的腹痛，于当地医院行电子肠镜示"溃疡性结肠炎（全结肠型、活动期）"，予以口服美沙拉嗪及益生菌等药物治疗，症状缓解不明

显，后曾自行服用甲泼尼龙治疗，未按正规用量服药及减停，症状逐渐加重。1周前，患者出现不思饮食，食入即吐，遂前来我院就诊。

就诊时症见大便每日10余次，不成形，可见大量肉眼黏液脓血；腹胀痛，肛门灼热，里急后重，纳差，进食呕吐；脘腹胀满，嗳气，肢冷畏寒，疲惫无力，眠差。舌淡红，苔黄腻，脉沉滑。

西医诊断：溃疡性结肠炎（初发型、全结肠型、重度活动期）。

中医诊断：久痢。

中医辨证：大肠湿热，脾肾虚寒证。

治则：清热解毒化湿，健脾温肾散寒。

处方：黄连5g，肉桂5g，山药20g，金银花10g，白芍10g，牛蒡子10g，干姜6g，白扁豆15g，地榆10g，地锦草10g，厚朴10g，姜半夏9g，竹茹10g，甘草6g。

每日1剂，早晚饭后服用，每次100mL。同时予以美沙拉嗪每次1g，每日4次，口服。

二诊（2018年11月3日）：大便每日5～6次，便中脓血较前明显减少，里急后重、腹痛好转，进食增加；偶有恶心呕吐，时有嗳气、脘腹胀满；眠转佳，体力、精神较前明显提升。舌质淡红，苔白，脉沉滑。

处方：黄连5g，肉桂5g，山药20g，白芍10g，干姜6g，白扁豆15g，枳壳10g，莱菔子10g，地榆10g，地锦草10g，厚朴10g，姜半夏9g，竹茹10g，焦神曲20g，甘草6g。

守上方进退4个月后，患者症状逐渐缓解，大便每日1～2次，基本成形；无明显黏液脓血，无明显腹痛及里急后重，纳眠可。嘱患者避风寒，调情志，节饮食。

【按语】患者平素饮食不节伤及脾胃，导致脾胃虚弱。过食辛辣肥甘厚腻之品，中焦运化失常，湿邪内生，郁久化热，进而导致湿热蕴结肠道，热毒积滞于肠间，壅滞气血，妨碍传导，肠道脂膜、血络受伤，腐败化为脓血而成痢，赤多白少。患者泄痢日久，且不合理应用激素等药物耗伤脾肾阳气。脾阳不足不能腐熟水谷，而出现不思饮食、气逆而呕；肾阳不足不能温煦，出现肢冷畏寒等症。处方以《医学衷中参西录》中的治痢名方燮理汤加减，清热解毒化湿，健脾温肾散寒，燮理阴阳。方中黄连以治其火，肉桂以治其寒，二药等分并用，消散寒火之凝结，燮理阴阳；白芍养血柔肝，与甘草合用，调和营卫，缓急止痛；山药、白扁豆补益脾肾，益气生津；牛蒡能通大便，以泻寒火之凝结，同时宣肺助大肠之传导；金银花与地锦草、地榆、甘草同用，清热凉血解毒，可预防肠中之溃烂；同时，加入干姜温中散寒，厚朴、姜半夏、竹茹燥湿消胀，降逆止呕。二诊时，患者症状明显缓解，精神、气力较前恢复，肠道热毒蕴结减轻，去金银花和牛蒡子，防止寒凉之力太过，伤及脾胃。患者仍纳食欠佳，脘腹痞闷明显，故加入枳壳行气宽中消痞；莱菔子、焦神曲健脾和胃，消食化积。

3. 溃疡性结肠炎（慢性复发型，左半结肠型，中度活动期）案

冯某，男，60 岁。2017 年 12 月 9 日初诊。

主诉：反复黏液脓血便 6 年余，加重 1 个月。

现病史：患者 6 年余前无明显诱因出现黏液脓血便，于当地医院行电子结肠镜检查，诊断为"溃疡性结肠炎（直乙型）"，后口服柳氮磺吡啶及多种中成药，康复新液灌肠，症状控制尚

可。2014 年，患者病情加重，曾应用激素治疗，规律减停，后美沙拉嗪维持治疗。2017 年 6 月，患者再次出现疾病反复，应用足量激素诱导缓解，患者出现激素抵抗，复查电子肠镜示"溃疡性结肠炎（左半结肠型）"，完善相关检查，除外合并肠道细菌及病毒等感染，西医建议其转换生物制剂或免疫抑制剂治疗，患者拒绝，为寻求中医治疗来我院就诊。

就诊时症见大便每日 10 余次，质稀不成形，完谷不化，可见黏液脓血；肛门有下坠感，无发热，无肠外表现；乏力，肢寒怕冷，腹胀，腹痛，喜温喜按，纳差，眠差，小便可。舌淡暗，苔白，脉沉细。

西医诊断：溃疡性结肠炎（慢性复发型，左半结肠型，中度活动期）。

中医诊断：久痢。

中医辨证：脾肾阳虚证。

治则：健脾温肾，调气和血。

处方：炙黄芪 25g，炒白术 15g，骨碎补 10g，黑附片 9g（先煎），肉豆蔻 10g，白扁豆 15g，旱莲草 15g，红藤 15g，徐长卿 10g，延胡索 10g，黄连 5g，花蕊石 10g，三七粉 6g（冲服），当归 10g，鸡内金 10g，炒神曲 10g。

二诊（2017 年 12 月 25 日）：大便每日 5～6 次，便中脓血较前明显减少，腹痛好转；肛门下坠感明显，进食增加，时有嗳气，脘腹胀满，眠转佳。舌质淡红，苔白，脉沉滑。

处方：炙黄芪 25g，炒白术 15g，骨碎补 10g，黑附片 9g（先煎），肉豆蔻 10g，白扁豆 15g，旱莲草 15g，红藤 10g，延胡索 10g，黄连 5g，当归 10g，炒神曲 10g，柴胡 10g，紫苏梗 10g，诃子肉 10g。

守上方进退 2 个月后，患者症状逐渐缓解，大便每日 2～3
次，成形，无明显黏液脓血；无明显腹痛，时有腹胀，纳眠可。
嘱患者避风寒，调情志，节饮食。

【按语】患者患病日久，脾肾两虚，脾失健运，湿滞谷停，
传导失常，气滞血瘀，肠道合污而下，出现下痢脓血、腹痛等
症；久病可伤及肾阳，温煦失职，气化失权，故可有形寒肢冷、
久痢不止、完谷不化等症。方中炙黄芪、炒白术、白扁豆同用，
健脾益气，化湿止泻；骨碎补、黑附片温补肾阳；肉豆蔻涩肠
止泻，温中行气；徐长卿、延胡索活血祛瘀，行气止痛；旱莲
草、花蕊石、三七粉收敛止血化瘀；当归、红藤养血活血；黄
连清热燥湿，祛除肠道余热；鸡内金、炒神曲和胃消食。诸药
合用，以健脾补肾为主，气血同调，兼清大肠余热。二诊时，
患者腹痛等症状好转，脓血减少，纳眠转佳，去徐长卿、花蕊
石、三七粉、鸡内金。患者大便次数仍较多，肛门下坠感明显，
仍有脘腹胀满。故加入柴胡疏肝理气，升举清阳；诃子涩肠止
泻；紫苏梗宽中理气，疏散气郁、食滞等。

（赵鲁卿）

参考文献

［1］中华医学会消化病学分会炎症性肠病学组. 炎症性肠病诊断与治
疗的共识意见（2018·北京）［J］. 中华炎性肠病杂志，2018（3）：173-190.

［2］Chow DK，Leong RW，Tsoi KK，et al. Long-term follow-up of
ulcerative colitis in the Chinese population［J］. Am J Gastroenterol，2009，
104（3）：647-654.

［3］张声生，沈洪，郑凯，叶柏. 溃疡性结肠炎中医诊疗专家共识意
见（2017）［J］. 中华中医药杂志，2017，32（8）：3585-3589.

第九章
祛除"痰浊凝滞，脉络瘀阻"辨治胃肠息肉病

一、疾病特点

胃肠息肉是起源于胃肠黏膜上皮的有蒂或无蒂病变，呈局限性并向胃肠内突出。根据国内发布的胃肠道腺瘤和良性上皮性息肉的病理诊断共识，常见胃息肉包括胃腺瘤、增生性息肉、胃底腺息肉与错构瘤性息肉；常见肠息肉包括腺瘤性息肉（包括管状腺瘤、绒毛状腺瘤及管状绒毛混合型腺瘤）、增生性息肉、炎性息肉与错构瘤息肉等。以上各类息肉均可参照本章节辨证治疗。

胃息肉的发生与食用高温食物、吸烟、饮酒等生活方式有关，此外慢性胃炎、胆汁反流、胃食管反流病等疾病的慢性刺激也会诱导胃息肉的发生。研究发现，幽门螺杆菌（helicobacter pylori，Hp）感染为增生性息肉的高危因素，质子泵抑制剂的长期使用与胃底腺息肉的发生密切相关。胃腺瘤，又称腺瘤型息肉或胃息肉样异型增生，约占胃良性息肉病变的10%，大小从数毫米到数厘米不等，一般＜2cm，常在萎缩性胃炎肠上皮化生的基础上发生，是胃癌的前驱病变。胃腺瘤可分为肠型腺瘤、胃小凹型腺瘤、幽门腺腺瘤和泌酸腺瘤4种类型，其中肠型较为常见，幽门腺腺瘤的癌变风险较高。胃底腺息肉是胃息肉中最常见的类型，约占各种良性胃息肉病变的40%以上，多为散发病例，见于胃体和胃底，散发性胃底腺息肉的恶变潜能低，异型增生的发生率小于1%。一项纳入103385例行胃镜检查患者的多中心研究显示，胃底腺息肉与胃癌呈负相关。增生性息肉，又称炎性息肉，发生率仅次于胃底腺息肉，多数息肉直径小于1cm，多在慢性胃炎或胃黏膜损伤的基础上发生。国外也有研究显示，1%～20%的增生性息肉存在灶性异型增生，且当直径＞1cm并有蒂时，癌变风险会增加，而错构瘤性息肉相对少见。胃息肉临床可无症状及体征，部分病人有上腹痛、腹胀、腹部不适、恶心、呕吐等症状，合并糜烂或溃疡者可有黑便，生长于贲门附近的息肉可引起吞咽困难。近10年胃息肉发病率呈上升趋势，胃息肉的胃镜检出率为2%～8%，而内镜下切除后复发率高达32.1%。

肠息肉的发生与Hp感染、胆汁反流、基因遗传、环境、吸烟、饮食习惯等相关。肠腺瘤性息肉是发生于结直肠黏膜上皮的肿瘤，是结直肠最常见的息肉状病变，占70%～80%，其发生率随年龄增加而增高，属于结直肠癌前病变；炎性息肉是对各种黏膜损伤的反应性改变，由非肿瘤性的隐窝和炎性间质构成，常见的为炎性假息肉和黏膜脱垂相关息肉；增生性息肉是一种无临床意义的小肿物，50%成年人的直肠内有此种息肉，为成人直肠内最常见的息肉，也属于非肿瘤性息肉。错构瘤息肉多见于黑斑息肉综合征患者，息肉组织正常，但结构异常，无恶变趋向，特点为黏膜皮肤色斑沉着和小肠内广泛性息肉病。肠息肉患者症状可见腹痛、腹胀、腹泻、黏液便、便血、便秘等，也可无症状。肠息肉的肠镜检出率为10%～20%，肠息肉切除术1年内复发率高达35.1%。

　　胃肠息肉的治疗措施主要包括内镜下息肉切除、药物缓解症状等，其治疗方法主要取决于患者的临床症状、息肉的性质、大小等。2021 年日本胃肠病学会（JSGE）发布了结直肠息肉的管理指南，建议 ≥ 6mm 的普通型腺瘤应行内镜下切除；≤ 5mm 的普通型腺瘤也应进行内镜下切除，但也可以接受结肠镜的随访观察；但对于扁平和凹陷的病灶，即使 ≤ 5mm 也应进行内镜下切除。内镜手术具有创伤小、费用低、恢复快等优点，主要包括活检咬除、内镜下黏膜切除术、内镜黏膜下剥离术、氢离子束凝固术、高频电凝切除法、激光及微波灼除法、尼龙圈及橡皮圈套扎等，但治疗后息肉易复发则是临床难题，患者需定期复查胃肠镜，关注息肉的复发情况，如再次发现息肉则再行内镜下切除。针对胃肠息肉的药物治疗和预防复发方面，西医目前均无特效药。就胃息肉而言，药物治疗主要适用于患者不愿意、无须或无法行息肉切除治疗的患者，以缓解临床症状。就肠息肉而言，研究表明非甾体类抗炎药和选择性诱导型环氧化酶抑制剂可降低结直肠腺瘤或结直肠癌患者术后腺瘤的发生，但药物的长期使用也存在不良反应。因此，如何缓解胃肠息肉患者的症状，并降低息肉的复发率将是临床关注的重点。

　　胃肠息肉从中医角度有不同的阐述，如《灵枢·五变》中载："人之善病肠中积聚者……如此则肠胃恶，恶则邪气留止，积聚乃伤；脾胃之间，寒温不次，邪气稍至，蓄积留止，大聚乃起。"息肉可归属于"积聚""瘤"的范畴。胃息肉以胃脘部胀满不适为主要表现者，可归属于"痞满"范畴；以胃脘部胀痛为主要表现者，可归属于"胃痛"范畴。肠息肉以腹泻为主要表现者，可归属于"泄泻"范畴；以便血为主要表现者，则归于"血证"范畴。中医治疗通过辨证论治的整体观，详察息肉发生的病因病机，同时结合体质差异标本兼顾，合理运用"导滞、化浊、祛瘀、解毒、散结、消瘤"等法，在缓解症状的同时，还能预防息肉复发，并降低息肉癌变的风险。

二、病机认识

（一）脾胃虚弱，正气不足为息肉发生的根本原因

素体先天禀赋不足，或饮食不节，或思虑过度等皆可损伤脾胃，导致脾失健运以致痰湿、瘀血等病理产物滞于胃肠，发为息肉。《黄帝内经》中对先天禀赋早有描述，其云："人之生也……有短有长，有阴有阳。"张景岳也在《类经》中记载："凡少年之子多羸弱者，欲勤而精薄也；老年之子反多强壮者，欲少而精全也。"说明人刚出生时禀赋类型不完全相同，有的体质盛壮，有的体质虚弱，同时先天禀赋会影响疾病发展及预后的基础。如气虚质患者，常见乏力困倦、食欲不佳等脾虚表现，脾虚不足，运化失常，痰、湿、瘀病理产物蓄积于胃肠，久则可发为息肉；如气郁质患者，常见性情抑郁、胸闷不舒、时欲太息等肝郁表现，木郁土壅，脾土运化失司，也能导致病理产物蓄积成胃肠息肉；痰湿质患者，多见形体肥胖、身重困倦等痰湿停滞于内表现，在胃肠久积而成息肉；思虑太过者，久思伤脾，急躁易怒者，肝木克脾土，皆能导致脾虚气滞，精微物质运化失常，痰湿内生，停聚胃肠，可发为息肉。

脾胃虚弱为胃肠息肉发病之本因。《素问·至真要大论》载"诸湿肿满，皆属于脾"，说明湿浊的产生与脾的功能密切相关。五谷入胃，在脾的运化下将食物中的精微物质输布传送至腠理四肢、五脏六腑。若脾气虚弱，运化功能失常，气血生化乏源，

无以推动，津液疏布失常，导致气滞湿停，湿浊内生。湿邪重浊黏腻，聚湿成痰，痰湿致脉络壅塞，气血瘀滞，久则郁而化热成毒。

（二）痰浊凝滞，脉络瘀阻为息肉发生关键病机

胃肠息肉乃寒湿、痰浊、瘀血、热毒等结聚胃肠而成，而痰浊阻滞，脉络瘀阻为胃肠息肉共同的病机。《灵枢·水胀》曾提道："寒气客于肠外，与卫气相搏，气不得荣，因有所系，癖而内着，恶气乃起，息肉乃生。"说明寒湿之邪与息肉形成有关。饮食不节，嗜食肥甘厚腻易生寒湿痰浊，日久易蓄积于胃肠，影响气血运行而致息肉发生。《临证指南医案·木乘土》载"木能疏土而脾滞以行"，脾得肝之疏泄，则升降协调，运化功能健旺。若肝气郁结，情志不畅，亦导致气滞血瘀，积于胃则形成胃息肉，积于肠则形成肠息肉。因此，气滞血瘀与胃肠息肉发病相关。《金匮要略·心典》所言："毒者，邪气蕴结不解之谓。"一邪未解复又感邪，邪气蕴结于体内，积而成毒，发为息肉。脾气虚则无力推动血液运行，血行不畅致血瘀，日久瘀阻肠络成瘀毒。脾弱无以运化水液，聚中焦日久成湿毒。津血同源，瘀则水停，相互交织，湿瘀蕴而化热，久成热毒，说明毒邪与息肉形成有关。以上寒湿、痰浊、瘀血、热毒等诸邪胶结，毒邪壅塞，气血不畅，气滞血瘀，终成有形之息肉。

因此，胃肠息肉的发生在禀赋不足、脾虚湿蕴的基础上，与情志郁结、感受寒湿、热毒瘀结、外毒入侵等有关，共同机理不离"痰浊凝滞，脉络瘀阻"。基于此，张教授临床治疗胃肠息肉善用健脾祛湿化痰、活血化瘀消癥等治法，以祛除机体病邪，恢复人体胃肠黏膜微环境及胃肠道功能，达到"正气存内，邪不可干"的目的。胃肠息肉的病因病机如图9-1。

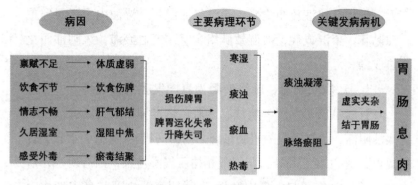

图 9-1　胃肠息肉的病因病机示意图

三、诊疗思路

胃肠息肉经内镜检出后，一般依据息肉大小、所在部位、是否带蒂及恶变率的高低而确定治疗方式。胃肠息肉切除是"治标"的体现，中医辨证施治是"治本"的体现。张教授强调，在现代医学技术的辅助下，可结合内镜下息肉的表现，充分发挥中医药优势。一方面，通过中药改善临床症状，促进息肉切除后创面的愈合；另一方面，通过中药消除局部炎症，减少或阻止胃肠息肉的复发。胃肠息肉临证具体治疗可参照以下辨证分型论治。

（一）胃息肉病的辨证选方用药

1.气滞痰阻证

症状：脘腹胀满，攻撑作痛，痛连两胁，胸闷嗳气善太息，每因烦恼郁怒而痛作，身困呕恶，脘痞纳少。

舌脉：苔薄白或白腻，脉弦或弦滑。

治法：疏肝解郁，理气化痰。

主方：柴胡疏肝散（《景岳全书》）合二陈汤（《太平惠民和

剂局方》)。

药物组成：柴胡、白芍、枳壳、陈皮、炙甘草、香附、川芎、清半夏、茯苓。

2. 湿热蕴胃证

症状：脘腹胀痛或痞闷，灼热嘈杂，恶心呕吐，口干不欲饮，口苦纳少，大便干结或黏滞不畅。

舌脉：舌红，苔黄腻，脉滑数。

治法：清化湿热，理气和胃。

主方：泻心汤（《金匮要略》）合连朴饮（《张氏医通》）。

药物组成：大黄、黄芩、黄连、厚朴、石菖蒲、制半夏、芦根、栀子、豆豉。

3. 痰瘀互结证

症状：脘腹胀闷疼痛，痞塞不舒；或有刺痛，痛有定处；身重困倦，纳呆。

舌脉：舌质偏暗或有瘀点、瘀斑，苔白厚或腻，脉弦或涩。

治法：理气化痰，活血化瘀。

主方：失笑散（《太平惠民和剂局方》）、丹参饮（《时方歌括》）合平胃散（《太平惠民和剂局方》）。

药物组成：蒲黄、五灵脂、丹参、檀香、砂仁、苍术、厚朴、陈皮、甘草、生姜、大枣。

4. 脾虚血瘀证

症状：脘腹隐痛或刺痛，喜温喜按；神倦乏力，纳呆便溏；或畏寒，四肢欠温。

舌脉：舌质淡暗，苔白，或有瘀斑、瘀点，脉虚或细涩无力。

治法：益气健脾，化瘀和胃。

主方：香砂六君子汤（《古今名医方论》）合化积丸（《类证治裁》）。

药物组成：人参、茯苓、白术、木香、砂仁、陈皮、半夏、甘草、莪术、香附、槟榔、瓦楞子、五灵脂、丹参、三七。

（二）肠息肉病的辨证选方用药

1.湿热内蕴证

症状：大便溏薄，或黏液便，泻下不爽而秽臭，或有便血，或大便秘结，或腹胀腹痛；兼口渴喜饮，小便黄，肛门灼热坠胀。

舌脉：舌质偏红，舌苔黄腻，脉弦滑或滑数。

治法：清热解毒，行气化湿。

主方：香连丸（《太平惠民和剂局方》）合四妙丸（《成方便读》）加减。

常用药：黄连、木香、黄柏、苍术、牛膝、薏苡仁等。

2.气滞血瘀证

症状：腹胀闷疼痛，或有刺痛；便秘、便血或大便溏薄；或有痞块，时消时聚。

舌脉：舌质偏暗或有瘀斑，脉弦或涩。

治法：活血化瘀，行气止痛。

主方：血府逐瘀汤（《医林改错》）加减。

常用药：当归、生地、桃仁、红花、枳壳、赤芍、柴胡、甘草、桔梗、川芎、牛膝等。

3.风伤肠络证

症状：便血鲜红，或滴血，或便时带血，或腹痛腹胀。

舌脉：舌质红，苔薄白或薄黄，脉浮数。

治法：清热凉血，祛风止血。

主方：槐角丸（《疡医大全》）加减。

常用药：槐角子、槐花、槟榔、黄芩、刺猬皮等。

4. 脾虚湿蕴证

症状：大便溏薄，便血色淡；神倦乏力，面色萎黄，纳呆，或腹痛隐作。

舌脉：舌质淡胖，苔白或腻，脉细濡。

治法：健脾益气，除湿散结。

主方：参苓白术散（《太平惠民和剂局方》）加减。

常用药：白扁豆、党参、白术、茯苓、炙甘草、山药、莲子、桔梗、薏苡仁、砂仁等。

5. 脾肾阳虚证

症状：五更泄，畏寒，四肢欠温，腰酸，小便清长。

舌脉：舌质淡胖，脉虚或沉细。

治法：健脾温肾。

主方：附子理中汤（《阎氏小儿方论》）合四神丸（《内科摘要》）加减。

常用药：附子、人参、干姜、白术、炙甘草、肉豆蔻、补骨脂、五味子、茱萸等。

四、用药经验

张教授临证治疗息肉时，常辨病与辨证结合，依据胃、肠息肉的病位不同，选择归胃、肠经的药物；依据瘀血、痰浊、热毒等不同的病因，分别以化瘀、祛痰、解毒等法治疗。用药注重药性与药理结合：咸味药能软坚散结，多用于癥瘕积聚者；苦寒药物能清热泻火，多用于热毒壅盛者；部分清热解毒药被现代药理研究证明具有抗癌散结作用。本小节针对胃肠息肉

"痰浊凝滞，脉络瘀阻"的核心病机，总结张教授论治胃肠息肉用药经验。

（一）基于"痰浊"辨治

1. 健脾益气，祛湿化痰

脾气虚弱，痰湿内盛为胃肠息肉发病的主要病机。不论是胃息肉或是肠息肉，临床均可表现为纳呆食少、脘腹胀满、痰多质稠、大便溏稀、神疲乏力等症，内镜下多见息肉表面光滑、黏膜质薄、色白、胃肠黏液质稀量多。张教授常以健脾益气、祛湿化痰为法，选用二陈汤为底方进行加减。胃息肉病理若提示上皮内瘤变，往往提示顽痰结聚日久，非峻猛之药难以祛除，常在二陈汤基础上加礞石、白芥子治疗。礞石味咸，软坚散结，对消除息肉大有裨益，《本草经疏》载"礞石禀石中刚猛之性，体重而降，能消一切积聚痰结"；白芥子能清上焦肺部之痰浊，又能化中焦脾胃之痰浊，《本草备要》载"白芥子有豁痰消肿之效"。胃息肉患者表现恶心、呕吐痰涎等症，提示痰湿影响中焦气机升降，常重用入胃经之生姜，取小半夏汤之义以化痰散饮，和胃降逆。肠息肉患者出现腹痛隐作，大便溏稀质黏，多选用薏苡仁、白扁豆以健脾化湿。

2. 补气养血，行气化痰

气血亏虚进一步导致气滞痰阻，对息肉的发生发展有一定影响。临床主要表现有少气懒言，口唇爪甲色淡，痰多嗳气，胃脘胀痛或腹痛肠鸣，舌淡苔白，脉弦细等症。内镜下多见息肉色泽较周边黏膜色浅。张教授以补气养血，行气化痰为法，常以八珍汤合木香顺气丸为底方治疗。若气虚症状较轻者，以黄芪、党参配伍陈皮、佛手行气化痰；气虚较重易引起气滞，治疗时应增大行气药的用量如加用枳实等，或是应用破气散结类药物如青皮、槟榔、玄明粉等。其中玄明粉味咸性寒，归胃与大肠经，具有行气散结、软坚消肿的功效。槟榔苦泄辛散，破气除胀，消积导滞，专破滞气下行，且具有抗癌之功，以预防息肉恶变。若胃脘气滞表现为胃脘胀痛者，常以入胃经之青皮、荔枝核破气止痛，散癥瘕积聚；脘腹气滞表现为腹部疼痛者，以入肠经之枳实、厚朴行气化痰，通腑止痛。若疼痛性质与情绪有关者，则配伍香附、郁金疏肝解郁，行气止痛。若以血虚为主，以当归、鸡血藤补血活血，并配伍香附、半夏行气化痰；气血双亏伴有气滞痰阻者，则选用白术、熟地配伍绞股蓝、甘草，共奏补益气血，行气祛痰之效。

3. 消食通腑，清热化痰

脾虚则运化失司，食滞内停，积而化热，炼液成痰，痰浊凝滞，易发为息肉。主要表现为厌食腹痛，痰质黏稠，大便酸臭，舌红苔黄腻，脉滑数等症。临床以消食通腑，清热化痰为法，以保和丸合清气化痰方加减治疗。若胃息肉患者纳呆呃逆，恶心呕吐，伴有口干、偶有黄痰者，此时食物停滞于胃，痰热较轻，张教授以焦三仙配伍竹茹、鸡矢藤治疗。其中鸡矢藤味苦微寒，归胃经，既能消食健胃，又能清热化痰。若息肉患者嗳腐吞酸伴有咳痰黄稠，心烦失眠等症，此为食积郁而化热，痰热较盛，以贝母、瓜蒌清热化痰，《本草纲目》曰："瓜蒌可降火以利痰结。"肠息肉患者若偶有腹胀、大便偏干者，此为食积肠腑，痰热较轻，以火麻仁、郁李仁润肠通便，使热邪从肠道而出。若大便酸臭或不成形，腹痛拒按，痰多质黏，此为食积肠腑，痰热较盛，选用生大黄、前胡以通便消积，清热化痰。其中大黄主下瘀血，破癥瘕积聚，可泻下通腑以清痰热。此外，张教授在应用清热化痰药物时，常配伍连翘进行治疗，既能清食积之热，又能散息肉之结。

4. 祛散寒邪，温阳化痰

胃肠道息肉多发于寒湿体质者，正如朽木易生长蘑菇，以形象比喻息肉易长于寒湿环境中。主要表现为胃脘、腹部冷痛，遇寒加重，得温痛减，痰液清晰，舌苔白润，脉弦紧或沉紧等症。内镜下多见息肉表面光滑或有颗粒改变，黏膜质薄，色灰白。治疗以散寒除湿，温阳化痰为法。予以附子理中汤配伍半夏、天南星等温化寒痰类药物加减治疗。其中附子理中汤以附子、干姜为主药温阳散寒；半夏、天南星均辛温，有温化寒痰、消痞散结之功。如《医学启源》所言："半夏治寒痰，大和胃气，除胃寒，进饮食。"《开宝本草》言："天南星除痰，下气，破坚积，消痈肿。"若胃息肉伴有胃脘冷痛，呕吐痰涎，乃寒痰犯胃之故，此寒邪较轻，以吴茱萸、高良姜散寒止痛，降逆止呕；若胃脘寒邪较重，拘急冷痛，肢体厥冷，痰液清稀，小便清长者，此寒邪较重，以肉桂配半夏散寒止痛，温阳化痰。若肠息肉伴有腹痛、大便不成形、痰清如水者，以荜茇配白附治疗。若腹痛拘急，腹泻，四肢厥冷者，以归肠经胡椒配皂荚祛散寒邪，温中化痰。

5. 软坚散结，消癥化痰

息肉为有形结聚，治疗宜先破解其痰浊瘀血胶结之势。临床主要表现为上腹疼痛，胃胀隐痛，恶心呕吐，或见局部溃疡，偶有幽门梗阻，舌暗红，苔厚腻，脉弦涩。内镜下多见息肉较硬，色暗红，表面充血或糜烂。治疗以软坚散结，消癥化痰为法。方选济生乌梅丸加减，主要包含牡蛎、鳖甲、乌梅等药物。方中僵蚕味咸辛散，有软坚化痰、散结通络之功，《本草纲目》言僵蚕"散风痰，结核，瘰疬"；乌梅味酸而涩，主归脾、大肠经，有蚀疮祛腐之效，《本草经解》言乌梅"去青黑痣，蚀恶肉"；牡蛎味咸微寒，化痰软坚散结；鳖甲软坚散结，兼养阴以护正。僵蚕、乌梅、牡蛎、鳖甲四药合用，共奏化痰散结、平胬蚀疮之功。本阶段息肉日久，体积偏大，痰浊较盛，瘀阻较轻，善用咸味药物如海浮石、海蛤壳配伍蒲黄、红花以消痰软坚，化瘀散结。

（二）基于"瘀滞"辨治

1. 行气疏肝，通滞化瘀

肝气不舒，则肝郁气滞，气滞血瘀，瘀血积聚于胃肠黏膜，发为息肉。临床表现为两胁胀闷疼痛，性情急躁易怒等症，且情绪紧张、压力增加时明显。张教授强调，血必由气，气行则血行。故凡欲治血，或攻或补，皆当以调气为先。瘀血既是病理产物，又是多种病证的致病因素，运用化瘀药应当分析瘀血产生的原因，结合瘀血部位不同、脏腑经络之别，对症用药。临证因肝郁气滞引起瘀血致息肉产生者，为血瘀之轻证，正如朱丹溪所述六郁之"血郁证"，治疗以行气疏肝、通滞化瘀为法，常选用柴胡疏肝散为主方进行化裁（陈皮、柴胡、川芎、香附、枳壳、芍药、甘草）。气滞于中，瘀血在胃，表现为胃脘胀痛，可加入肝、胃经之佛手、香橼疏肝解郁，理气止痛，加三七、延胡索活血化瘀。气滞甚者，气逆于上，表现为嗳气呃逆，可加木香、沉香曲行气止痛降逆；气滞于下，瘀血在肠，表现为腹胀腹痛，可加入大肠经之枳实、厚朴破气消积，下气除满，加桃仁活血祛瘀；气滞日久，郁而化火，内镜下多见胃肠息肉黏膜偏红，可加苦寒之牡丹皮、栀子、川楝子以达清热凉血，清肝泄热之效。针对气滞兼有血瘀的胃肠息肉患者，乳香、没药亦是常用药对，尤其是息肉治疗术后，既可活血止痛，又可消肿生肌。

2. 清热解毒, 活血化瘀

湿热阻滞经络, 致血液运行不畅, 形成瘀血; 热邪日久不去, 可成热毒, 故湿热日久失治误治, 可化瘀成毒。热毒在中焦, 表现为胃脘灼热疼痛、口干口臭等; 热毒在下焦, 表现为大便干结、小便短赤等。内镜下多可见息肉颜色较周围黏膜红, 表面充血水肿明显, 胃息肉患者还可见胆汁反流。张教授临证施以清热解毒, 活血化瘀为法, 常选黄连解毒汤辅以活血化瘀药对症治之。方中黄连、黄柏性寒味苦, 主归胃、肠二经, 泻中下焦之热毒; 黄芩泻上焦之热毒; 栀子清泻三焦之热毒, 导热下行。热毒较甚的胃肠息肉患者均可选用此方加减。张教授临证常去黄芩, 使药入中下二焦之力更专。息肉湿热毒兼瘀血者, 常选益母草、泽兰、藤梨根、蛇莓, 既能清热解毒, 又可活血祛瘀。尤其针对肠息肉, 常选归大肠经之红藤、败酱草清热解毒, 活血祛瘀。应注意的是, 活血药有动血之虞, 应视具体情况选用。若热毒较重, 大便秘结, 肠息肉黏膜表面多见充血糜烂, 便中带少量血, 常选性味苦寒, 入大肠经之地榆、槐花相须为用, 以达凉血止血解毒之效, 配以茜草凉血化瘀止血。此外, 清热解毒之药有苦寒败胃之虞, 临证应时时固护中焦。

3. 疏通经络, 通痹化瘀

病邪盘踞日深, 进一步发展则累及经脉, 形成窠臼, 最为难治, 如《丹溪心法》所云: "痰夹瘀血, 遂成窠囊。"此阶段胃肠息肉在内镜下多见表面粗糙, 甚至伴有小血管和腺体畸形; 病理常为腺瘤性息肉, 提示有癌变风险。张教授认为, 此阶段病位较深, 病势较重, 多为瘀血重症或顽症, 可选用疏通经络、通痹化瘀之品助其消退, 临证常选用血府逐瘀汤配伍虫类药物为主方进行加减。常用药物为蒲黄、五灵脂活血通络之品及蜈蚣、地龙搜剔散络之药，并配伍大黄、桃仁破血下瘀，诸药合用，可防止瘀血化毒转癌，达到瘀祛痰清之效。张教授强调，虽然虫类药物可走窜搜剔，疏通络脉，直达病所，攻毒散结，但若用量过大，不仅损伤正气，而且还有促进息肉恶变、诱发出血等风险，不可滥用、误用，应根据病情合理选用。若经络痹阻，周身麻木者，以桑枝、伸筋草舒筋活络；若伴有疼痛者，加威灵仙、丝瓜络通痹止痛。若临证见瘀血兼血虚者，镜下表现为息肉暗红，但周围黏膜偏白，宜加鸡血藤、当归养血活血，生血有源；若瘀血兼有出血者，镜下多见息肉表面及周边黏膜陈旧性出血斑，宜选用三七、白及活血止血，起到止血不留瘀、化瘀不伤络之效。此阶段病机较复杂，为防止进一步癌变，张教授常会加用白花蛇舌草、猫爪草防癌抗癌之品以防止其癌变，阻断进展途径，以达到"未病先防"的治疗目的。

4. 软坚散结，消瘤化瘀

胃肠息肉结聚日久者，临床多表现胸脘痞闷、腹部疼痛、呕恶纳呆、大便出血、舌下络脉曲张等症；内镜下多见息肉表面呈颗粒状，周围黏膜可见出血点或伴充血水肿。张教授对于此阶段息肉的治疗应软坚散结、消癥化瘀，临床常以散结消瘤汤为基础方加减化裁。方中主要以三棱、石见穿等消瘤散结，配伍丹皮、五灵脂等化瘀类药物。张教授还善用虫类药物，虫类药物为血肉有情之品，性善走窜，具有搜剔络中痰浊瘀血、祛瘀散结之功。但是此类药物多有毒性，有一定肝肾损伤的风险，故用量宜小，如土鳖、水蛭等破血逐瘀之力较强，用量不超过6g。本病日久不治或治不得法，有转变为胃肠癌的风险，因此主张配伍猫爪草、半边莲、石见穿、预知子等有一定抗癌散结作用的药物，可以有效防止疾病日久出现不典型增生和癌变等。若胃息肉伴疼痛、反酸者多配合牡蛎、煅瓦楞子等软坚散结、制酸止痛；结聚日久者难愈者，加山慈菇散结消瘿，清热解毒。此阶段病情相对复杂，若伴有便血症状，加小蓟、地榆炭等收敛止血。对于攻毒消瘤之药，张教授主张《黄帝内经》"大积大聚，其可犯也，衰其大半而止"，力求有功而无过，适可而止，不可耗伤正气。

5. 益气养阴，扶正祛邪

病情日久不愈，耗伤气血，损及肝肾，虚实相兼。此阶段患者主要表现为胃脘绵绵作痛，心下痞满，喜温喜按，倦怠乏力，大便稀溏，舌淡苔少，脉细；或可见口干欲饮，烦躁难寐，舌红苔少欠津，脉细涩。偏气虚时，内镜下多见胃黏膜及息肉色泽苍白；偏阴虚时，则多见黏膜及息肉色泽绛红，息肉表面可见凹凸不平。张教授认为，胃肠息肉疾病后期邪势有减退之迹，而渐以正虚为甚，呈现虚实互见之象。此阶段病机特点是气阴两虚，痰瘀阻络。治以益气养阴、扶正祛邪，辅以活血解毒之法。方选参苓白术散合益胃汤益气养阴，辅以丹参饮活血解毒。常用药物有党参、麸炒白术等健脾益气血之源，北沙参、石斛等养阴滋水土之本，丹参、赤芍活血化瘀。全方补益之药药性和缓，滋阴之药无滋腻碍胃留邪之嫌，配合活血解毒治法予邪气以出路，共奏扶正祛邪之效。若气虚进一步发展，出现以自觉肛门重坠为主要表现的证候，需选用黄芪、升麻之品，取补中益气汤之义，补气健脾，升提中气；若阴虚兼有虚热者，表现为五心烦热、口舌生疮，可配伍知母、玄参滋阴水，清伏火之药。此外，张教授强调临床病情复杂多变，一定要辨证施治，不可拘泥于一法，密切观察疾病进展，及时调整用药，令阴平阳秘，气血调和，积自消矣，息肉乃除。

综上所述，基于"痰浊凝滞，脉络瘀阻"辨治胃肠息肉，既有阶段性，又有统一性。胃肠息肉病程较久者，往往痰浊、瘀血胶结，呈现单一的证型相对较少，需多法综合辨治，但仍需抓住疾病的主要矛盾，精准用药。临证中也有无症状胃肠息肉患者，一般经体检发现。张教授指出，针对无症状息肉患者可结合内镜下息肉表现进行相应的中医辨证，息肉黏膜表现也是中医望诊的延伸。此外，胃肠息肉有癌病的风险，在充分发挥中医药辨证优势的前提下，依然要结合现代医学的胃肠镜检查、病理检查、化验检查等手段，综合评估息肉的性质，选择相应的治法。

（三）临床治疗常用角药列举

角药是在中医理论指导下，将三味中药联合使用、系统配伍的方药组合模式。既可作为方剂的核心部分，也可作为辅助部分；既可独立成方，又可联合应用，具有协同增效的作用。张教授疏方精巧，用药有的放矢，常配伍角药，展示了中医药治疗胃肠息肉病的良好疗效。试举其主要者简述如下。

1. 黄芪–皂角刺–薏苡仁

临床表现为腹痛间作，痛亦不甚，神疲乏力，纳呆食少，大便黏腻的息肉患者，可用黄芪、皂角刺、薏苡仁健脾祛湿，消肿散结。黄芪味甘，补气为长；皂角刺味咸，散结尤佳，《雷公炮制药性解》言皂角刺"主痈疽，其未溃者能发散"。薏苡仁常用生品，既助黄芪健脾利湿，又佐皂角刺消肿散结。

2. 半夏–全蝎–猫爪草

临床表现为脘腹疼痛，痰白质稀；伴有麻木感，纳呆食少，舌苔厚腻的息肉患者，常用半夏配全蝎、猫爪草。全蝎功善搜风通络，攻毒散结。《医学衷中参西录》载"全蝎，其性虽毒，专善解毒，消除一切疮疡"。猫爪草长于化痰散结消肿，与半夏相伍，不仅助其消除痰浊毒邪，更有穿透络脉、化痰开结之力。三药合用，共奏祛痰散结通络之效。

3. 椿根皮 – 槐花 – 僵蚕

临床表现为腹痛腹泻，便血，口渴烦躁，斑疹隐隐的息肉患者，临证常用椿根皮配槐花、僵蚕。椿根皮具涩肠收湿止血之功；槐花味苦，性微寒，具有凉血止血之功，善清泻大肠之火热而止血。僵蚕为张教授常用风药，李中梓《医宗必读》言风药治泻"如地上沼泽，风之即干"；又擅通经活络，解毒散结，配五倍子、槐花使血止而不留瘀。三药配伍，共奏涩肠止血止泻之效。

4. 半夏 – 白术 – 桃仁

临床表现为头晕目眩，胸脘痞闷，呕恶纳呆，大便不通的息肉患者，常用半夏配白术、桃仁。半夏燥湿化痰，消肿散结；配伍白术健脾益气，升清降浊；配伍桃仁以达润肠通便、活血祛瘀之效。三者配伍，使痰浊得清，腻苔自消，胃肠腑气得顺。

5. 青皮 – 白花蛇舌草 – 麦冬

临床表现为胁肋胀痛，口渴喜饮，大便秘结，小便短赤，舌红少苔，脉细数的息肉患者，常用青皮配白花蛇舌草、麦冬。青皮味苦，归胃经，疏肝破气，消积化滞；白花蛇舌草归胃、肠经，清热祛湿，解毒消痈，化瘀散结；佐以甘寒之麦冬滋阴益胃，《医学衷中参西录》言麦冬"能入胃滋养胃液"。三药共奏行气泻火，滋阴清热之效。

6. 三七 – 白蔹 – 石见穿

临床表现为胃脘或腹部刺痛，腹部结块，舌下瘀斑等症的息肉患者，常用三七配白蔹、石见穿。三七性温，具有化瘀止血、活血止痛之功；白蔹辛苦微寒，《本草经集注》载白蔹既"散结气，止痛"，又"主痈肿疽疮"；石见穿则具有活血化瘀、软坚散结的双重功效。三者气血同调，寒热并用，协同发挥活血止痛散结的作用。

7. 北柴胡－白芍－莪术

临床表现为情志抑郁，胸胁胀满疼痛，游走不定，纳呆食少，舌下瘀斑的息肉患者，常以北柴胡配白芍、莪术，注意柴胡有劫肝阴之敝，对于口干者不宜使用。加消癥之莪术是为"破血癖癥瘕"之用，专入大肠经。三药共用，疏肝理气，活血祛瘀。气为血之帅，血为气之母，若服用莪术时间较长，需配伍补气药同用，使活血而不伤气。

8. 党参－炮姜－威灵仙

临床表现为脘腹坠胀，神疲倦怠，畏寒怕冷，四肢不温的息肉患者，常用党参、炮姜、威灵仙温中散寒消积。党参甘以和阴，炮姜辛以和阳，辛甘相辅，共奏补中培元散寒之功；威灵仙气温，味辛咸，《本草备要》言威灵仙"性极快利，积不痊者，服之有捷效"，既可助党参、炮姜温中散寒，又可祛痰逐瘀，消散盘踞于黏膜各处的积块。

9. 当归－香附－乌梅

临床表现为腹痛，胸胁胀满，口干，心悸健忘，女性月经量少或延期的息肉患者，常用当归配香附、乌梅以调气理血。当归补血润燥，香附行气止痛；乌梅其味酸涩，既防香附发散太过，又可生津助当归润燥，《本草经解》言乌梅"去青黑痣，蚀恶肉"。三药相伍，如《素问·至真要大论》云"疏其血气，令其调达，而致和平"，助气血得调，息肉得消。

五、医案分享

(一) 胃息肉病案

王某, 女, 60 岁。

首诊: 2018 年 12 月 5 日。

主诉: 胃脘疼痛 5 年余。

现病史: 患者 5 年前无明显诱因胃脘疼痛, 伴有恶心呕吐, 当地医院行电子胃镜示胃底、胃体见 10 余枚散在分布的扁平息肉, 直径 2 ~ 4mm, 诊断为胃多发息肉, 并予内镜下钳除, 病理提示胃底、胃体增生性息肉, Hp (-)。之后 5 年, 每年复查胃镜均提示胃多发息肉, 慢性萎缩性胃炎, 息肉予以内镜钳除。其间患者曾间断口服奥美拉唑、胃复春等治疗, 胃脘疼痛症状未见明显好转, 胃息肉仍每年复发。现患者为求进一步系统诊治, 来我院就诊。现症见胃脘疼痛, 痛有定处, 偶有胁肋疼痛; 痰多质黏, 身重困倦, 纳呆疲乏, 口苦反酸, 失眠多梦。舌质紫暗有瘀点, 苔白厚腻, 脉弦涩。

西医诊断: ①胃多发息肉; ②慢性萎缩性胃炎。

中医诊断: 胃痛。

中医辨证: 痰瘀互结证。

治法: 消痰化瘀, 软坚散结。

方药: 陈皮 10g, 半夏 9g, 浙贝母 20g, 三棱 10g, 莪术 10g, 红花 15g, 香附 10g, 僵蚕 10g, 煅牡蛎 10g, 猫爪草 15g, 瓦楞子 10g。

二诊: 服上方 14 剂, 于 2018 年 12 月 20 日再次就诊。患者胃脘疼痛较前缓解, 仍诉痰多质黏, 身重困倦, 此乃痰邪未除之症, 故陈皮、浙贝母加量至 20g 以增祛湿化痰之功; 仍觉疲乏，加炙黄芪25g以健脾益气；胸肋胁痛消失，故去香附。上方共14剂，日1剂，分2次，早晚饭后温服。余不变，守方继进。

方药：黄芪25g，陈皮20g，半夏9g，浙贝母20g，三棱10g，莪术10g，红花15g，僵蚕10g，煅牡蛎10g，猫爪草15g，瓦楞子10g，甘草6g。

服上方14剂后，患者胃脘疼痛、痰多质黏、身重困倦等症状基本消失，纳眠较前改善。患者依据前方，结合精神、情绪、饮食、起居等进行中药调养近1年。并嘱其清淡饮食，予以心理疏导；2019年12月15日复查电子胃镜示慢性萎缩性胃炎，镜下未见息肉。

【按语】本案患者因"胃脘疼痛5年余"为主诉就诊，电子胃镜检查示多发性息肉，先后两次行内镜下摘除，但屡摘不尽，症情控制不佳，长此以往癌变风险大。血瘀阻滞于胃，故胃脘疼痛、痛有定处；痰阻中焦，则出现痰多质黏、身重困倦、纳呆等症；痰热瘀血胶结导致中焦气机运行不利，气滞则血停，进一步加重胃痛；血瘀日久化火，则口中干苦、反酸。结合舌质紫暗有瘀点、苔黄腻、脉弦涩，辨证为痰瘀互结，以消痰化瘀、软坚散结为法治疗。张教授以二陈汤配伍化瘀散结类药物进行加减治疗。方中陈皮、半夏两者配伍，相辅相成，共奏行气化痰之功；浙贝母以清热化痰，散结消痈。以上三药旨在祛除痰核结聚。患者胸肋胁痛，以香附疏肝理气、和中止痛；三棱、莪术、红花三药共奏活血化瘀、消积止痛之功；僵蚕入胃经，既能祛除痰邪，又能软坚散结，《本草经解》记载其"去青黑痣，及蚀恶肉，酸收之味外治，能消痣与肉也"；煅牡蛎增强软坚散结之功，亦能重镇安神，改善患者睡眠；猫爪草化痰散结，解毒消肿；瓦楞子入胃经，消中焦之痰浊，化息肉之瘀结，且制酸止痛。患者二诊时仍痰多质黏、身重困倦并非用药遣方有失，而是痰瘀胶着日久，药力需累积到一定程度方可显效。张教授谨守病机，用药稍做调整，陈皮、浙贝母加量至20g以增化痰之功；又依据症状变化加补气之黄芪，去疏肝之香附。通过近1年的调理，胃脘疼痛，胁肋疼痛，痰多质黏，身重困倦，纳呆疲乏等症均明显好转。患者复查胃镜未见息肉，体现中医辨证论治的独特魅力。此病案治疗过程提示胃息肉之患，如"河冰结合，非一日之寒；积土成山，非斯须之作"，需谨守病机，终可见疗效。

（二）肠息肉病案

朱某，男，62岁。

首诊：2019年3月17日。

主诉：大便不成形3年余。

现病史：3年前患者无明显诱因出现大便质稀不成形，日行2～3次，伴腹胀腹痛，无里急后重。于当地诊所就诊，予双歧杆菌四联活菌片治疗，间断口服2个月，效果不明显。随后为求进一步诊治于当地医院行电子结肠镜检查示结肠多发息肉，并予以内镜下切除；病理示（乙状结肠）管状腺瘤，伴不典型增生。2年前复查结肠镜，提示视野下新发息肉3枚，大小分别约为1.2cm×0.7cm、1.4cm×1.0cm、1.3cm×0.9cm，均予以切除。1年前，患者复查肠镜，仍提示结肠新发息肉10余枚。因肠息肉切除后再次复发，遂来我院门诊寻求中医治疗。现症见大便不成形，腹胀疼痛，肛门灼热，口渴喜饮，小便短赤，夜寐一般。舌质偏红有瘀斑，舌苔黄腻，脉弦数。

西医诊断：结肠多发息肉。

中医诊断：肠瘤。

中医辨证：热毒蕴结证。

治法：清热解毒，消癥散结。

方药：党参 15g，白术 15g，夏枯草 20g，白花蛇舌草 25g，半枝莲 15g，白蔹 10g，乳香 10g，没药 10g，石见穿 15g，藤梨根 10g，预知子 6g，山慈菇 6g。

二诊：2019 年 4 月 1 日。此次就诊患者自诉大便基本成行，肛门灼热较前明显减轻，仍诉口渴喜饮，加生石膏 10g 以清热泻火、生津止渴。苦寒药物，久用伤胃，故去半枝莲，并将白花蛇舌草减量应用。共 14 剂，煎服法同前。余不变，守方继进。

方药：党参 15g，白术 15g，夏枯草 10g，白花蛇舌草 10g，生石膏 10g，白蔹 10g，乳香 10g，没药 10g，石见穿 15g，藤梨根 10g，预知子 6g，山慈菇 6g。

三诊：服上方 14 剂，于 2019 年 4 月 15 日再次就诊。患者无腹胀疼痛，大便不成形，肛门灼热等症好转，纳眠可，二便调。并依据患者病情继续门诊调理 6 个月余。嘱患者调畅情志，规律生活，清淡饮食，诸症未见反复。2019 年 10 月，复查结肠镜提示未见新发肠息肉。

【按语】本案患者因"大便不成形 3 年余"为主诉就诊，结肠镜检查示多发性息肉先后两次行内镜下摘除，但屡摘不尽，病情控制不佳，长此以往癌变风险大。患者肛门灼热，乃下焦火毒炽盛所致；火热耗伤阴液则出现口渴喜饮、小便短赤等症；热壅血瘀于舌体，故舌质偏红有瘀斑。综上所述，辨证为热毒蕴结证，结合息肉具有癥瘕积聚的特点，治疗宜清热解毒、消癥散结。方中夏枯草、白花蛇舌草、半枝莲均性味苦寒，共奏清热泻火、解毒散结之效；乳香、没药合用，调气活血，化瘀止痛；石见穿活血化瘀，散结消肿；藤梨根配合预知子，活血化瘀，消肿散结；山慈菇增强散结解毒之功；白蔹苦寒清泄，辛散消肿，因而能够清热解毒、消痈散结，《神农本草经》言其"主痈肿疽创，散结气，止痛除热"。诸药苦寒，恐伤正气，以党参、白术合用益气健脾，固护中焦。张教授认为，息肉日久不愈有一定的恶变风险，故治疗时常配伍应用抗癌散结类药物，如半枝莲、藤梨根等。对于息肉治疗，张教授强调既要改善患者症状，又要消除镜下所见息肉，防止癌变。二诊时，患者仍诉口渴喜饮，加生石膏以清热泻火、生津止渴，另药性苦寒易于损伤脾胃，故去半枝莲，并减少白花蛇舌草的用量。患者症状较上次明显好转，效不更方，继续治疗。张教授又依据病情变化，辨证论治，门诊继续调理6个月后再次复查电子肠镜，提示无新发息肉。

（李吉磊　李丹艳　丁宁）

参考文献

［1］胃肠道腺瘤和良性上皮性息肉的病理诊断共识［J］.中华病理学杂志，2020（1）：3-4.

［2］李转，苏红霞，路红，等.胃息肉的诊治进展［J］.胃肠病学和肝病学杂志，2020，29（1）：93-98.

［3］Nam S Y, Park B J, Ryu K H, et al.Effect of Helicobacter pylori infection and its eradication on the fate of gastric polyps［J］.Eur J Gastroenterol Hepatol, 2016, 28（4）: 449-454.

［4］Tran-Duy A, Spaetgens B, Hoes A W, et al.Use of Proton Pump Inhibitors and Risks of Fundic Gland Polyps and Gastric Cancer: Systematic Review and Meta-analysis［J］.Clin Gastroenterol Hepatol, 2016, 14（12）: 1706-1719.

［5］Genta R M，Schuler C M，Robiou C I，et al.No association between gastric fundic gland polyps and gastrointestinal neoplasia in a study of over 100，000 patients［J］.Clin Gastroenterol Hepatol，2009，7（8）：849-854.

［6］Yamashita K，Suzuki R，Kubo T，et al.Gastric Xanthomas and Fundic Gland Polyps as Endoscopic Risk Indicators of Gastric Cancer［J］.Gut Liver，2019，13（4）：409-414.

［7］Evans J A，Chandrasekhara V，Chathadi K V，et al.The role of endoscopy in the management of premalignant and malignant conditions of the stomach［J］.Gastrointest Endosc，2015，82（1）：1-8.

［8］龙思丹，孙希珍，赵栋燕，等.肠息肉病因学相关性研究进展［J］.医学综述，2020，26（14）：2728-2732.

［9］Ferlitsch M，Moss A，Hassan C，et al.Colorectal polypectomy and endoscopic mucosal resection（EMR）：European Society of Gastrointestinal Endoscopy（ESGE）Clinical Guideline［J］.Endoscopy，2017，49（3）：270-297.

［10］Tanaka S，Saitoh Y，Matsuda T，et al.Evidence-based clinical practice guidelines for management of colorectal polyps［J］.J Gastroenterol，2021，56（4）：323-335.

［11］刘春萌，李志婷.胃息肉合并结直肠息肉的危险因素分析［J］.中国现代医学杂志，2021，31（11）：71-74.

第十章
着力"虚、瘀、滞"
辨治老年便秘

一、疾病特点

便秘是一种（组）症状，表现为排便困难和（或）排便次数减少、粪便干硬。排便困难，包括排便费力、排出困难、排便不尽感、肛门直肠堵塞感、排便费时和需辅助排便。排便次数减少，指每周排便少于 3 次。慢性便秘的病程至少为 6 个月。慢性便秘根据病因可分为原发性便秘（也称特发性便秘或功能性便秘）和继发性便秘。功能性疾病所致的便秘包括功能性便秘、功能性排便障碍和便秘型肠易激综合征等。根据病理生理改变，又可分为正常传输型便秘、慢传输型便秘、排便障碍型便秘和混合型便秘。继发性便秘主要是器质性疾病和药物相关的原因，其中器质性疾病主要包括代谢性疾病、神经源性疾病、结肠原发疾病（如结肠癌）等；药物性便秘主要由抗胆碱能药物、阿片类药物、钙拮抗剂、抗抑郁药、抗组胺药、解痉药、抗惊厥药等诱发。

随着当代人饮食结构改变、生活节奏加快和社会心理因素影响，慢性便秘的患病率呈上升趋势，据研究显示，我国成人慢性便秘的患病率为 4% ～ 10%。慢性便秘是老年人常见综合征，患病率随增龄而增加。研究显示，慢性便秘的患病率在 60 岁及以上老年人群中为 15% ~ 20%，84 岁及以上可达 20% ~ 37.3%，在接受长期照护的老年人中甚至高达 80%。目前国内大部分相关研究结果均显示，女性慢性便秘患病率高于男性。此外，经济状况和文化程度与便秘的患病率呈负相关，农村地区便秘患病率高于城市。

慢性便秘可以继发精神心理障碍，如抑郁症、焦虑症、精神分裂症甚至自杀倾向等。还可以诱发心脑血管意外、肠梗阻、憩室炎、痔疮、结肠癌等，严重影响老年患者的生存质量，耗费大量的医疗资源，是一个重要的公共卫生问题，也是一个棘手的临床难题。

目前针对慢性便秘，增加膳食纤维和水的摄入、增加运动等生活方式调整，是基础治疗措施，需建立良好的排便习惯。其他西医治疗手段，包括药物治疗、生物反馈治疗、手术治疗、精神心理治疗等。药物治疗主要包括容积性泻药、渗透性泻药、刺激性泻药，前两类主要用于轻、中度便秘，后者主要作为补救措施。此外，还有鸟苷酸环化酶 –C 激动剂如利那洛肽，可以改善患者的腹痛、便秘等症状；高选择性 5– 羟色胺 4 受体激动剂如普芦卡必利，可缩短结肠传输时间，增加患者排便次数；氯离子通道活化剂可以促进肠上皮分泌，增加患者自发排便次数；微生态制剂不是治疗慢性便秘的一线用药，但推荐作为长期辅助用药。生物反馈治疗是行为调节疗法，是功能性排便障碍患者的首选治疗方法。针对功能性便秘经过非手术治疗后收效不大、经相关检查显示有明显异常的患者，可考虑手术治疗，中国医师协会肛肠医师分会 2017 年制定并发布了《便秘外科诊治指南》，详细介绍了手术适应证、手术方式等。需要注意的是，便秘患者可伴有多种精神心理症状，需注意进行心理干预或药物治疗。

器质性疾病造成的便秘，要积极治疗原发病。药物性便秘患者在病情允许情况下，减少或避免不必要的服用可引起便秘的药物；若不能停药，可预防性使用通便药和改变生活习惯。

便秘是一种多因素导致的复杂性疾病，治疗十分棘手，盲目单一地采取某种治疗手段，常常达不到预期的效果。但目前西医疗效欠满意，也存在一些治疗局限性，如药物副作用、药物依赖、药物无效、术后并发症等。

中医便秘之症，首见于《黄帝内经》，称为"后不利""大便难"等。《伤寒论》中有"阳结""脾约"之称，其后又有"风燥""热燥""风秘""热秘"及"寒秘"等说。《兰室秘藏》等有"大便燥结"的叙述。而"便秘"一名，首见于清代沈金鳌所著《杂病源流犀烛》，并沿用至今。中医强调辨证论治、整体调节、标本同治，在便秘的治疗中有重要的作用，具有较好的临床疗效，并在临床上被广泛运用。

张教授牵头制定和发布了我国脾胃病行业的《便秘中医诊疗专家共识意见（2017）》，并作为组长牵头制定国家药审中心《中药新药用于慢性便秘临床研究技术指导原则》等。他在长期的临床实践中，根据老年人生理特点及疾病发生的特性，从虚、瘀、滞论治，积累了丰厚的经验，取得良好的疗效，并形成一套自己独特的学术理论。

二、病机认识

近现代中医学者认为，便秘的病因主要有饮食不节、情志失调、久坐少动、劳倦过度、年老体虚、病后产后、药物等，部分患者与先天禀赋不足有关。过食辛热厚腻，可致胃肠积热，大便干结，难以排出；恣食生冷，可致阴寒凝滞，腑气不通，排便艰涩；思虑过度，或久坐少动，致使气机郁滞，通降失常而致大便秘结；劳倦过度、禀赋不足或病后、产后气血亏虚，使气虚则大肠传导无力，血虚则肠道失于濡润而致便秘；年老体弱，阳气不足或长期服用苦寒泻下药物而耗伤阳气，肠道失于温煦，阴寒凝固，传导失司而致便秘。

便秘病位在大肠，与肺、脾（胃）、肝、肾诸脏腑的功能失调相关。基本病机为大肠通降不利，传导失司。阳明燥热伤津、气滞腑失通降、寒邪凝滞肠腑、气虚推动无力、血虚肠道失荣、阴虚肠失濡润、阳虚肠失温煦等，均为其基本病机演化。（图10-1）

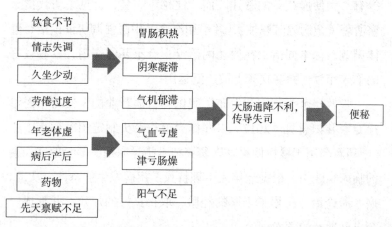

图 10-1　便秘的基本病机示意图

张教授根据多年临床经验，依据老年人生理特点及疾病发生发展的特性，认为"虚""瘀""滞"是老年便秘的病机关键。

（一）便秘之虚

老年人生活经历漫长，器官功能随增龄衰退，且常多种慢性疾病并存，虚弱在老年人群中甚为常见。如《灵枢·天年》说："百岁，五脏皆虚，神气皆去，形骸独居。"由此可以认为，"五脏皆虚"为老年脏腑的基本生理病理特点。《景岳全书·秘结》云："秘结证，凡属老人、虚人、阴脏之人……盖此非气血之亏，即津液之耗。"张教授认为，老年人便秘发生的主要原因是气血亏虚、津液不足，而气血津液的化生、输布和排泄又与人体脾胃、肺、肾有着密切的关系。

1. 气虚

脾胃为后天之本，气血生化之源，排便是否正常也与脾胃有密切的关系，正如《儒门事亲》所云："胃为水谷之海，日受其新以易其陈，一日一便，乃常度也。"张教授秉承东垣的"脾胃为内伤之本"的思想，认为脾胃虚弱是老年人便秘的起病之源、致病之本，正如《素问·玉机真藏论》曰："脾不足，令人九窍不通。"饮食不节、劳思过度、年老久病等因素均可伤及脾胃，脾主运化、升清降浊功能失调，则气滞肠阻，大肠传导失司，糟粕停滞于肠道。

肺与大肠通过经脉的络属，构成表里关系。肺脏为里，肠腑为表，在生理和病理上相互影响。肺主气，《血证论》云："大肠之所以能传送者，全赖于气。气者，肺之所主。"唐宗海在《医经精义·脏腑之官》中也说："小肠中物至此，精汁尽化，变为糟粕而出。其所以能出之故，大肠为之传导。而大肠之所以能传导者，以其为肺之腑，肺气下达故能传导，是以理大便必须调肺气也。"若肺气亏虚，则可影响大肠传导，出现便秘。

2. 血虚

大肠主津，主传导糟粕，大肠传导糟粕的功能，除了气的推动，还离不开血、津液的濡养。《医镜·秘结》曰："衰老之人多患结，以其血不足而大肠干燥也。"说的是衰老之人，气血不足，大肠失润，肠道燥结，可出现大便干燥不通。

血、津液的生成与脾胃密切相关，在脾胃功能正常情况下，水谷精微得以正常的消化吸收，化为血、津液。老年人脏腑功能低下，脾胃虚弱，血、津液生化乏源，肠道失于濡润则燥屎内结，导致便秘。如《明医杂著·枳实丸论》载："证属形气病，形气俱不足，脾胃虚弱，津血枯涸而大便难耳。"

肝主藏血，可调节全身血量，若肝气郁滞，情志不畅，可以暗耗阴血；肝肾同源，年老体衰，肾之精血日耗，也可导致肝血不足。津血同源，血能化津，当血虚失养时，常导致津液亏少，大肠燥结。如《景岳全书·杂证谟·秘结》记载："盖人年四十而阴气自半，则阴虚之渐也。此外愈老愈衰，精血日耗，故多有干结之证。""下焦阴虚则精血枯燥，精血枯燥则津液不到而肠脏干槁，此阴虚而阴结也。"

3. 津亏

水涸舟停，除了血虚肠道失于濡润，可以导致大便干燥外，津液不足也可出现大便干燥。

津液的生成、输布有赖于脾胃的功能，正如《脾胃论》所言："大肠主津，小肠主液，大肠小肠受胃之营气……胃气不及，大肠小肠无所禀受，故津液涸竭焉。"

肺主通调水道，肺对体内水液的输布、运行和排泄起着重要作用。肺津充足则下润大肠，肺津枯涸则肠失濡润，出现大便干燥秘结。外感秋燥或内伤化热，均可使肺失宣降，津液亏虚。正如《血证论》所言："肺移热于大肠则便结，肺津不润则便结。"

《素问·逆调论》云："肾者水脏，主津液。"《医学正传》中说："夫肾主五液，故肾实则津液足，则大便滋润；肾虚则津液竭，则大便干燥。"指出肾虚可导致津液亏虚，燥屎内结于肠道而发生便秘。肾阴亏虚则阴火内生，肾为肺之子，肺又与大肠互为表里，肺居上焦，诸脏腑之火皆相逼，无肾水灌注，肺金立化，大肠必定干涩。

4. 阳虚

脾胃阳虚可导致便秘。若长期口服通便的苦寒药物等损伤脾阳，或气虚日久及阳，使脾胃阳虚，阴寒凝滞肠道，肠道失于温通，传导失常，则发生便秘。此外，脾阳不足，津液输布异常，肠道津亏，也可出现便秘。

肾为一身阳气之本，开窍于二阴，肾阳衰微会影响大肠的传导。张教授认为，老年人年老体弱，阳气渐衰，加之存在长期应用寒凉攻下药物的情况，久之耗伤阳气，导致肾阳亏虚，阴寒内生，肠道失于温煦，推动无力而大便艰涩。正如《傅山医学全集·大便闭结门》所云："大肠者，传导之官也，有火则转输无碍，无火则幽阴之气闭塞，其输挽之途，如大溪巨壑，霜雪堆积，结成冰冻，坚厚而不可开。倘得太阳照临，则立时消化，非大肠有火则通、无火则闭之明验乎？"

《内经》言："人到四十，阳气不足，损与日至。""得阳气，益阴精……万物之生由乎阳，万物之死亦由乎阳。"肾阳为一身阳气之根，故五脏之阳皆有赖肾阳以熙之，其中尤以脾阳赖之最切，故老年便秘患者常脾肾阳虚兼见。

（二）便秘之瘀

《素问·调经论》曰："五脏之道，皆出于经隧，以行气血，气血不和，百病变化而生。"血瘀可以作为一个独立证候，也可以作为病理产物导致疾病的发展。血瘀可导致便秘的发生，如《血证论·卷六·便闭》记载："此外，又有瘀血闭结之证……或跌打损伤，内有瘀血，停积不行，大便闭结。"《辨证录·大便秘结门》曰："人有大便闭结不通，手按之痛甚欲死，心中烦躁，坐卧不宁，似乎有火。然小便又复清长，人以为有硬屎留于肠中也。谁知有蓄血不散乎……不知人之气血，无刻不流通于经络之中，一有怫抑，气即郁塞不能，血即停住不散，遂遏于皮肤而为痛，留于肠胃而成痛，搏结成块，阻住传化之机，隔断糟粕之路，大肠因而不通矣。"

叶天士在《临证指南医案》中有云："大凡经主气，络主血，久病血瘀。"张教授认为，老年人便秘大都病史较长，需要重视血瘀的因素。"久病入络""久病多瘀"，肠道内粪便积滞日久，压迫肠壁，郁阻肠络，使肠壁血行迟缓，涩滞成瘀，而瘀血反过来又可以加重便秘，形成恶性循环。

清代陈士铎在《辨证录·大便闭结》中曰"气为血之帅，血为气之母"，气推动功能正常是血液运行正常的保障。慢性便秘患者多存在气虚，张教授认为"气虚则气必滞，气滞则血必瘀"，正如王清任在其《医林改错》中云："元气既虚，必不能达于血管。血管无气，必停留而瘀。"气虚推动无力，血行不畅，瘀滞肠络，影响肠道传导，出现便秘。此外，血虚亦是造成血瘀的重要原因，血虚津亏，阴津不足，导致脉道空虚，血行不畅成瘀，肠失濡润则便结。

（三）便秘之滞

便秘基本病机是大肠通降不利，传导失司。张教授认为，"气虚则气必滞""津（血）亏则肠燥，燥则滞留""脾虚易湿困，湿阻则气滞"。气具有推动作用，气滞可导致腑气不能通降，大肠传导糟粕功能下降，则大便难以排出。所以肠道气滞也是老年便秘的常见病机，与肺、肝、脾胃又密切相关。

《三因极一病证方论》有云："肺气不传，必胀于大肠。"肺藏魄，大肠肛口为魄口，肺气可影响魄口，即肛口的启闭，即所谓"肺下施于魄门"。若肺气壅滞，则腑气不降，魄口不开，大便干涩难行；肺气逆乱，失于肃降，大肠气机也随之逆乱，导致大便不畅。

李梴的《医学入门·脏腑》中首载《五脏穿凿论》的内容，曰"肝与大肠相通"，肝脏功能失常可影响大肠功能。《素问·疏五过论》指出"忧恐喜怒，五脏空虚，血气离守"，提示七情作为情志方面的致病因素，通过影响脏腑气机的运行可引发疾病。现代研究发现，慢性便秘患者的焦虑、抑郁评分高于无便秘患者。张教授认为，因肝为将军之官，不受遏郁，情志不畅，则先受之。肝气郁结，疏泄功能失常，大肠气机的正常运行也会受到影响，大肠传导受阻，而肝郁日久，又可出现化火伤阴，导致便秘的发生。

脾与水湿运化密切相关，老年人因饮食因素、劳倦、年老体弱等导致脾胃虚弱，津液代谢失常。湿邪内生，进而阻滞肠道，气机壅滞，出现大便排出不畅；湿邪又困阻脾胃，损伤脾胃功能，形成恶性循环。湿邪蕴久又可化热，造成湿热壅滞肠道，或湿热灼伤津液的变化。

此外，除了肠道气滞，还需注意老年人的饮食积滞。张教授认为，随着生活水平提高，人们的饮食结构和饮食习惯发生了很大的变化，饮食因素已成为便秘的主要病因之一。老年人消化功能减弱，如嗜食肥甘厚腻、暴饮暴食等可导致饮食积滞，化热伤津，从而导致便秘。正如李东垣《兰室秘藏》所说："若饥饱失节……损伤胃气，食辛热味厚之物而助火邪，浮于血中，耗散真阴，津液亏少，故大便结燥。"

总体来说，老年人便秘为本虚标实，总以虚为主，因虚致实，虚实夹杂。临床多以脾虚气滞为关键病机环节，兼有血（津）虚肠燥、肾阳亏虚、血脉瘀阻、肺窍不利、肝气不疏、饮食积滞、湿热内蕴等。（图10-2）

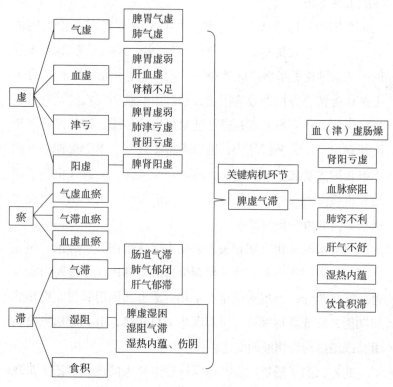

图 10-2 老年便秘"虚""瘀""滞"病机示意图

三、诊疗思路

（一）辨证要点

1. 辨虚实，以虚证多见

《医学启源·六气方治》曰："凡治脏腑之秘，不可一概论治，有虚秘，有实秘。"

（1）实秘

主要以腹胀痛不喜按揉为特征，形体多壮实，包括气滞秘、热积秘、寒积秘。

①气滞秘：多表现为排便不爽，腹胀，肠鸣，胸胁满闷，呃逆或矢气频作，舌暗红，苔薄，脉弦等。肺气壅滞，肺气逆乱导致的肺失宣降，临床可伴见咳嗽气喘、坐而仰首、胸闷气短等；肝气郁结者，可伴见情绪抑郁、胸闷、善太息、胸胁或少腹胀闷窜痛、抑郁易怒，或咽部异物感、女性乳房胀痛、月经不调等。

②热积秘：多表现为大便干结，腹胀或腹痛，口干，口臭，面赤心烦，鼻息气热，小便短赤，舌红，苔黄，脉滑等。肺热移肠者，可伴见咳喘、咽干等；肝郁化火者，可伴见急躁易怒、目赤口苦等。

③冷积秘：多表现为大便艰涩，腹中拘急冷痛，得温痛减，腹胀拒按，口淡不渴，四肢不温，舌质淡暗，苔白腻，脉弦紧等。

（2）虚秘

主要表现为腹部平平，喜温喜按，形体多消瘦、羸弱，又有气、血、津液、阳气亏虚的不同。

①气虚便秘：多表现为排便无力，虚坐努责，甚至汗出短

气、脱肛等，腹中隐隐作痛、喜揉喜按，粪质可不干硬，舌淡红，体胖大或边有齿痕，苔薄白，脉弱。脾胃气虚者，可伴见食欲不振、形体消瘦、肢体倦怠等；肺气虚者，可伴见咳喘无力、少气乏力、劳作后气喘、声音低怯等。

②血虚便秘：多为大便干结，排便困难，伴面色苍白、头晕耳鸣、心悸，舌淡，苔薄白，脉细弱等。肝血虚者，可伴见目涩眼花、爪甲干枯、夜寐多梦等；肾精不足者，可伴有腰膝酸软、早衰、夜尿频多等。

③津亏便秘：多表现为大便干结如羊矢，口干咽燥，手足心热，形体消瘦，小便短少，心烦少眠，舌红，有裂纹，苔少，脉细等。肺燥津伤者，可见咳嗽痰少难咯等；肾虚津液亏少者，可见腰膝酸软、潮热盗汗等。

④阳虚便秘：多表现为排便困难，粪质干或不干，畏寒肢冷，腹中冷痛，得热痛减，面色㿠白，舌淡胖，苔白，脉沉细等。肾阳虚者，可伴腰膝酸软、小便清长等；脾胃阳虚者，可见纳少腹胀、口淡不渴等。

张教授认为，老年人因生理等特点，虽多以虚证便秘为多，但常常因虚致实，虚实夹杂，不可一味补虚，忽略实证的处理。

2. 辨寒热，与虚实相参

（1）热证

大便多干结，但又分为胃肠积热和阴虚内热两种。前者为实证，常见于素体阳盛、嗜酒、喜食辛辣或热病之后者，临床常表现为大便干结、面红体热、小便短赤、舌苔黄或黄厚等一派实热症状。后者为虚证，虽有两颧红赤、心烦等表现，但属阴虚不能敛阳，阳气浮越于上，同时伴有形体消瘦、腰膝酸软等阴虚症状，且舌苔少、有裂纹。

（2）寒证

多表现为大便排出困难，腹中冷痛，四肢不温，又有外感寒邪和阳虚内寒之分。前者为实证，多是外感寒邪导致阴寒内盛，凝滞肠道，腹痛常剧烈，腹胀拒按，脉象弦紧。后者为虚证，为阳气虚弱，不能温煦肠道，常伴有腰膝酸冷、小便清长等肾阳不足表现，且脉象多沉迟。

3. 辨气血，重兼夹转化

王清任在《医林改错·气血合脉说》中指出："治病之要诀，在明白气血。"叶天士进一步提出："病初气结在经，久则血伤入络。"便秘是一个渐进的过程，病程之初多在气分，分为气虚、气滞，前面已有叙述。病久者则需注意血瘀，临床多有舌质紫暗（有或无瘀斑瘀点）、腹痛、痛位固定不移、脉涩等明显血瘀证的表现。血虚致瘀者，常伴有面色不华、口渴、舌淡、脉细等。

气血互根互用，证候之间多相互兼夹和转化。如气虚日久，导致血虚而成气血两虚证，表现为头晕目眩、少气懒言、乏力自汗、舌淡苔白、脉细弱等。气虚致瘀者，常伴有神疲乏力、气短、汗出、舌淡、脉虚等。气滞致瘀者，常伴有胸胁痞满疼痛、呃逆嗳气、腹胀肠鸣、脉弦等。

老年人便秘常病程较长，反复发作。张教授强调，需注意血瘀的早期辨识和防治。

4. 辨湿燥，抓主要特点

（1）辨湿

湿阻大肠，肠道气机不畅，导致便秘。早在《素问·至真要大论》中就有记载："太阴司天，湿淫所胜，大便难。"明代张景岳在《景岳全书·杂证谟》中云："湿秘……湿岂能秘？

但湿之不化，由气之不行耳。气之不行，即虚秘也，亦阴结也。"湿为阴邪，其性黏滞，湿滞肠腑常表现为：①排便困难，主要为排出困难、排出不畅、排便时间延长，排便全程都可能有排便困难表现，便后有不尽感。②大便质地多样化，质地偏软甚至黏溏；也可因大便在肠道停留过久而比较坚硬，多为头干后软。③脘腹胀满，多因湿困中焦所致，按之不舒，但无硬结。④病程较长，反复发作，如《温病条辨·上焦篇》云："其性氤氲黏腻，非若寒邪之一汗即解，温热之一凉即退，故难速已。"⑤湿邪的其他表现，如苔腻、身体困重等。

湿邪所致便秘，还需注意区分脾虚、气滞、夹热的情况。老年人多为脾胃虚弱，内生湿邪，湿邪反过来也可困厄脾胃。脾虚湿困者多见大便干稀不调，排便无力，进食后脘腹胀满，恶心呕吐，倦怠乏力，形体消瘦，舌淡，苔白润，脉细等。若湿阻气滞明显则表现为排便不畅，欲便不能，便质可干结或黏溏；有时甚至腹痛泄泻，胸胁脘腹胀闷，喜叹息、嗳气、矢气，情绪焦虑，舌质黏腻苔白，脉弦等。若湿邪蕴久化热成湿热内蕴之证，则常伴有小便短赤、心烦胸闷、口臭、舌红、苔黄厚腻、脉滑数等表现。热邪伤阴，则可见口干口渴、大便干等。

（2）辨燥

老年人多为阴虚内燥，但也可因大汗、大泻后津液丢失致燥，或因湿热久留伤阴，或因血虚不足肠燥等。肠燥便秘，大便多为干结或羊屎状、舌苔干，因血、津液的化生、输布与脾胃、肝、肺、肾密切相关，又常伴有身体其他组织干燥的表现。脾胃虚弱，功能失常，血、津液生化乏源，不能下润肠道，还可见胃阴不足表现，如口干口渴等。肺津枯涸，肠失濡润，还可伴见咽干；肺与大肠相表里，肠燥也可影响肺津，肺主皮毛，进而表现为皮肤干燥、毛发干枯等。肾虚则津竭便干，肾阴不足者可伴见口干、外阴干涩、女子月经量少等。肝主藏血，肝主筋，肝阴血不足者，可见眼干、女子月经量少或闭经、爪甲干枯等。

5.辨脏腑，据症状辨识

便秘病位在大肠，同时与肺、脾胃、肝、肾等脏腑功能失调有关。因此，辨证时还需根据具有代表性的临床表现，寻找可能的病机脏腑。

（1）肺

肺主气，司呼吸，肺气下达，肠道传导通畅。若肺窍不利，则肠腑不通，临床常伴有咳嗽、咳痰或胸中憋闷等表现。

（2）脾胃

脾胃与消化功能密切相关，脾胃功能失调者，常可兼见神倦乏力、纳差、进食后脘腹饱胀、呃逆嗳气、恶心呕吐等；老年人脾胃纳运功能随年龄增长而减弱，稍有饮食不慎，容易造成脾虚食积，食滞中焦，腑气不通，表现为大便不爽、气味酸腐；胃失和降，则可见脘腹饱胀、恶心欲吐、嗳气吞酸等。正如《儒门事亲》卷三云："食积，酸心腹满……"《杂病源流犀烛·积聚癥瘕痃癖痞源流》云："食积，食物不能消化，成积痞闷也……"食积可化热，则兼见口干、小便黄、舌苔黄腻等。

（3）肝

肝主疏泄，畅达全身气机。肝失疏泄，气机升降失常，大肠传导失司。临床常表现为胸胁或少腹胀闷窜痛，胸闷善太息，易怒，或咽部不适，状似有痰，无从咳出。

（4）肾

《内经》言："女子七岁，肾气盛……七七任脉虚，太冲脉衰少……丈夫八岁，肾气实……七八，肝气衰，筋不能动，天癸竭，精少，肾藏衰，形体皆极；八八，则齿发去……"肾"开窍于二阴""肾主二阴"，因此，老年人肾脏功能渐衰与便秘的发生发展密切相关。肾虚的临床表现，总体来说有健忘、腰膝酸软、肢体痿软、头晕耳鸣等。

（二）基于现代技术的辨证研究

1. 出口梗阻型便秘的虚实辨证

肛门直肠测压能够评估肛门直肠的动力和感觉功能，了解用力排便时肛门括约肌或盆底肌有无不协调性收缩，是否存在直肠压力上升不足，是否缺乏肛门直肠抑制反射和直肠感觉阈值，适用于以排便障碍为主要表现的慢性便秘患者。张教授团队基于此技术，着重探讨了出口梗阻型便秘患者虚实证候的分布与肛门直肠动力、感觉功能的相关性。结果显示：出口梗阻型便秘患者虚秘、实秘病例数基本相当，其中肠道气滞证、脾胃虚弱证占一半以上。虚秘组与实秘组力排时，肛门括约肌压均大于健康对照组，尤以虚秘组明显，提示虚秘组患者肛门括约肌的矛盾运动更为明显；虚秘组的初始感觉阈值、初始排便阈值、最大便意容量较健康对照组、实秘组均升高，提示虚秘患者较实秘患者明显存在感觉功能敏感性下降、对容量刺激反应迟钝的问题。

林蔚然等对出口梗阻型便秘患者中医证素、证型分布规律研究的结果显示，老年患者虚实夹杂证＞虚证＞实证，以气滞秘＋阴虚秘最常见，其次是气虚秘＋阴虚秘。

2. 阿片类药物性便秘的证候类型

目前应用阿片类药物是缓解患者癌痛的主要手段，随着人们思想观念的改变以及医患宣导，阿片类药物在临床的应用越来越广泛。阿片类药物的副作用之一是引起便秘，甚至给患者造成很大的痛苦，临床也越来越受到重视。但阿片类药物性便秘的中医辨证分型并没有形成一个统一的标准。孙少华等研究发现，阿片类药物性便秘的中医证候类型主要有气机阻滞证、气阴两虚证、湿热蕴阻证及脾肾阳虚证。而陈冬等研究结果显示，阿片类药物导致的便秘患者以津亏肠燥型、肺脾气虚型及气滞腑实型为多见，总比例达到87.5%。

（三）辨证选方用药

1. 虚实、寒热辨治选方

（1）气虚秘

治法：益气运脾。

选方：黄芪汤（《金匮翼》）。

药物：炙黄芪、麻子仁、陈皮、白蜜。

（2）血虚秘

治法：养血润肠。

选方：润肠丸（《沈氏尊生书》）。

药物：当归、生地黄、火麻仁、桃仁、枳壳。

（3）阴虚秘

治法：滋阴润燥。

选方：增液汤（《温病条辨》）。

药物：玄参、麦冬、生地黄。

（4）阳虚秘

治法：温阳泻浊。

选方：济川煎（《景岳全书》）。

药物：当归、牛膝、肉苁蓉、泽泻、升麻、枳壳。

张教授认为，临床上脾胃病属纯热、纯寒、纯虚、纯实者并不多见。老年便秘虽以虚为本，但万不可忽略实证，临床常常虚实寒热转化、错杂。

气血不足，运化失健，饮食停滞，胃肠积热，则可由虚转实，兼见热积秘。老年人阳气渐衰，加之屡用苦寒泻下，进一步耗伤阳气，正气不足，容易感受寒邪，冷凝肠道，可兼见冷积秘。

（5）热积秘

治法：清热润下。

选方：麻子仁丸（《伤寒论》）。

药物：火麻仁、芍药、杏仁、大黄、厚朴、枳实。

（6）寒积秘

治法：温通导下。

选方：温脾汤（《备急千金要方》）。

药物：大黄、人参、附子、干姜、甘草、当归、芒硝。

2. 气血辨治选方

张教授认为，气血之间相互影响，治疗上主张平调气血。

（1）气滞血瘀证

治法：行气活血化瘀。

选方：血府逐瘀汤（《医林改错》）。

药物：桃仁、红花、当归、生地黄、牛膝、川芎、桔梗、赤芍、枳壳、甘草、柴胡。

（2）气虚血瘀证

治法：补气活血。

选方：补阳还五汤（《医林改错》）。

药物：黄芪、当归、赤芍、地龙、川芎、红花、桃仁。

3.燥湿辨治选方

燥,指大便干燥,肠道津液亏虚。又分虚实,可参照阴虚秘、血虚秘、热积秘选方用药。

湿秘,又主要分为脾虚湿困、湿阻气滞、湿热内蕴三个证型。

(1)脾虚湿困证

治法:益气健脾,行气化湿。

选方:香砂六君子汤(《古今名医方论》)。

药物:人参、白术、茯苓、甘草、陈皮、半夏、砂仁、木香。

(2)湿阻气滞证

治法:燥湿运脾,行气导滞。

选方:平胃散(《太平惠民和剂局方》)。

药物:苍术、厚朴、陈皮、甘草。

(3)湿热内蕴证

治法:宣畅气机,清利湿热。

选方:三仁汤(《温病条辨》)。

药物:杏仁、滑石、白通草、白蔻仁、竹叶、厚朴、生薏苡仁、半夏。

四、用药经验

张教授结合多年临床经验,根据老年人生理特点及疾病发生发展的特性,提出着力从"虚、瘀、滞"治疗老年便秘。认为老年人慢性便秘以虚为基础,导致肠腑气机不畅,大便不通。治疗上应以扶正为先,给予益气温阳、滋阴养血、增液生津之法,配合理气通腑之品,使正盛便通。若正虚日久,气血不足,运化失健，可出现气机阻滞、胃肠湿热、饮食停滞，则由虚转实，虚实夹杂。在扶正理气通腑同时，还要注意兼以疏肝理气、宣降肺气、化湿行气、清热利湿、消积导滞等法。同时，重视血瘀因素，认为"久病必瘀"，针对兼有血瘀征象的，常常加用活血化瘀药物；未有血瘀征象者，也可少加活血药物，以防病于未然。

（一）补虚固本

张教授认为，老年人大都年力俱衰，精气大损，真阴内乏，不能滋溉营卫，气虚不能传送。因此，在治疗老年人便秘时常以补虚固本为先。

1. 补气

（1）健脾益气

张教授临证注重顾护脾胃，认为老人、小孩和长期便秘者，应考虑从内伤之本的脾胃方面论治，强调培土为先、补气固本。临床上擅用四君子汤化裁健脾益气。四君子汤载于《太平惠民和剂局方》，具有益气健脾的功能，为补气的基础方。临证针对不同患者，参、苓、术、草又有不同变化。

①参：脾胃气虚者，常以党参益气健脾。党参味甘性平，专于补中益气且不温燥，常用于气虚而寒热不显者，用量15～25g。肠燥津亏，大便干结者，改用玄参；肛门下坠，排便无力，中气下陷者，宜用炙黄芪。

②苓：脾虚则湿邪停留，运化不及，影响气机的正常运行，可导致腑气不畅，引起便秘。张教授认为，治疗上要健脾化湿。古代将茯苓分为赤茯苓与白茯苓。传习惯认为，白茯苓偏于健脾，赤茯苓偏于利湿。

③术：张教授认为，便秘与脾胃密切相关，临床常重用生

白术，以 30g 起用。认为重用生白术治便秘，乃取其健运脾阳、多脂而润，脾健而能灌溉四旁以行津液之效。李东垣言："白术者，本意不取其食速化，但久令人胃气强实，不复伤也。"药理研究发现，白术还具有调节胃肠运动功能的作用。

④草：一般选用生甘草调和诸药。若大便干结、脾虚明显者，可选用炙甘草；若胃肠湿热、大便秘结不畅者，可改用六一散，取滑石之甘淡性寒，利湿清热之效。

（2）宣补肺气

《丹溪心法》云"肺为脾之子，肺耗津竭，必穷母气自救……脾失转输之令，肺失传导之官，大便秘而难下"。张教授认为，脾脏与肺脏为母子关系，两脏在生理病理上相互影响。若脾气虚日久，也会导致肺气不足，终成肺脾气虚，气虚传化无力，则大便难下。治疗上，在健脾补气的同时，还要注意补益肺气，使肺宣发肃降有权，运肠有力，津液正常输布于肠腑，则大便自通。常选用黄芪、太子参等益气补肺。黄芪补诸虚不足，尤善治气虚，李时珍在《本草纲目》中谓其"为补药之长"，但临床应用时需注意有实邪、积滞者勿用，以免壅滞。太子参味甘、微苦、性平，入肺脾经，"补脾肺元气，生津"，为清补之品，补而不助邪，尤适于肺脾亏虚者。张教授在补肺气的同时，常配合应用桔梗、紫菀等开宣肺气，以促进肠腑气机通畅。

2. 养血

脾主运化生血，肝藏血，肾藏精，精髓化血。张教授认为，人体血液生成与脾、肝、肾三脏密切相关，治疗常需兼顾三脏，即健脾生血、调肝补血、补肾填精，真正达到精血充盛的目的。临证常选用四物汤加减。四物汤出自《太平惠民和剂局方》，为补血调血经典方，由当归、白芍、川芎、地黄组成。方中当归补血活血、润肠通便，《本草分经》云其"为血中气药，血滞能通，血虚能补，血枯能润，血乱能抚，使气血各有所归，散内寒补不足，去瘀生新，润燥滑肠"，是治疗血虚便秘不可或缺的药物，临床一般用量为20g。白芍养血和营以增强补血之功，川芎活血理气，使补血而不滞血。对于地黄的选用，张教授多选用生地黄以养阴生津、润燥通便，以避熟地黄滋腻滞脾。若血虚明显，常生熟地黄剂量各半同时使用。若兼有脾胃气虚明显者，可合用健脾补气之四君子汤，即八珍汤以益气补血；或选用黄芪配当归，取当归补血汤之义。若肝肾亏虚明显者，可合用女贞子、制何首乌、桑椹、怀牛膝、阿胶等补肝肾，益精血，滋阴润燥。

3. 增液

老年人便秘一般病程较长，临床肠燥津亏者并不少见，增液汤是治疗津亏肠燥所致大便秘结的常用方。方中玄参滋阴润燥，麦冬养阴润肺、益胃生津，生地养阴生津，三药合用旨在增水行舟，而非攻下，临床需重用，剂量常20g起用。清代《石室秘录》指出："大便闭结者，人以为大肠燥甚，谁知是肺气燥乎？肺燥则清肃之气不能下行与大肠。"肺燥津伤者，可配合桑叶、枇杷叶、杏仁、桔梗、石斛、贝母、南北沙参等清燥热、养肺阴、宣通肺气。肾主五液，"五脏之阴气，非此不能滋"，若肾阴不足，肠道津亏，大便干结难下，临床可配合选用知母、龟板、女贞子、枸杞子等滋补肾阴通便。

4. 温阳

《金匮要略·腹满寒疝宿食病脉证治》中云："趺阳脉微弦，法当腹满，不满者，必便难，两胠疼痛，此虚寒从下上也，当以温药服之。"张教授认为，大肠传导功能有赖于阳气的温煦和推动作用，阳气主要来自脾肾。济川煎是温补脾肾，润肠通便的代表方剂。方中君药为肉苁蓉，功效温肾助阳、润肠通便；臣药为当归补血理血、润肠通便，牛膝补肾强腰，共引药下行；佐药为枳壳破气消积、化痰除满以助通便，泽泻利小便而泄肾浊，稍加升麻以升清阳，使浊阴自降，诸药配合为使药，共助通便。张教授临证根据便秘症状之轻重，灵活选用枳壳、枳实，二者同出一物。枳实为幼果，气锐力猛，沉降下行，善破气消积、化痰除痞，用于便秘重症；枳壳为接近成熟的果实，力缓而长于理气宽中除胀，用于便秘之轻症。若脾肾阳虚明显，还可配合肉桂、附子、干姜、巴戟天、胡桃肉等。

（二）活血化瘀

张教授认为，随着疾病的发生发展，最终都会导致血瘀的产生，而血瘀又可直接或间接加重便秘的病情。因此，在治疗上需重视观察有无血瘀征象，及时给予活血化瘀之品。同时也强调临证当应治病防变，体现"治未病"的思想，即使未见明显瘀血征象，也主张在"久病血伤入络"之前加用少许活血化瘀之品，以截断病理产物产生，防病于未然。

张教授常用的活血化瘀药，可分为草本类和虫类。草本类常用桃仁、红花、丹参、川芎、三七粉、当归、酒大黄等。《本草从新》记载，桃仁"润燥……通大肠血秘"。《本草汇言》曰："红花，破血、行血、和血、调血之药也。"《本草正义》记载丹参："惟苦味泄降，故所主各病皆有下行为顺之意，此则于行气行血之中，又必含有下达性质。""下达"即所谓通便之义。《本草要略》言川芎"味辛性温，血药中用之，能助血流行"，常与当归搭配使用，活血、养血、行气三功并举。当归补血活血，不仅是血虚便秘不可或缺的药物，也是血瘀所致便秘必不可少的药物，《兰室秘藏·饮食劳倦门》记载"如大便虚坐不得，或大便了而不了，腹中常常逼迫，皆是血虚血涩，加当归身三分"。大黄具有活血逐瘀通经的功效，又是治疗胃肠积滞、大便不通的要药，《神农本草经》言其"下瘀血，血闭寒热，破癥瘕积聚，留饮宿食，荡涤肠胃，推陈致新，通利水谷，调中化食，安和五脏"。若见燥实明显者，可用酒炙大黄通腑同时增其活血之力，血化则脉道通畅，气血津液可至所需之处。张教授临证尤善用三七粉，该药善化瘀血，又善止血妄行，且病愈后不致瘀血留于经络，化瘀血而不伤新血，正如《玉楸药解》云："三七和营止血，通脉行瘀，行瘀血而敛新血。"实为理血妙品，临床常用3～6g冲服以活血化瘀。

虫类常用全蝎、僵蚕、地龙、水蛭等。虫类药物大多数具有攻坚破积散结、活血祛瘀的作用，唐容川在《本草问答》中言"动物之功利，尤甚于植物，以其动物之本性能行，而且具有攻性"，指出虫类药性非植物药所能比拟，故多在血瘀沉疴较重，久治效微时，选用虫类活血化瘀药。但需注意的是，老年人便秘日久多正气耗伤，故临床选用虫类药物时需谨慎，以免药性过猛，使虚者更虚。

气为血之帅，血为气之母，《肾虚血瘀论》言"气血之虚衰，皆可致瘀"，血瘀亦可致气滞，故在活血化瘀同时还要注意调理气机、养血补虚。血虚者，可合用当归补血汤或四物汤；气虚者，可在活血化瘀基础上重用黄芪以大补元气；气滞者，可选用枳壳、厚朴、莱菔子、柴胡等以理气，气行血自行，可以起到事半功倍的效果。正如《医林改错·痹证有瘀血说》所言："能使周身之气通而不滞，血活而不瘀，气通血活，何患疾病不除。"

（三）理气消滞

1. 理气

《金匮翼·便秘》载"气内滞而物不行也",《伤寒来苏集》云："诸病皆因于气,秽物之不去,由气之不顺也。"张教授认为,调理胃肠气机,使其通而不滞是治疗老年人便秘的另一个关键。

针对肠腑气滞,不能盲目地选用泻下剂通腑,虽可能短时有效,但并不能彻底根治,正如王肯堂《杂病证治准绳·大便不通》所言："气秘,由气不升降,谷气不行,其人多噫……有气作痛,大便秘塞,用通剂而便愈不通。又有气秘,强通之虽通,复秘,或迫之使通,因而下血者,此当顺气。气顺则便自通,又当求温暖之剂。"因此,对于气滞导致的便秘,治疗上以理气为要。

张教授常选用槟榔、厚朴、枳实、陈皮、木香、大腹皮等理气通腑。槟榔入胃肠经,行气利水,《本草备要》言其"苦温破滞,辛温散邪,泻胸中至高之气,使之下行,性如铁石,能坠诸药至于极下";厚朴燥湿消痰,下气除满,既能散无形之寒凝气滞,又能散有形之食积停痰;枳实破气消积、化痰除痞,常与厚朴合用,增强行气散结之功;陈皮苦温而燥,既能燥湿化痰,又能温化寒痰,辛香而行,善疏理气机,调畅中焦而使之升降有序,《本草纲目》言"其治百病,总取其理气燥湿之功。同补药则补,同泻药则泻,同升药则升,同降药则降";木香辛散温行,《日华子》言其"治心腹一切气",既能温中行气,又兼有健脾消食的功效;大腹皮辛温行散,入脾胃大小肠经,《日华子本草》言其"下一切气,止霍乱,通大小肠,健脾开胃，调中"，为宽中利气之捷药。

需要提示的是，肠道燥结，津亏舟停，除了生津增液行舟，也要配合行气药物推动舟行。此外，气虚则气滞，血能载气，血虚则气滞，阳虚则气凝滞。因此，气虚秘、血虚秘、阳虚秘在补气、阳血、温阳的同时也要适当配伍应用理气药物以助便通。

肺居上焦，主一身之气，其宣发肃降功能与大肠传导功能密切相关，《医经精义》言"理大便必须调肺气也"。若肺气壅塞，可选用如桔梗、紫菀、紫苏等宣肺气，通大便，正所谓"开上窍以通下窍""开天气以通地气"。若痰热阻肺者，肺气逆乱，可加桑叶、瓜蒌、杏仁、黄芩等共奏理肺清热之功。针对肺气不降，朱丹溪还明确提出："盖肺气不降，则大便难传送，用杏仁、枳壳、沉香、诃子等是也。"

肝主疏泄，为调畅全身气机之枢纽，《金匮要略浅注补正》云："肝主疏泄大便，肝气既逆，则不疏泄，故大便难。"治疗宜疏肝理气通便，临床常合用柴胡、郁金、白芍、青皮、香附、佛手、香橼、娑罗子等药物疏肝理气。患者便秘日久不愈，也会影响情绪，加重肝气郁结，肝气郁滞则易化火，这时需在疏肝理气同时应用苦寒之药以直折火势，常用药有栀子、决明子、青黛、黄芩、虎杖、川楝子、夏枯草等。

2. 化湿

脾主运化水湿，老年便秘患者多存在脾胃虚弱，脾虚则生内湿，脾喜燥勿湿，易为湿困，而致脾不能升清，胃不能降浊，肠腑传导失司。因此，张教授临证强调健脾化湿，除上面提到的香砂六君子汤，还常选用升阳除湿防风汤加减。升阳除湿防风汤出自《脾胃论》，《医方集解》言其"此足太阴阳明药也。

苍术辛温燥烈，升清阳而开诸郁，故以为君；白术甘温，茯苓甘淡，佐之以健脾利湿；防风辛温胜湿而升阳；白芍酸寒敛阴而和脾也"。全方共奏升举阳气、升清降浊的功效，可在此方基础上酌加通腑泻下之药。

张教授强调，气机的通畅对于水湿的运化颇为重要。如清代吴鞠通在《温病条辨·下焦》第五十六条提到"湿凝气阻，三焦俱闭，二便不通"；又如《医经溯洄集·小便原委论》中言："水者气之子，气者水之母。气行则水行，气滞则水滞。"因此，治疗时不可一味祛湿，更要注意宣通气机，恢复脾运，常配合选用槟榔、厚朴、枳实、木香、大腹皮等理气调中。

对于便秘日久，湿热内生者，常选用清热燥湿药如黄连、黄芩等，以及淡渗利湿药如车前子、茵陈、泽泻、滑石等，助湿邪从小便尽去，以减缓大便黏滞之性。临证张教授尤喜选用生苡仁，该药甘淡性寒，利湿清热而健脾，《本草经疏》言其"性燥能除湿，味甘能入脾补脾，兼淡能渗湿"。若存在湿热伤阴，口干，舌有裂纹，少苔，可配生地、麦冬、石斛等养阴生津。

3. 消积

老年人随着年龄增长脾胃功能逐渐减弱，幼儿则存在先天不足或是脾胃尚未发育成熟，两者存在相似之处。因此，老年人也会出现稍有饮食不慎，就容易出现脘腹胀满、大便不畅等症状，治疗上需健脾消积，如《幼幼集成·食积证治》云："夫饮食之积，必用消导。消者，散其积也；导者，行其气也。脾虚不运则气不流行，气不流行则停滞而为积……若积因脾虚，不能健运药力者，或消补并行，或补多消少，或先补后消，洁古所谓养正而积自除。故前人破滞消坚之药，必假参术赞助成功。"张教授临证常选用健脾丸加减，选用党参、生白术等健脾益气，山楂、神曲、麦芽、鸡内金、莱菔子等消食导滞，木香、枳实、陈皮等理气消胀。若食积生湿化热，可配合茯苓、泽泻等健脾渗湿，黄芩、黄连等清热燥湿，连翘清热散结，大黄荡涤实积。

4. 泻下

慢性便秘患者常因排便困难而饱受困扰，张教授临证在针对便秘之虚、瘀、滞用药的基础上，配合应用通腑泻下药物，以祛除标实，缓解肠腑不通。同时还可以减轻患者不适症状，安抚患者不良情绪。他将泻下通腑的药物分为两类：一类是润肠通便药，如火麻仁、柏子仁、郁李仁、瓜蒌仁、桃仁等，剂量常用 20～30g。此类药物多为植物种子或种仁，含有丰富的植物油脂，能起到生津润肠、软化大便的作用，多用于阴虚肠燥便秘。另一类是峻下通便药，如大黄、玄明粉、番泻叶、芦荟等。此类药物多具苦寒之性，是作用较强的攻下药，《诸病源候论》云："将适失宜，犯温过度，散势不宣，热气积在肠胃，故大便秘难也。"针对肠腑热结或是便秘日久，燥屎坚结者，多选用此类药物。张教授强调应用峻下通便药物时，应注意中病即止，粪实排出、热结缓解后，为防止苦寒泻下伤阴，常加用玄参、生地黄、麦冬等保胃气，存津液，增液行舟。

（四）自拟方——健脾理气润肠方

张教授结合多年临床经验，根据老年人生理病理特点，创制健脾理气润肠方。方剂组成：党参 20g，生白术 30g，茯苓 10g，枳实 10g，厚朴 10g，莱菔子 25g，三七粉 3g（冲），当归 20g，瓜蒌 25g，柏子仁 25g，紫菀 10g。方中党参、白术、茯苓取四君子汤之义健脾益气，厚朴、枳实、莱菔子理气通腑，三七粉活血化瘀，当归、瓜蒌、柏子仁养血润肠通便，紫菀开宣肺气、提壶揭盖。全方以益气健脾、理气通腑、养血润肠为大法，同时兼以祛瘀通络、宣上通下等。

（五）常用对药、角药

1.健脾益气，助运通便

（1）黄芪－生白术

黄芪味甘，性温，归脾、肺经，是补气升阳之要药，常与白术配伍补气健脾，即芪术膏。白术不仅补气健脾，还能治疗便秘，《伤寒论》中记载"若大便坚，小便自利者，去桂加白术汤主之"。两药同用，健脾通便，尤其适用于脾虚便秘者。

（2）生白术－枳实

源自《内外伤辨惑论》之枳术丸。《本草备要》谓"生白术补脾健运，利腰脐间血"，张教授认为，生白术为治疗脾气虚弱所致便秘的要药，应用时剂量要大。脾气虚弱，胃失和降，不能正常升清降浊，则大肠传导异常，故在生白术健脾益气的基础上，配合枳实破气消积，泻下糟粕。两药相配，一补一泻，一升一降，达到健脾通便之功。

（3）生白术－酒大黄

生白术健脾通便；大黄苦寒，有泻下攻积、清热泻火、活血祛瘀之功，酒制活血作用更佳。两药配伍，多用于脾虚气滞、大便不通者。

2.养血滋阴，润肠通便

（1）当归－火麻仁

《本草正》言："当归，其味甘而重，故专能补血，其气轻而辛，故又能行血，补中有动，行中有补，诚血中之气药，亦血中之圣药也。"为补血活血常用药，又可润肠通便。火麻仁性味甘平，质润多汁，润肠通便。三药合用，共奏养血润肠通便之功，适用于血虚津亏、肠燥便秘者。

（2）当归–生白术–枳壳

当归养血润肠，生白术健脾益气通便。血虚燥秘在治疗上除了养血润燥，还需适当配合使用理气药物推动大便下行。枳壳味苦、辛、酸，性微寒，具有行滞消积之功，《全幼心鉴》中记载治小儿秘涩，"枳壳（煨，去穰）、甘草各5g"。三药同用，养血润肠，健脾补气，理气通便。

3.滋阴增液，润肠通便

（1）玄参–生地

玄参甘寒质润，功能清热生津、滋阴润燥，可用于热病伤阴，津伤便秘。生地也是甘寒质润之品，入肾经，滋肾阴，清虚热，润燥滑肠，如《本经逢源》云："干地黄……浙产者，专于滋阴润燥……通其秘结最佳，以其有润燥之功，而无滋腻之患也。"两药相合，滋阴增液功效明显，适用于津亏肠燥便秘者。若加麦冬，即为增液汤。

（2）桑椹–麦冬–火麻仁

桑椹甘寒，归肝肾经，具有滋阴补血、生津、润肠功效。麦冬微苦微寒，益胃生津，能治疗胃阴虚之大便干结症，如《温病条辨》云"麦冬治心腹结气，能补能润能通"。桑椹合麦冬滋阴生津，再配火麻仁清燥热，润肠通便。

4.温阳暖肾，助便下行

（1）附子–大黄

附子辛、甘、大热，为纯阳燥烈之品，《本草正义》云："附子……为通行十二经纯阳之要药，外则达皮毛而除表寒，里则达下元而温痼冷。"其入心、肾、脾经，补火助阳，以散寒凝。大黄泻下攻积。两药一温一寒，一补一泄，温阳祛寒，攻下通便，取大黄附子细辛汤之义。

（2）当归－肉苁蓉－枳壳

当归为补血之圣药。肉苁蓉具有补肾壮阳、益精、润肠之功，《本草经疏》言"苁蓉，滋肾补精血之要药"。两药同用，共奏暖肾润肠、补血通便之功，配合枳壳行气通腑。

（3）锁阳－胡桃仁

锁阳甘温，入肝、肾、大肠经，长于补肾阳，益精血，润肠通便，《本草从新》言其"益精兴阳，润燥养筋，治痿弱，滑大肠"。胡桃仁甘温，归肾、肺、大肠经，上补肺气，下助肾阳，具有润肠通便之功；且富含油脂，老人、虚人、津亏血少便秘尤其适用。与锁阳相配，相须相成，助阳通便。还可搭配当归，养血温阳通便；搭配火麻仁，增强润肠通便之力；阳虚气凝者，搭配乌药，增加散寒行气之力，以助大便下行。

5.活血通便

（1）木香－酒大黄

木香苦辛性温，有行气止痛、调中导滞之功；与酒大黄相配，一行气一活血，互补为用，共奏行气通便、活血止痛之功。

（2）当归－桃仁

当归补血活血，润肠通便。桃仁苦泄入血分，祛瘀力强，归大肠经，富含油脂，能润肠通便，还可润肺降气，改善肺气不降致大肠传导失常之症。两药相配，养血、活血、润肠、降气、通便，适用于血虚血瘀便秘者。

（3）当归－川芎－火麻仁

川芎辛温，为"血中气药"，既能活血，又能行气，适用于血瘀气滞诸症。火麻仁润肠通便。当归既可助川芎活血化瘀，又可助火麻仁润肠通便。三药合用，理气、活血、通便，适用于气滞血瘀便秘者。

（4）黄芪－生白术－桃仁

黄芪、生白术两药健脾益气通便，配合桃仁活血润肠通便，适用于脾虚气滞、血瘀肠燥便秘者。

（5）肉苁蓉－丹参－桃仁

肉苁蓉性温，善补肾阳，质润，能润肠通便。丹参善活血化瘀，前人有"一味丹参，功同四物"之说。桃仁既能活血化瘀，又能润肠通便。三药合用，温阳、活血、通便，适用于阳虚血瘀便秘者。

6. 调气疏导，理气通腑

（1）调肠气

①枳实－厚朴：枳实辛散苦降行气力强，有破气消积、化痰除痞之功，《长沙药解》言其"泻痞满而去湿，消陈腐而还清"。厚朴苦辛温，可燥湿消痰，下气除满，《雷公炮制药性解》云其"去实满而治腹胀，除湿结而和胃气，止呕清痰，温中消食"。二药配伍，可增强行气散结、消痰除满作用。适用于食积胀满，大便秘结之证。

②木香－枳实：木香长于调中宣滞、行气止痛，《主治秘要》云"其用，调气而已。又曰，辛，纯阳，以和胃气"。与枳实合用，善于泻大肠气滞。

③大腹皮－枳实：《本经逢原》言"腹皮性轻浮，散无形之滞气。故痞满胀，水气浮肿，脚气壅逆者宜之"。与枳实同用，破气消滞，但药性均峻猛，当中病即止。

（2）调肝气

①柴胡－枳实：柴胡疏肝解郁，其性升散；枳实行气，降

气。二药一升一降，调和肝脾气机，中焦得疏，肠腑得通，适用于肝脾气滞便秘者。

②柴胡－香附：柴胡疏肝解郁，疏泄少阳而调肝脾。香附味微苦、性平，入肝、三焦经，为疏肝理气解郁之要药，《本草纲目》言"香附，利三焦，解六郁"，《本草正义》言其"专治气结为病"。两药配伍，相辅相成，可增强散解肝气郁结之力。

③娑罗子－佛手：两药均归肝、胃经。娑罗子既能疏肝解郁以行滞，又能理气宽中以和胃，《纲目拾遗》言其"宽中下气，治胃脘肝膈膨胀，疳积疟痢，吐血劳伤，平胃通络"。佛手疏肝理气、和胃止痛，《本草再新》言其"治气疏肝，和胃化痰，破积，治噎膈反胃，消癥瘕瘰疬"。两药合用，对肝胃气滞胀满、食欲不振者尤佳。

（3）调肺气

①紫菀－火麻仁：《本草正义》言"紫菀柔润有余，虽曰苦辛而温，非燥烈可比，专能开泄肺郁"，取其"提壶揭盖""上窍开泄，下窍自通"之义。火麻仁润肠通便。两药合用，上开肺窍，下通肠腑。

②杏仁－瓜蒌：两药均入肺、大肠经，杏仁味苦而下气、疏利开通，瓜蒌清热化痰、宽胸散结；两者均质润通便，合用以增强宣肺通便之力。可搭配枳壳，理气通腑降浊。

③苏子－杏仁：两者均富含油脂，具有润燥滑肠作用。苏子辛温，归肺、大肠经，降肺气、润肠通便；与杏仁配伍，降泻肺气，以助大肠传导之功。

7. 清热除湿，祛浊通腑

（1）健脾祛湿通便

①生苡仁－生白术－厚朴：生苡仁甘、淡、微寒，归脾、

胃、肺经，具有清热利水渗湿功效，功似茯苓，对脾虚湿滞尤为适用；白术健脾胃，燥湿利水；厚朴芳香化湿。三药合用，协同互助，共同起到健脾祛湿作用。白术生用，健脾通便，且厚朴又能行气导滞，适用于脾虚湿阻便秘者。

②藿香–陈皮–茯苓：藿香气味芳香，化湿醒脾，善治中焦湿滞；陈皮辛行温通，燥湿化痰，健脾行气；茯苓甘、淡、平，归心、脾、肾经，为健脾利水渗湿要药，治疗脾虚诸症。三药合用，健脾祛湿力强。

（2）祛湿理气通便

①木香–槟榔–生苡仁：木香乃"三焦气分之药"，善行脾胃大肠滞气；槟榔苦、辛、温，归大肠、胃经，下气除满而消积，破滞缓泻以通便，兼能行气利水。木香、槟榔相配，行气导滞除后重。生苡仁下利肠胃之湿，与木香、槟榔合用，共奏祛湿理气之功，适用于肠道湿阻气滞便秘者。

②苍术–厚朴–陈皮：取平胃散之义。苍术辛香苦温，入中焦能燥湿健脾；厚朴长于行气除满，又可化湿；陈皮理气和胃，燥湿醒脾。三药共奏燥湿运脾、行气和胃之功。

（3）清热利湿通便

①决明子–郁李仁–瓜蒌：决明子甘、苦、咸、微寒，归肝、肾、大肠经，具有清肝热、润肠通便功效，可用于治疗内热肠燥便秘；瓜蒌甘、微苦、寒，归肺、胃、大肠经，具有清肺热、润燥滑肠功效，《本草纲目》言其"润肺燥""利大肠"；郁李仁辛、苦、甘、平，归大肠、小肠经，质润善润肠通便，兼行肠中气滞。三药相伍，清内热，行肠滞，润燥通便。

②黄芩–瓜蒌–枳实：黄芩苦寒，归肺、胃、胆、大肠经，具有清热燥湿功效，善清上焦肺热；瓜蒌善清肺化痰，且

具有润燥滑肠之功。二药配合可除胃肠湿热，配合除胃肠积滞之枳实，清肺窍、祛湿热、通肠腑，适用于肺热便秘者。

③黄连-枳实-大黄：黄连苦寒，归心、肝、胃、大肠经，善清热燥湿。大黄苦、寒，归脾、胃、大肠、肝、心包经，有较强的泻下作用，为治疗积滞便秘之要药；性苦寒，善治热便秘。与破气消积之枳实同用，适用于肠道湿热实秘者。

8.健脾消食，行气导滞

①焦神曲-连翘：焦神曲性温，归脾胃经，具有消食化积、健脾和胃的功效，《药性论》言其"化水谷宿食，癥结积滞，健脾暖胃"，是治疗消化不良的要药。连翘，李东垣谓其"散诸经血结气聚"。两者合用，消食导滞益彰。

②莱菔子-焦槟榔：莱菔子味辛行散，消食化积药中尤善行气消胀，《本草纲目》言"下气定喘，治痰，消食，除胀，利大小便"；焦槟榔归胃、大肠经，功善消食导滞，《本经逢原》言"槟榔性沉重，泄有形之积滞"。两药相配，共奏消积导滞、缓泻通便之功。

（六）重视生活调护

便秘与生活方式密切相关，张教授除了用药物改善患者的脏腑功能，同时也强调日常调护的重要性。每遇便秘患者，都反复叮嘱患者要注意充分饮水；避免食物过于精细，多吃富含膳食纤维的食物，不贪食辛辣刺激食物或过量饮酒；可适量食用酸奶以补充肠道益生菌。

老年人因生理机能下降或是疾病的影响，活动量多有下降，张教授建议患者要适当加强身体锻炼，特别是腹肌的锻炼，可以促进肠道的蠕动，但要选择适合自己的运动方式，以轻量、适度为宜，切忌运动过量。可选择八段锦、太极拳等，日常还可自行顺时针摩腹以促进肠道运动。

目前医家普遍认为，慢性便秘的发生可能与焦虑、抑郁等精神心理因素影响胃肠道功能有关，而便秘症状的长时间困扰又会反过来加重焦虑、抑郁等情绪。张教授临证遇到这类患者时，都会耐心地向患者解释疾病的状况，进行心理疏导，最大限度地减轻患者的精神负担，建议患者培养兴趣爱好，用健康、良好的方式纾解负面情绪。

建立良好的排便习惯是慢性便秘患者的基础治疗措施。结肠活动在晨醒和餐后时最为活跃，张教授通常建议患者晨起空腹快速饮用一杯温开水以刺激肠道蠕动，并尝试进行排便。排便时，注意力要集中，不要看书报、玩手机等。平时不要忍憋便意，也不要蹲厕时间过长，还可在空闲时进行提肛练习，建立良好的排便反射。

此外，张教授还反复向患者强调，要避免大量或长期服用刺激性泻药，如果导片及以番泻叶、芦荟、大黄为主要成分的中成药等。此类药物长期服用易损伤肠肌间神经丛，导致结肠对肠内容物刺激的反应性降低，结肠运动功能减弱，甚至失去自行排便的功能。

五、医案分享

陈某，女，69 岁。2019 年 3 月首诊。

主诉：大便排出困难 3 个月余。

现病史：患者 3 个多月前，因饮食不慎后出现大便排出困难，3 ～ 7 天一行，质黏；伴有脘腹堵胀，纳少，眠差，入睡困难，梦多，平素情绪急躁，喜热怕冷。舌淡，苔黄厚腻，脉略弦。

西医诊断：便秘。

中医诊断：便秘。

中医辨证：脾虚湿热证。

治法：健脾和胃，清热利湿，行气通腑。

方药：党参 25g，生白术 40g，生苡仁 20g，三七粉 3g（冲），枳实 10g，莱菔子 25g，柏子仁 25g，瓜蒌 25g，白芍 20g，酒大黄 10g，当归 20g，紫菀 20g，焦鸡内金 10g，怀牛膝 9g，焦槟榔 10g。

二诊：服上方 14 剂。大便 3～5 日一行，黏滞感较前减轻，但仍觉排便无力；脘腹堵胀减轻，便后可明显缓解；纳少，口干，眠差，入睡困难，多梦，情绪急躁较前减轻。舌淡红，苔黄腻，脉略弦。

方药：党参 25g，生白术 40g，生苡仁 20g，莱菔子 25g，焦鸡内金 10g，瓜蒌 25g，酒大黄 10g，当归 20g，怀牛膝 9g，焦槟榔 10g，丹参 20g，生地黄 20g，柏子仁 25g，火麻仁 25g，桃仁 10g，玄明粉 6g，虎杖 10g。

考虑患者自觉脘腹堵胀感减轻，排便频次较前增加，情绪急躁减轻，故去枳实、白芍、紫菀；自觉排便无力，将三七粉改为丹参益气活血，火麻仁、桃仁、玄明粉活血润肠通便；口干、苔黄腻，考虑存在湿热阻滞、津液不能上乘，加生地黄、虎杖清热利湿养阴。

三诊：服上方 7 剂。患者大便每日 2～3 次，排出通畅，质略稀；口苦口干，余症状较前减轻。舌淡红，苔黄腻，脉弦。

方药：党参 25g，生白术 30g，生苡仁 25g，莱菔子 25g，焦鸡内金 10g，瓜蒌 25g，酒大黄 10g，当归 20g，怀牛膝 9g，焦槟榔 10g，丹参 20g，柏子仁 25g，火麻仁 25g，虎杖 10g，玄参 10g，藿香 10g，竹茹 10g。

考虑患者排便情况明显改善，大便质略稀，中病即止，故减少通便之力；口干口苦，苔黄腻，湿热征象仍在，加藿香、竹茹以增强清热祛湿之效；为防苦寒泻下伤阴，加玄参"保胃气，存津液"。再服用 7 剂之后湿热尽去，排便通畅，病情平稳。随访，患者大便 1～2 日一行，排出尚通畅，病情平稳。

【按语】患者为老年女性，脾胃运化功能减弱，饮食不慎，出现胃肠积滞，传导失常而便秘、脘腹堵胀、纳少。治疗以健脾和胃、理气通腑为主，予自拟健脾理气润肠通便方为基础方进行加减。方中党参、生白术健脾通便；怀牛膝补肝肾；枳实、莱菔子理气通腑；三七粉活血化瘀；当归、瓜蒌、柏子仁养血润肠通便，柏子仁兼具养心安神之功，与养血柔肝之白芍同用，有助改善患者睡眠及情绪；紫菀开宣肺气，提壶揭盖。大便质黏、纳少、苔黄厚腻，提示存在食积湿热征象，予生薏仁健脾清热祛湿，焦鸡内金、酒大黄、焦槟榔消积导滞、缓泻通便。老年人多肠燥津亏，故多选用桃仁、火麻仁等多油脂的药物，起到活血润肠通便之功。同时，张教授强调应用峻下通便药物时，应注意中病即止，固护胃阴。

（王帅）

参考文献

［1］Gallegos-Orozco JF, Foxx-Orenstein AE, Sterler SM, et al.Chronic constipation in the elderly［J］.Am J Gastroenterol,2012,107（1）:18-26.

［2］Drossman DA.The functional gastrointestinal disorders and the Rome Ⅲ process［J］.Gastroenterology, 2006, 130（5）: 1377-1390.

［3］中华医学会消化病学分会胃肠动力学组，功能性胃肠病协作

组.中国慢性便秘专家共识意见（2019，广州）[J].中华消化杂志，2019，39（9）：577-598.

[4] Black cJ, Ford Ac.Chronic idiopathic constipation in adults：epidemiology，pathophysiology，diagnosis and clinical management [J].Med J Aust，2018，209（2）：86-91.DOI：10.5694/mjal8.00241.

[5] Bharucha AE，Pemberton JH，Locke GR 3.American Gastroenterological Association technical review on constipation [J].Gastroenterology，2013，144（1）：218-238.

[6] Long Y，Huang Z，Deng Y，et al.Prevalence and risk factors for functional bowel disorders in South China：a population based study using the Rome Ⅲ criteria [J/OL].Neurogastroenterol Motil，2017，29（1）：e12897. https：//doi.org/ 10.1111/nmo.12897.

[7] 熊理守，陈曼湖，陈惠新，等.广东省社区人群慢性便秘的流行病学研究 [J].中华消化杂志，2004，24（8）：488-491.

[8] 郭晓峰，柯美云，潘国宗，等.北京地区成人慢性便秘整群、分层、随机流行病学调查及其相关因素分析 [J].中华消化杂志，2002，22（10）：637-638. DOI：10.3760/j.issn：0254-1432. 2002.10.025.

[9] 刘智勇，杨关根，沈忠，等.杭州市城区便秘流行病学调查 [J].中华消化杂志，2004，24（7）：435-436. DOI：10.3760/j.issn：0254-1432.2004.07.019.

[10] Fleming V，wade wE.A review of laxative therapies for treatment of chronic constipation in older adults [J].Am J Geriatr Phamacother，2010，8（6）：514-550. DOI：10.1016/s1543-5946（10）80003-0.

[11] 中国便秘联谊会.2017版便秘的分度与临床策略专家共识 [J].中华胃肠外科杂志，2018，21（3）：345-346.

[12] 杜喜琴，王旭良.浅谈中老年人便秘的原因、危害及调护 [J].中外健康文摘，2011，8（31）：270-271.

[13] 郑松柏，姚健凤，张颖.老年人慢性便秘的评估与处理专家共识 [J].中华老年病研究电子杂志，2017，4（2）：7-15.

[14] 张声生，沈洪，张露，等.便秘中医诊疗专家共识意见（2017）[J].中医杂志，2017，58（15）：1345-1350.

[15] 危北海，张万岱，陈治水.中西医结合消化病学 [M].北京：

人民卫生出版社，2003.

　　［16］鞠庆波.李德新治疗便秘临床经验［J］.世界中医药，2010，5（6）：400-401.

　　［17］姚欣艳，刘朝圣，李点，等.熊继柏教授辨治便秘经验［J］.中华中医药杂志，2015，30（11）：3990-3992.

　　［18］段子才，徐琪.老年人虚弱的测评和干预研究进展［J］.中国康复理论与实践，2015，21（11）：1282-1286.

　　［19］李小雯，郑松柏.老年人虚弱症［J］.国际老年医学杂志，2014，35（2）：75-79.

　　［20］曹雯，张肖敏."流津润燥"法论治便秘［J］.中医药学报，2019，47（2）：101-103.

　　［21］孙雅鹏，苏云.苏云教授治疗脾肾阳虚型便秘经验总结［J］.中国中医药现代远程教育，2018，16（9）：79-81.

　　［22］李国峰，邱剑锋，袁亮，等.李国栋从血论治顽固性功能性便秘经验［J］.中国中医药信息杂志，2008（3）：81.

　　［23］周畅，良展凡，陈佳，等.宣降肺气法治疗便秘的临床体会［J］.中国中医基础医学杂志，2013，19（3）：301-302.

　　［24］窦迎春，许倩倩，孟欣颖.脑肠肽及焦虑、抑郁在便秘中的研究进展［J］.胃肠病学和肝病学杂志，2017，26（5）：497-502.

　　［25］王彦晖.湿秘诊治探要［J］.江苏中医，2000（7）：4-5.

　　［26］田田，赵鲁卿，张声生.张声生教授治疗老年性便秘经验撷菁［J］.中国中西医结合消化杂志，2017，25（4）：303-305+307.

　　［27］陶琳，张声生，沈晨，等.基于虚实辨证的功能性出口梗阻型便秘与肛门直肠测压关系的研究［J］.北京中医药，2010，29（9）：689-690.

　　［28］林蔚然，柯晓.排便障碍型便秘中医证素分布规律的研究［C］//第三十一届全国中西医结合消化系统疾病学术会议论文集［C］.

　　［29］孙少华，高宏，唐广义.阿片药物性便秘的中医证型分布规律及相关因素分析［J］.云南中医中药杂志，2019，40（12）：31-32.

　　［30］陈冬，俞森权，朱红叶，等.阿片类药物诱导便秘的中医证型研究［J］.陕西中医药大学学报，2019，42（5）：89-91+108.

　　［31］詹先峰，张声生.浅谈张声生教授的脾胃观［J］.天津中医药，

2018，35（12）：881-884.

　　［32］黄兆胜.中药学［M］.北京：人民卫生出版社，2008.

　　［33］华英，胡慧英.活血化瘀法治疗中风后便秘［J］.江西中医药，2007，38（8）：11-12.

　　［34］高想，於悦，郑晓丹，等.章朱学派虫类药研究的贡献［J］.南京中医药大学学报（社会科学版），2019，20（4）：226-230+287.

　　［35］姚健凤，郑松柏.老年人慢性便秘的评估与处理专家共识解读［J］.中华老年病研究电子杂志，2017，4（2）：28-31.

第十一章

把握"郁、热、膏、虚、瘀"
辨治代谢相关脂肪性肝病

一、疾病特点

代谢相关脂肪性肝病［metabolic（dysfunction）associated fatty liver disease，MAFLD］，曾被称为非酒精性脂肪性肝病（NAFLD），是指除外酒精和其他明确的损肝因素所致的，以弥漫性肝细胞大泡性脂肪变和脂肪蓄积为主要特征的临床病理综合征。其疾病谱随病程的进展表现不一，包括单纯性脂肪肝、脂肪性肝炎（NASH）、脂肪性肝纤维化和肝硬化。临床症状以肝区疼痛、腹胀、乏力、纳差等为主要表现。本病与酒精性脂肪性肝病（alcoholic liver disease，ALD）统称为脂肪性肝病（fatty liver disease，FLD）。该病的发生、发展多与肥胖、胰岛素抵抗和脂代谢异常等因素密切相关。至今在美国和欧盟尚无药物获批用于治疗 MAFLD/NAFLD。

脂肪肝最早于 1842 年由 W.Bowman 提出，随后的研究资料主要来自肝活检病理学报道。20 世纪 80 年代起，随着 B 超及 CT 检查的普及，脂肪肝作为一种常见的影像学发现而逐渐引起临床关注。1980 年和 1986 年，Ludwig 和 Schaffner 等相继提出非酒精性脂肪性肝炎（NASH）和非酒精性脂肪性肝病（NAFLD）的概念。

肥胖症患者 NAFLD 患病率为 60%～90%、NASH 为 20%～25%、肝硬化为 2%～8%。2 型糖尿病和高脂血症患者 NAFLD 患病率分别为 28%～55% 和 27%～92%。近年来，随着人民群众生活水平的提高和饮食结构的改变，该病在我国的发病率正逐年上升。我国部分地区调查结果表明，脂肪肝的发病率在 15%～20%，男性高于女性。范建高等通过随机多级分层整群抽样，对上海市 3175 例成年居民进行流行病学调查。结果显示，上海市成年人 NAFLD 的患病率为 15.35%，且脂肪性肝病患病率随年龄增长而增加。值得注意的是，脂肪肝在儿童和青少年人群中有增加的趋势，且发病年龄逐渐低龄化，这主要与儿童和青少年中肥胖人群的增加有关。

2020 年 4 月 8 日，由澳大利亚悉尼大学 Eslam 教授和 George 教授等代表 20 个专家组成的国际脂肪肝命名小组，在 Journal of Hepatology 上发表了代谢相关脂肪性肝病的新定义。专家小组经过两轮 Delphi 投票，达成了以"代谢相关脂肪性肝病（Metabolic associated fatty liver disease，MAFLD）"取代现有命名"非酒精性脂肪性肝病（NAFLD）"的国际共识，并在文章中讨论了变更命名的依据，论证了该病的高度异质性，提出了有关新药研发和无创诊断的临床研究新对策。

代谢相关脂肪性肝病治疗的首要目标为改善胰岛素抵抗（Insulin resistance，IR），防治代谢综合征及其相关终末期器官病变，从而改善患者生活质量和延长存活时间；次要目标为减少肝脏脂肪沉积，并避免因"二次打击"而导致 NASH 和肝功能失代偿。NASH 患者则需阻止肝病进展，减少或防止肝硬化、肝癌及其并发症的发生。为此，必须重视本病的有效防治。现在主要是根据患者的具体病情，采取个体化的三阶梯疗法。第一阶梯为基础治疗,适用于各种类型的 NAFLD。具体包括改变生活方式,如节食、运动、禁酒、戒烟;去除病因和诱因,停用肝毒药和避免接触肝毒物质,纠正可能存在的肠道菌群紊乱。控制原发基础疾病或伴随疾病,旨在通过上述措施以减少肝内脂肪含量,促进脂肪肝消退。第二阶梯为保肝药物辅助治疗,如还原性谷胱甘肽等,主要用于 NASH 患者,旨在防治肝内炎症、坏死和纤维化以阻止肝病进展。第三阶梯为失代偿期肝硬化和肝功能衰竭及其并发症的处理。

中医学中并没有明确与代谢相关脂肪性肝病相对应的病名记载。既往学者多将非酒精性脂肪性肝病归属于中医学"胁痛""肝癖""癥瘕""积聚""肥气""痰浊"等范畴。《金匮要略心典》云:"肝脏气血郁滞,着而不行,故名肝着。"《金匮要略》云:"肝着,其人常欲蹈其胸上。"据此,本病可以命名为"肝着"。《景岳全书·积聚》谓:"惟饮食无节,以渐留滞者,多成痞积……然其初起甚微,人多不觉,及其既久,则根深蒂固而药饵难及。"患者有肝区痞满不适者,可称为"肝癖"。《古今医鉴》云:"胁痛者……若因暴怒伤触,悲哀气结,饮食过度,冷热失调……或痰积流注于血,与血相搏,皆能为痛。"本病若以胁下疼痛为主者,可命名为"胁痛"。

《非酒精性脂肪性肝病中医诊疗专家共识意见(2017)》将非酒精性脂肪性肝病命名为"肝癖"。但根据文献考究,对于"代谢相关脂肪性肝病"这一西医病名,如何将代谢障碍的病理表现反映在中医病名中,张教授提出"瘅"的病名,涵盖了肥甘致病,表现为虚劳不足、内热致病等特点,而现代医家又多借"瘅"与代谢性疾病相关,故张教授提出本病对应病名为"肝瘅"。

唐代王焘《外台秘要》首次明确提出"肝瘅"病名，如："肝瘅，胃热饮多水激肝。（白术主之）"明代楼英《医学纲目》消瘅门提出了"肝瘅"的主要症状："肝瘅者，夜卧则惊，多饮，小便数。"在清代陈士铎《辨证录·五瘅门》中提出："肝疸之症，两目尽黄，身体四肢亦现黄色，但不如眼黄之甚。气逆手足发冷，汗出不止，然止在腰以上，腰以下无汗。人以为黄胆也，谁知是肝气之郁，湿热团结而不散乎？"清代顾世澄《疡医大全》云："肝病者，两胁下痛引小腹，令人善怒。肺传之肝，病名曰肝瘅。一名曰厥，胁痛出食。肝热者，色苍而爪枯。"因此，"肝瘅"可见胁痛胁胀或可痛引小腹、易怒、呕吐、多汗、黄疸、多饮、夜惊、尿频、手足冷、面色苍白、爪甲干枯等症。

张教授根据"瘅"的本意，以及"瘅"在疾病命名中的运用，结合古籍对"肝瘅"的认识，建议将"瘅"义扩充为代谢相关性疾病的内涵，故建议将代谢相关脂肪性肝病命名为中医的"肝瘅"。

附：代谢相关脂肪性肝病的诊断

该病起病比较隐匿、缓慢，患者多在体检时发现。早期可仅有纳差、乏力、右上腹轻微不适等症状或无任何症状，中后期可有肝炎、肝纤维化甚至肝硬化的相关表现。超声因其操作方便、准确性较高等特点，已成为主流检查手段，临床医师常参考其所见进行诊断和分度，从而指导临床治疗。

为了阻止 MAFLD 在全球高度流行的趋势并积极诊断这种常见病，当前亟需明确 MAFLD 的疾病内涵并制定简便易行的临床诊断标准，至今 MAFLD 的诊断仍有赖于排除其他慢性肝病。然而对 MAFLD 病理过程的深入研究后发现，其起源于代谢功能障碍状态，理应将其作为一种独立疾病进行积极主动的诊断。此外，MAFLD 在普通人群中的高流行状态，使其与其他慢性肝病并存成为趋势，这使得既有的排他性诊断策略受到挑战，提示 MAFLD 应以更为积极的诊断策略而不是以排他性诊断标准来界定。因此，国际专家组提出了一套新的 MAFLD 诊断标准，该标准不考虑饮酒或其他合并的肝病。MAFLD 的诊断流程如图 11-1 所示。MAFLD 的诊断标准为肝活检组织学，

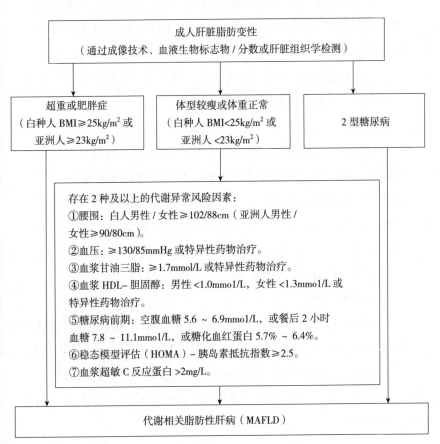

图 11-1　MAFLD 诊断流程示意图

或者影像学，或者血液生物标志物检查提示脂肪肝；同时合并超重 / 肥胖，或者 2 型糖尿病（T2DM），或者存在代谢功能障碍（规定满足 7 项代谢相关危险因素中两项及以上者为代谢功能障碍）。

二、病机认识

（一）病因

久坐不动的生活方式、缺乏体育锻炼、膳食热量过高及营养不均衡和不健康饮食习惯，以及机体糖、脂代谢障碍等与MAFLD 发病密切相关。张教授认为，本病属多种因素综合作用致病，包括饮食不节、安逸过度、情志失调、痰湿体质、年老体衰等。其病位在肝，与脾、肾关系密切。

1. 饮食不节

"肥者令人内热，甘者令人中满。"（《素问·奇病论》）《临证指南医案》云"而但湿从内生者，必其人膏粱酒醴过度"，皆提出本病因恣食肥甘厚味，脾运化不及，土壅则木郁，酿生痰湿膏脂，影响肝之疏泄，木不疏土，脂膏留积于肝，着而不化，为发病的基础。又积久化热生火，以致内热，可见痰热壅积，在脏腑则表现为肝胆湿热、胃肠积热等。

2. 过度安逸

过度安逸，缺少运动，即"尊荣人""骨弱肌肤盛"，导致四肢不运，脾气虚弱。如《吕氏春秋·尽数》云："形不动则精不流，精不流则气郁。"表明过度安逸，少动久坐，导致脾失健运，脾气虚弱，不能为胃行其津液，故而痰饮、水湿内停，影响气血运行。

3. 情志失调

肝木主调达，情志不畅，则肝气郁滞；气滞则影响气血津液代谢，痰湿内生，血运不畅，导致脂质、营血的生成和输布障碍，转而为污秽之浊、湿、瘀等积于肝脏，发为本病。《金匮翼·胁痛统论》云："肝郁胁痛者，悲哀恼怒，郁伤肝气。"《杂病源流犀烛·肝病源流》有言："气郁，由大怒气逆，或谋虑不决，皆令肝火动甚，以致胁肋痛。"

4. 痰湿体质

《石室秘录》云："肥人多痰，乃气虚也。虚则气不能运化，故痰生之。"国医大师王琦教授提出的痰湿体质，是指由于体内痰饮水湿潴留而形成的肥胖体质，并明确提出了痰湿体质与代谢性疾病关系密切。肥人多形盛气虚，素体阳虚，无力运化水湿，积而成痰。痰饮水湿为水液代谢病理产物，聚于肝脏，又阻碍气血的运行，互为因果，日久发为本病。

5. 年老体衰

《素问·阴阳应象大论》云："岐伯曰：年四十，而阴气自半也，起居衰矣。年五十，体重，耳目不聪明矣……"年老体衰，阳气不足，表现为脾气不足、运化失能，或肾气虚衰、气化失常，最终都影响津液代谢，导致水谷不能化为精微，转而为痰为浊，行于脉内，凝结于脏，积于肝脏，发为本病。

（二）病机

本病病位在肝，与脾、胃、肾关系密切。脾肾亏虚，脏腑功能失调，湿、痰、瘀等停滞，使病情缠绵难愈。气机壅滞，痰湿膏浊瘀阻，肝郁脾虚为代谢相关脂肪性肝病的主要病机，病性属本虚标实。早期以标实为主，主要在于痰湿交阻，瘀血阻滞，痹阻肝络；病程后期属本虚标实，主要为邪恋正虚，运化失职，日久致肾气亏虚、气化失职、水湿不化，患者觉身倦乏力、胁痛、腹胀便溏。

代谢相关脂肪性肝病不同症状的病机侧重点有所不同。以肝区疼痛为主者，分别虚实，实证为气滞、膏浊、痰湿、湿热、瘀血阻滞，不通则痛；虚证为脾肾不足、肝肾亏耗，精血亏耗，不荣则痛。以纳差、形体肥胖为主者，实证为痰湿阻滞，虚证为脾胃虚弱、运化功能失常。以乏力、腰酸困为主者，病机重点是肝肾不足，气血无以荣养所致。因此，张教授提出"郁""热""膏""虚""瘀"是代谢相关脂肪性肝病的核心病机。

1. 郁

此指气机壅滞，肝气不疏，脾气不运的表现。这是本病的早期阶段，多因情志不畅，肝气郁滞；或饮食不节，痰浊阻滞气机；或劳逸过度，脾气困乏，不能运化所致。表现为肝郁气滞，兼有脾虚气滞证。

2. 膏

主要指因过食肥甘，食而不化，脾运不及，壅滞成满，土壅则木郁，影响肝之疏泄；或痰湿体质，运化不足，稍食肥甘即不能运化，膏浊内蕴，脂膏留积于肝，着而不化，导致肝脏功能失调、疏泄不利，形成肝壅膏浊之证。

3. 热

主要指化火转热的阶段，可表现为气郁久而化热，或夹痰、或夹湿、或入血生热，而表现为肝胆湿热、肝经血热等证。

4. 虚

主要因年老体衰或久病体弱，脾肾两虚，阳气虚弱，运化不足所致；或肝肾阴虚，滋养不足，虚阳上越，变为肝阳上亢证。

5. 瘀

因气滞而致血瘀，或痰壅而致血瘀，或气血虚弱、推动无力而致血瘀，或久病而致血瘀等，均表现为肝血瘀滞。瘀的病理状态存在于疾病发生的初始阶段，又是终末阶段的主要表现。因此，张教授提出"瘀"的病机贯穿于本病全过程。

三、诊疗思路

（一）辨证要点

1. 辨寒热

大便溏稀、受凉加重，提示脾肾虚寒，运化水湿失司；舌红、苔黄腻，提示中焦热盛；苔白厚腻、形体肥胖，提示膏浊壅滞；胁痛、心烦易怒，为肝郁日久化热表现。

2. 辨虚实

辨虚实与病程有关。一般实证病程短、来势急，疼痛剧烈而拒按，脉实有力。虚证病程长、来势缓，患者多以虚胖为主，疼痛隐隐，久久不解而喜按，脉虚无力。本病往往是虚实并见，既有湿热内蕴之实，又有肝血不足之虚。

3. 辨气血

一般来说，气滞所致者多以胀痛为主，且疼痛游走不定，痛无定处，时轻时重，疼痛轻重多与情绪变化有关；血瘀致痛者，多疼痛剧烈持久，以刺痛为主且疼痛拒按，固定不移，夜间尤甚。两胁胀满为肝郁气滞表现，常伴有情志不畅或胀满部位不固定或呃逆等表现；两胁胀痛，为气滞血瘀表现，常伴有舌暗红瘀斑、疼痛部位不固定等表现。

4. 辨湿燥

久食肥甘厚味、少动气滞，导致痰湿壅滞，膏浊阻滞为病；症见肝脏肿大不适，疼痛不明显，胸闷腹胀，形体肥胖。膏浊内壅，久而化热，热伤气阴，可见口干渴、面颧红等肝肾之阴不足，或可伴有肝阳上亢的表现。

5. 辨脏腑

病位在肝，可见肝气郁结、膏浊凝肝、肝胆湿热、肝阳上亢、肝肾不足的表现；或久病伤络，可见肝络郁滞。同时可影响脾肾脏腑功能，如脾虚气滞或脾肾不足、肝肾阴虚等。

（二）论治要点

张教授根据"十纲"辨治特点，提出"疏""消""清""散""补"是代谢相关脂肪性肝病的主要治法。

1. 疏

疏是指疏肝行气解郁的治法。调节肝之疏发功能，使气行则血行，气疏则膏浊无以凝滞，气顺则无郁结生热等。因此，疏肝行气是本病早期的治疗方法，也是本病的基本治法，以柴胡疏肝散、四逆散为代表方，以柴胡、佛手、香橼等为代表药物。

2. 消

消是指消膏降浊的治法。代谢相关脂肪性肝病多与肥胖、糖尿病、高脂血症、高血压等相关，而痰浊内蕴、膏脂停滞是其基本病理产物，治疗当以消膏降浊调脂为主要治法。张教授以茵陈蒿汤为基础方，自拟肝瘅方，以消膏降浊为基本治法，以茵陈、焦栀子、酒大黄、虎杖、绞股蓝、荷叶、赤芍、红曲等为基本药物组成。

3. 清

清是指清热化湿，清热凉血的治法。针对气郁而生内热、痰湿膏浊壅滞化热、气分入血分化热等导致的血热、痰热、湿热、膏浊之热等；在脏腑，则以肝胆湿热、肝经血热，又合并有胃热、肠热等。治疗以大柴胡汤为基础方，血热可合用血府逐瘀汤，肝经湿热可合用龙胆泻肝汤，胃肠积热也可合用大黄黄连泻心汤、葛根芩连汤、小陷胸汤等。代表性药物有龙胆草、黄芩、酒大黄、赤芍、生地、夏枯草、决明子等。

4. 散

散是指活血散瘀，软坚散结的治法。本病郁久而致血瘀，或膏、浊、痰等停滞而致气血运行不畅，导致血瘀于肝，形成肝之癥瘕病证。治疗以膈下逐瘀汤合抵挡汤为基本方，以莪术、水红花子、土鳖虫、水蛭、鬼箭羽、丹参、当归、赤芍、郁金、川牛膝等为代表性药物。

5. 补

补是指涵盖健脾益气、补肾温阳、滋阴养肝的治法。脾气健旺，才能得以运化水湿、痰、膏浊等；肾气充足，才能温煦气化，推动全身气的运行，促进水液代谢等；肝体阴而用阳，补肝之法当以滋阴养肝为要，故本病之补，重点落在健脾、补肾、滋肝三方面。健脾以茵陈五苓散为基本方，健脾运湿化痰；补肾以金匮肾气丸为基础方，温肾化气；滋肝以一贯煎为基础方，滋阴柔肝。

总之，张教授提出"早期疏肝健脾、重点消膏清热、全程活血化瘀"是代谢相关脂肪性肝病的论治要点。疏肝以行气导滞，健脾以促膏浊水湿痰的运化，消膏以促进膏浊代谢，清热以清肝凉血化湿，活血化瘀以消癥积、通络滞。在辨治过程中，当审证求因，根据病机之表现不同，辨证分型论治；又可见多个病机同时存在，各种治法配合使用；或综合本病病机，设立专病方，再根据"郁""膏""热""虚""瘀"病机的偏重，进行加减运用。

四、分证论治

1. 肝郁气滞证

临床表现：胁肋胀满或走窜作痛，每因烦恼郁怒诱发，情志不舒，善太息，腹胀，舌淡，苔薄白，脉弦。

治法：疏肝理气。

选方：四逆散或柴胡疏肝散加减。

主要药物：柴胡、白芍、枳壳、香附、川芎、青皮、炙甘草等。

加减：老年人兼见脾肾阳虚者，可合用肾气丸；腹胀者，加虎杖、厚朴；腹痛欲泻者，加防风、炒白术；胁肋胀满重者，加川楝子、延胡索；心烦易怒者，加丹皮、焦栀子、淡豆豉。

2. 肝郁脾虚证

临床表现：胁肋胀痛，疼痛程度因情志变化而增减；胸闷腹胀，善太息，嗳气频作，得嗳气而胀痛稍舒，纳少口苦；舌淡红，苔薄白，脉弦。

治法：疏肝健脾。

选方：逍遥散（《太平惠民和剂局方》）加减。

主要药物：柴胡、当归、白芍、白术、茯苓、生姜、薄荷、炙甘草。

加减：情志不遂胀满者，加川楝子、延胡索；大便溏稀者，加木香、白扁豆；睡眠不佳者，可加茯神、夏枯草等。

3. 膏浊壅肝证

临床表现：平素多食肥甘，形体肥胖，周身困重，倦怠，胸脘痞闷，头晕，舌淡红，苔白腻，脉弦滑。血脂检测可见甘油三酯、胆固醇升高。

治法：消膏降浊。

选方：肝瘅方加减。

主要药物：茵陈、焦栀子、酒大黄、虎杖、绞股蓝、荷叶、赤芍、红曲等。

加减：头晕者，加石菖蒲、郁金、天麻、钩藤；失眠者，合温胆汤，即加竹茹、陈皮、枳实、清半夏、茯神；合见高尿酸血症者，可加威灵仙、秦皮。

4. 肝胃郁热证

临床表现：肋胀痛，恶心，反酸，黄疸，胸脘痞满，周身困重，纳呆，舌质红，苔黄腻，脉濡数或滑数。

治法：清肝胃热。

选方：大柴胡汤加减。

主要药物：柴胡、黄芩、枳实、清半夏、郁金、赤芍等。

加减：胃火炽盛者，合白虎汤；肝胆湿热重者，合用龙胆泻肝汤；肠道湿热者，加葛根芩连汤；胃肠积热重者，加大黄黄连泻心汤；痰热者，加小陷胸汤；热入血分者，合血府逐瘀汤。

5. 肝络瘀阻证

临床表现：胁肋痞块或刺痛，纳呆，胸脘痞闷，面色晦暗，舌淡暗有瘀斑，苔腻，脉弦滑或涩。

治法：活血散瘀。

选方：膈下逐瘀汤加减。

主要药物：乌药、红花、桃仁、五灵脂、赤芍、丹皮、丹参、延胡索、川芎、当归、枳壳。

加减：瘀血重者，又可加莪术、水红花子、王不留行、土鳖虫、水蛭、鬼箭羽等。

6.肝肾阴虚证

临床表现：胸脘胁痛或胁肋胀满，咽干口燥，舌红少津，脉细弱或虚弦。

治法：滋补肝肾。

选方：一贯煎加减。

主要药物：生地黄、当归、丹参、枸杞子、麦冬等。

加减：胁胀痛甚者，加入鳖甲、三七粉；阴虚便干者，加玄参、瓜蒌、桃仁等；阴虚口干重者，加天花粉、知母、生牡蛎；失眠者，合酸枣仁汤。

五、用药经验

张教授以中药性味归经及功效为基础，结合现代药理研究，总结了代谢相关脂肪性肝病的专药，并将其归纳为三大类，即清热解毒类、消膏化浊类和活血化瘀消癥类。

1.清热解毒类

主要包括马鞭草、田基黄、夏枯草、山慈菇、功劳叶、茵陈、土茯苓、金钱草。其中马鞭草、田基黄又有凉血散瘀之功效，强于化湿利水；夏枯草、山慈菇强于散结消痈；功劳叶又可滋阴养肝而清虚热；茵陈、土茯苓、金钱草强于清肝胆湿热，又有退黄之功。

2. 消膏化浊类

主要包括绞股蓝、荷叶、红曲、决明子、虎杖、水飞蓟、生苡仁、泽泻。其中绞股蓝、荷叶、红曲强于消膏降脂；决明子、虎杖又有通便及降压之功；水飞蓟可保肝降酶；生苡仁、泽泻健脾渗湿消浊。

3. 活血化瘀消癥类

主要包括赤芍、郁金、丹参、三棱、莪术、王不留行、鬼箭羽、水红花子、土鳖虫、水蛭、三七。其中赤芍、郁金、丹参活血凉血又清肝热；三棱、莪术、王不留行、鬼箭羽、水红花子破血消癥；土鳖虫、水蛭等虫类药物强于搜剔经络；三七、丹参又活血养肝。

六、医案分享

李某，男，57 岁。2020 年 7 月首诊。

主诉：右上腹胀痛 3 年余。

现病史：患者右上腹胀痛 3 年余。3 年前于当地医院体检，做腹部超声，提示中度脂肪肝。其他检查，提示甘油三酯、胆固醇、血糖偏高（具体不详）。近 3 年血压升高（140～160）/（80～100）mmHg，间断服用中成药治疗（具体不详）。现右上腹胀满隐痛，恶心、反酸，纳呆，睡眠欠安，梦多，大便溏、每日 2～3 次、臭味重，每晚夜尿 1～2 次，心烦易怒，口苦、口臭。

2020 年 6 月体检：腹部超声示中-重度脂肪肝。生化：TG 3.5mmol/L，CHO 6.8mmol/L，血糖 6.8mmol/L，ALT 86U/L，AST 67U/L，血常规、肾功能、胆红素无明显异常。心电图无异常。甲状腺功能无异常。

体格检查：血压 150/80mmHg，心率 82 次 / 分，身高 175cm，体重 86kg。舌红，苔黄腻，脉弦数。

既往史：高脂血症 3 年，糖尿病前期 3 年，高血压 3 年。无吸烟饮酒史。无乙型肝炎等传染病史。

西医诊断：脂肪肝。

中医诊断：肝癖。

中医辨证：肝胃郁热，膏浊凝滞证。

治法：清肝胃热，消膏降浊。

方药：大柴胡汤合肝癖方。柴胡 15g，黄芩 15g，枳壳 15g，清半夏 9g，郁金 20g，赤芍 30g，茵陈 20g，焦栀子 15g，绞股蓝 30g，荷叶 30g，红曲 10g，夏枯草 20g，钩藤 20g（后下），生甘草 6g。

以上方为基础方，加减治疗 3 个月后复查。

二诊（2020 年 10 月）：近 3 个月体重逐渐下降，右上腹痛缓解，无恶心、反酸；口苦、口臭明显好转，纳眠可，大便软、每日间作 1 ～ 2 次。

腹部超声：中度脂肪肝。生化：TG 1.6mmol/L，CHO 5.2mmol/L，血糖 6.1mmol/L，ALT 36U/L，AST 27U/L。体格检查：血压 130/76mmHg，心率 70 次 / 分，体重 77kg。

【按语】患者肥胖，体检提示血糖、血压、血脂升高，腹部超声诊断为脂肪肝，无饮酒及其他肝病病史，考虑为代谢相关性脂肪性肝炎、代谢综合征。反酸、恶心、口苦、心烦为肝胃郁热，灼胆上炎；大便溏臭、味重，为中焦湿热壅滞；右上腹隐痛胀满，为肝气壅滞、膏浊凝结，气滞血瘀，不通则痛、胀；舌红，苔黄腻为湿热膏浊内壅的表现。

治疗予大柴胡汤合肝癖方加减。柴胡、黄芩清肝胆热，茵陈、半夏、黄芩、焦栀子、夏枯草清热燥湿，郁金、赤芍清热凉血，绞股蓝、荷叶、红曲消膏降浊降脂，钩藤、夏枯草清肝热降压；枳壳、柴胡、清半夏、茵陈行气疏肝消痰浊减肥。全方以治肝为本，以消痰、膏、瘀、热为标，膏瘀同治、气血同治、肝胃同治，体现了辨病与辨证相结合，专方与专药相结合的辨治思路。

（周强）

参考文献

［1］Eslam M，Newsome P N，Anstee Q M，et al. A new definition for metabolic associated fatty liver disease：an international expert consensus statement［J］. J Hepatol，2020，73（1）：202-209.

［2］王转国，王晓波，郭峰，等. 以脂肪肝现代共识病名追溯宋元明清相关文献对比研究［J］. 新疆医科大学学报，2010，33（4）：361-364.

［3］程华焱，曾斌芳. 脂肪肝中医病名的文献研究［J］. 新疆中医药，2008，26（6）：12-14.

［4］张声生，李军祥. 非酒精性脂肪性肝病中医诊疗专家共识意见（2017）［J］. 中医杂志，2017，58（19）：1706-1710.

［5］张声生，李乾构，李军祥. 非酒精性脂肪性肝病中医诊疗共识意见［J］. 北京中医药，2011，30（2）：83-86.

［6］林轶群，逄冰. 脾瘅源流考征［J］. 北京中医药，2017，36（6）：535-536.

［7］仝小林，姬航宇，李敏，等. 脾瘅新论［J］. 中华中医药杂志，2009，24（8）：988-991.

［8］李敏谦，林育，项磊，等. 瘅浊与糖脂代谢病［J］. 世界中医药，2019，14（3）：652-655.

［9］周强，张声生.从临床研究文献分析非酒精性脂肪性肝病常用治法要素和中药用药规律［J］.北京中医药，2016，35（5）：484-486.

［10］周强，张声生.张声生运用调肝理脾法辨治非酒精性脂肪性肝病经验［J］.世界中西医结合杂志，2016，11（4）：470-472.

［11］周强，张声生.从调肝理脾论治非酒精性脂肪性肝病［J］.世界中医药，2015，10（5）：687-689.

［12］王琦.痰湿体质系列研究及在代谢性慢病防控中的应用［J］.天津中医药，2020，37（1）：4-8.

第十二章

"调理脾胃"辨治内科杂病

一、总论

（一）脾胃内伤，百病由生

脾胃乃后天之本，"孤脏以灌四旁者也"。人体之五脏六腑、四肢百骸皆依赖于后天脾胃得以滋养，"脾气充，四脏皆赖煦育，脾气绝，四脏安能不病"。故脾胃大家李东垣在《脾胃论》中提出："内伤脾胃，百病由生。"诸病之发生发展，皆与脾胃相关。

1. 脾胃为气血生化之源，诸气之本

脾与胃互为表里，其中胃为水谷之海，主受纳腐熟水谷；脾主运化，将谷食、水饮转化为水谷精微并输送全身，分别化为精、气、血、津液，故称脾胃为气血生化之源。《素问·经脉别论》云："食气入胃，散精于肝，淫气于筋。食气入胃，浊气归心，淫精于脉。脉气流经，经气归于肺，肺朝百脉，输精于皮毛。毛脉合精，行气于府，府精神明，留于四脏，气归于权衡。"可见，五脏六腑、四肢百骸皆需脾胃运化而成的精微物质得以濡养。若脾胃虚弱，生化乏源，则诸脏失养，百病由生。《难经》云："气者，人之根本也。"气是人体重要的物质基础。人体之气包括元气、宗气、营气、卫气，具有推动、温煦、

防御、固摄等重要作用。而脾胃为诸气之本,若想正常发挥气的功能,则需依赖脾胃化生精气,使其得以充养。若脾胃虚衰,则诸气失养,健康无所系,诸病由此生矣。

2. 脾胃为气机升降之枢纽

《素问·六微旨大论》有云:"出入废则神机化灭,升降息则气立孤危。故非出入,则无以生长壮老已;非升降,则无以生长化收藏。是以升降出入,无器不有。"可见,气之升降出入是人体生命活动的根本。而脾与胃以膜相连,居于中央,负责斡旋四脏的气机运行,为气机升降之枢纽。是以脾气主升,胃气主降,脾气升则肝肾之气升,胃气降则心肺之气降,肝气之升发、肺气之肃降、心火之下交、肾水之上承皆依赖于脾胃之升降。正如《四圣心源》所言:"中气衰则升降窒,肾水下寒而精病,心火上炎而神病,肝木左郁而血病,肺金右滞而气病。神病则惊怯而不宁,精病则遗泄而不秘,血病则凝瘀而不流,气病则痞塞而不宣。四维之病,悉因于中气。中气者,和济水火之机,升降金木之轴。"若脾胃内伤,升降失司,则致其余四脏之气机升降失常,而见肝肺升降失和,心肾水火不济。

3. 脾胃为生痰之源

《医宗必读·痰饮》云:"按痰之为病,十常六七,而《内经》叙痰饮四条,皆因湿土为害,故先哲云'脾为生痰之源'……脾复健运之常,而痰自化矣。"可见,痰饮的生成与脾胃的关系最为密切。《杂病源流犀烛·痰饮源流》中对痰饮的特点,进行了高度概括:"其为物则流动不测,故其为害,上至颠顶,下至涌泉,随气升降,周身内外皆到,五脏六腑俱有。"痰饮随气流行,周身内外,无处不有。因此,痰饮致病,范围极广,病证繁多。此外,痰饮可夹风夹热,亦可化寒化热,还可伤阳伤阴，变化多端，故前人有"百病多由痰作祟"之说。

（二）调脾胃，治杂病

杂病虽病位各异，表现繁多，但其病机皆与脾胃虚衰相关，是以"百病皆由脾胃衰而生"，脾胃虚衰为内伤杂病的根本原因。《素问·阴阳应象大论》云"治病必求于本"，此为中医学治疗疾病的指导思想，故"治杂病者，宜以脾胃为主"，尤其需要注重对于脾胃之培补运化。《景岳全书》有云："脾为土脏，灌溉四傍，是以五脏中皆有脾气，而脾胃中亦皆有五脏之气，此其互为相使，有可分而不可分者在焉。故善治脾者，能调五脏，即所以治脾胃也。能治脾胃而使食进胃强，即所以安五脏。"故治脾可使五脏得安，五脏得安则诸病乃除。此外，若脾胃虚衰日久，可内生痰湿、瘀血、浊毒，从而加重本病甚或继生他病。故治久病难病者，不唯补脾，亦需兼化湿浊、祛瘀血等法，使正气得充，邪毒得除，标本兼顾，则沉疴得愈。张教授在临床上治疗杂病时，常从调理脾胃入手，收效甚佳。

二、调理脾胃治疗湿疹的思路与经验

（一）基本概况

湿疹是一种慢性炎症性皮肤疾病，其特点是患者皮肤表面有红斑、丘疹、水疱、鳞屑，并伴有不同程度的渗出和瘙痒，搔抓后还会形成大小不等的糜烂面。湿疹种类繁多，目前其病因尚未完全明了，局部外用糖皮质激素是治疗湿疹的主要药物，虽然激素治疗可以在短期内迅速地缓解患者症状，但是该病易于复发，且不甚美观的皮肤表面和长期持续的瘙痒不适，对于患者的心理和生理层面都有很大影响。

湿疹的中医病名为"湿疮""浸淫疮"，从古至今，中医药在治疗湿疮病方面都有自己独特的认识。"风为阳邪,轻扬开泄,易袭阳位",由于风邪轻扬浮越的特性,所以常易侵袭人体的肌表,并停留于此。"湿性重浊黏腻""热邪易生风动血",若湿邪不化,一则易于水湿泛滥而浸淫肌肤,二则易与热邪合并进而直入血分,血热迫于脉外,则形成各种形态的皮肤损害。《疡科心得集》云:"湿毒疮,生于足胫之间,状如牛眼,或紫或黑,脓水淋漓,止处即溃烂,久而不敛。此因脾胃亏损,湿热下注,以致肌肉不仁而成。"可见,脾胃虚弱在湿疹的发病过程中起了重要作用,而湿热之邪作为阴阳合邪,会导致患者出现虚实夹杂之征象。

(二)治疗经验

张教授认为,湿疹主要是由于风、湿、热三种邪气夹杂致病,病理基础是脾虚、血瘀,治疗主要从消风、治血、健脾、化湿、调和阴阳等五个方面论治。首先要根据患者风邪、湿邪、热邪的偏胜以治其标,达到缓解症状的目的;其次要结合患者的整体情况,辨明是否存在脾虚、血瘀等病理基础,寻找病因以治其本。最重要的是要把健脾作为治疗湿疹贯穿始终的根本原则,最终达到平调阴阳的目的。

1. 从消风、治血论治

"痒自风来,止痒必先疏风",湿疹起病时,局部皮肤的瘙痒难忍往往是患者求医的主要原因。张教授认为,湿疹患者大多数是首先由风邪致病,侵犯人体卫表,且"风者,善行而数变",风邪作为六淫之首,易与其他病邪合并,再根据患者个人体质的不同,发生进一步的传变。所以在治疗湿疹时,首先要明确患者所处的不同病变阶段,在治疗过程中把握病邪的强弱和病位的深浅,尤其在前期应用消法,以期快速驱散风邪。

"其在皮者，汗而发之"，张氏在治疗湿疹时，往往利用解表药辛散轻扬的特性，使郁闭于肌表之风邪随汗出而解，达到消风的目的。根据患者湿疹状态的不同，分为消风清热法和消风散寒法。若患者湿疹表现为局部皮疹时轻时重，皮色发红，伴有瘙痒干燥时，多选用浮萍、葛根、薄荷以疏散风热，解表透疹，引邪外出；当患者皮疹表现为颜色暗红，伴有麻木等感觉异常时，说明外邪阻滞了阳气的运行，此时选用白芷、荆芥穗、防风以祛风散寒。

《诸病源候论》中说："风瘙痒者，是体虚受风，风入腠理，与气血相搏，而俱往来于皮肤之间，邪气微，不能冲击为痛，故但瘙痒也。"可见，由外感风邪所致的皮肤类疾病，其发生发展与"血"有着密切关系，既往经方中也不乏有许多应用"治风先治血"理论的方药，如消风散等。张教授认为，在治疗湿疹时，治血也是十分重要的一个环节，具体可分为清热凉血法、滋阴养血法、补气生血法和活血化瘀法。

血热证的湿疹患者表现为颜色鲜红的斑、丘疹，多密集融合成片，痒甚时甚至搔破出血。主要是因为热邪已入营血，火热炽盛，易于耗伤津液，津血同源，进一步加重了阴血亏虚，阴虚又生内热，如此陷入恶性循环。张教授遇到表现为血热征象的患者时，往往采取清热凉血、滋阴养血两法并用的治疗原则，如玄参配旱莲草、生地黄配北沙参、牡丹皮配麦冬、白茅根配枸杞子等，清热凉血而又不伤阴。

若患者湿疹破溃久不收口，多因病程日久而耗气伤血，"有形之血不能速生，无形之气所当急固"，此时多采用黄芪配当归，其配伍思想来源于当归补血汤。张教授并不拘泥于原方配伍，常选取生黄芪以补气固表，使得阳生阴长，增强当归补血的作用,有助于疮口生长,肌肉愈合,再配合煅龙骨、赤石脂等药物收湿敛疮。

湿疹到后期愈合阶段,往往会因为长期的瘙痒挠抓和局部炎症反应而形成色素沉着,或者病变处的皮肤增生肥厚,形成瘢痕,有碍美观。张教授遇到此种患者,往往认为其久病必入络,血瘀证明显,在治疗时注意活血化瘀,但同时秉承"血为气之母",如果过量应用破血活血药物,反而会伤血耗气。在临床处方时,佐以小剂量的三七粉、桃仁、红花或鸡血藤以活血化瘀。

2. 从化湿、调和阴阳论治

津液是维持人体生命活动的五大物质基础的重要组成部分,包含了体内一切正常运行流动的水液。津液的运行与输布,首先依赖于脾胃的运化作用,"饮入于胃,游溢精气,上输于脾,脾气散精,上归于肺,通调水道,下输膀胱,水精四布,五经并行"。胃为水谷之海,胃受纳饮食物后,首先要通过脾的布散作用,才能使津液得以濡养全身。如果脾胃功能失常,津液的输布和排泄过程发生障碍,停积于中焦,就会形成湿邪。

治疗湿疹的关键问题,就在于如何防止其反复发作,这与湿邪的致病特点相关。"湿性黏腻",湿邪也贯穿在湿疹发病的始终,化湿法是治疗湿疹的核心内容。湿疹若表现为散在细小水疱,皮薄易破,说明湿气偏胜,此时多予以平胃散加减,或配合石菖蒲、砂仁等健脾燥湿之品。

当脾失运化,湿邪溢于皮腠,往往与热邪相互搏结于内,则湿疹主要表现为红斑、丘疹、水疱,渗出较多,并伴有瘙痒、灼热。正如薛生白所说,"热得湿而愈炽,湿得热而愈横",所以在化湿的基础上往往要加以清热,注意湿热同调。"上焦如

雾，中焦如沤，下焦如渎"，张教授在治疗湿热时，取三仁汤之
义，上中下三焦同调，恢复三焦气化功能。

具体来说，治疗湿热在上焦时，主要采取开宣肺气法，气
机通畅则湿热自除。如杏仁配合藿香以通上焦肺气，疏散表湿，
清开上焦，或黄芩以清上焦之热。治疗中焦湿热，就要分清湿
热的偏胜；根据湿热的偏胜，分为湿重于热、热重于湿和湿热
并重。治以健脾祛湿法，以宣畅中焦。对于这三种情况的鉴别，
主要依据患者整体情况。如湿重于热，常伴有周身酸楚明显、
纳差、舌苔白腻、脉濡，多选用蔻仁、苍术；热重于湿，常表
现为胃脘灼热、口干口苦、舌红苔黄、脉滑数，多予以石膏、
黄连、大黄；湿热并重，则表现为脘腹痞满、大便溏稀、舌苔
黄腻、脉濡数，予以黄芩、白鲜皮、龙胆草。下焦湿热主要采
取利水渗湿法，如苦参配地肤子、玉米须配车前子等。

张教授认为，湿热之邪，既可伤阳，亦可伤阴。这是由于
湿邪作为一种阴邪，本就容易耗伤阳气，导致脾阳受损；脾失
运化，进一步加重内湿，湿邪又可阻滞气机；气机停滞后，易
于形成内在积火，转而损伤人体阴液。所以，湿热之邪作为阴
阳合邪。如患者就诊时，湿热邪气已在体内久蕴，或患者素为
湿热体质复感外风，则湿热之邪就易于进一步损伤机体的阳气
或阴液。

比如在治疗湿疹时，往往会遇到患者湿疹呈红肿热痛明显，
此时断不可一味地清热解毒。一是由于清热解毒之品多性寒凉，
长期应用恐损伤脾胃功能；二是由于除了观察患者病变处的皮
肤状态，更要注重整体，此时多能发现患者兼有湿象，这是由
于湿热损伤阴液而致的阳气浮越于外之证，可谓"湿热伤阴"。
正如《金匮要略》中治疗狐惑病的甘草泻心汤，原方主治湿热

蕴毒之前后二阴溃疡、咽喉腐蚀等疾病，全方扶正祛邪、清热燥湿、补中行气，解毒而不伤正。张教授在治疗湿热型湿疹时，往往依据此处方思路，选取蒲公英、连翘、土茯苓、败酱草、紫花地丁清热解毒以治其表；同时配合参、草、枣以补中益气，助运脾阳；百合、石斛以滋阴清热，防止热邪伤阴耗气，在清热的同时不忘调和阴阳，阴阳平衡则湿邪自化。

3. 从健脾论治

脾主四肢肌肉，发生在体表皮肤的病变，必然与脾有着密切的关系。脾主运化，为湿土之脏，胃主受纳，为水谷之海，湿邪致病离不开脾胃功能失调。"诸湿肿满，皆属于脾"，针对湿邪，如果单纯使用利湿清热之法，水湿之邪虽可短暂祛除，使患者症状有所缓解，但脾胃功能并未恢复，水湿极易去而复生。只有从根本上健运脾胃功能，脾气得复，运化水液的功能恢复正常，才可使湿邪彻底祛除。所以张教授在治疗湿疹时，一直将健脾法贯穿始终，作为治疗过程中的根本大法，常以四君子汤为基本方剂，再具体分为补气健脾、温中健脾、滋阴养胃等法。

（三）医案分享

董某，女，55岁。2019年8月13日首诊。

主诉：反复口周红色丘疹、水疱伴瘙痒2年余，加重半年。

现病史：患者2年前无明显诱因，出现口周红色丘疹，搔抓后破溃，伴瘙痒明显，就诊于某医院皮肤科，予丁酸氢化可的松乳膏、糠酸莫米松乳膏等药物外用治疗后，患者症状明显缓解。此后患者症状反复发作，每于进食辛辣刺激或劳累后加重。症状加重时，常自行外用药物治疗，症状时可缓解，时不可缓解。此次患者复因饮食不当，出现口周红色丘疹加重，遂来就诊。现症可见口周红色丘疹及水疱伴鳞屑，部分丘疹可见脓头，瘙痒明显，痒甚时夜间难以入睡；口干欲饮水，口苦，胃脘部偶有胀满，时有恶心，无呕吐，双下肢怕冷，腰膝酸软，纳差，眠差，大便每日 2～3 次、质偏干，小便色黄。近期体重无明显变化。舌质淡，苔黄腻，脉濡滑。

西医诊断：慢性湿疹。

中医诊断：湿疮。

中医辨证：脾虚湿蕴，湿热蕴结证。

治法：健脾祛湿，清利湿热。

方药：党参 25g，生白术 30g，土茯苓 10g，木香 10g，炒槟榔 10g，浮萍 10g，黄芩 10g，连翘 10g，怀牛膝 9g，大黄 6g（后下），龙胆草 6g，白鲜皮 25g，麦冬 10g，炒酸枣仁 25g，牡丹皮 15g。

二诊：服上方 14 剂，于 2019 年 9 月 25 日复诊。患者诉服上方后，口周红色丘疹颜色变淡，瘙痒减轻，脓头消失，但仍有部分丘疹有渗出液，部分消退湿疹有色素沉着，胃脘部胀满减轻，无恶心呕吐，双下肢怕冷，腰膝酸软，纳差，眠尚可，大便每日 1 次、质偏干，小便色黄。舌质淡，苔薄黄，脉濡滑。

方药：党参 25g，生白术 30g，土茯苓 10g，桃仁 10g，木香 10g，炒槟榔 10g，黄芩 10g，焦神曲 25g，陈皮 10g，苦参 10g，白鲜皮 25g，怀牛膝 9g，炒酸枣仁 25g，牡丹皮 15g，白茅根 10g，枸杞子 10g。

考虑患者二诊时热象减轻，湿疹的炎性反应阶段逐渐消退，故去前方中浮萍、连翘、大黄、龙胆草，加焦神曲、陈皮、黄芩、苦参以健脾燥湿清热；去麦冬改为白茅根，配枸杞子以滋阴清热、凉血退疹；桃仁活血化瘀，枸杞子强筋骨、止腰痛。

此后依据上方调整用药以巩固疗效，患者湿疹逐渐消退，未再复发。

【按语】本例患者为顽固性湿疹，反复发作。首次就诊时，患者主要表现为湿热夹杂之征象，且属热重于湿证，热象明显。初诊时处于长夏季节，亦可加重患者体内湿气，但患者脾虚之证亦不容忽视，故主要予四君子汤加减。党参、生白术以健脾益气，木香、炒槟榔行气利水。风邪致病的湿疹特点，是皮损多见于面部或者头部，故予浮萍、黄芩清上焦之热，并以大黄之重剂给邪以出路，配合怀牛膝引火下行，土茯苓、连翘加强清热解毒之力，龙胆草、白鲜皮清热燥湿止痒，牡丹皮清热凉血，麦冬、炒酸枣仁防止清热之品过于伤阴，炒枣仁同时可宁心安神，改善患者睡眠。二诊时，患者仍辨证为脾虚湿热证。经治疗后，患者热象已明显减退，故去清热力强之浮萍、连翘、大黄、龙胆草，改用苦参配黄芩清热燥湿止痒，并加焦神曲、陈皮以消食和胃、健脾燥湿；去麦冬，改为白茅根合枸杞子以滋阴清热、凉血退疹，同时枸杞子可滋补肝肾以改善患者腰膝酸软症状。后期防止患者湿疹消退而形成瘀斑，故佐以少量桃仁活血化瘀。

三、调理脾胃治疗痛经的思路与经验

（一）基本概况

痛经，亦称"经行腹痛"，是指妇女正值经期或经期前后，出现周期性小腹疼痛，或痛引腰骶，甚至剧痛晕厥的一种病证。痛经的发病机制尚不明确，目前认为可能与内分泌因素、精神因素、器质性妇科疾病等密切相关。西医治疗常以非甾体类抗炎药、口服避孕药等对症处理，疗效仍欠满意。中医药治疗本病则辨证求因，审因论治，常展现出显著的临床疗效。

痛经的详细记载始见于《诸病源候论》："妇人月水来腹痛者，由劳伤血气，以致体虚，受风冷之气客于胞络，损冲任之脉……风冷与血气相击，故令痛也。"指出痛经的病因病机在于内有体虚，复感外邪，客于胞络，邪与血搏而痛，这为后世研究奠定了基础。此后，各代医家对痛经的认识更为全面，然不外寒凝、气血、虚实。清代医家傅山在《傅青主女科》中首次提出痛经与脏腑失调相关，以肝、脾、肾立论，实证为肝郁，虚证为肾、脾不足，极大地丰富了痛经的辨治思路。

张教授基于前人认识，总结临床经验，认为本病病位在冲任、胞宫，与肝、脾、肾三脏密切相关。脾虚、肝郁、肾虚为本病的发病基础，气虚、血虚、气滞、血瘀、寒凝、湿热为常见的几大病理因素。本病的基本病机为脏腑功能失常，气血失调，经期冲任、胞宫气血运行不畅，"不通则痛"；或经期冲任、胞宫失于濡养，"不荣则痛"。

盖脾为气血生化之源，诸气之本。若脾胃虚弱，生化乏源，气血亏虚，而经行之后气血愈虚，则冲任、胞宫失养而痛。"肾者，封藏之本，精之处也。"肾内藏肾精，肾精乃血之化生之源，精血亏虚，则亦可致冲任、胞宫失养，"不荣则痛"。肝主疏泄，调畅气机，肝气可疏畅全身气机，所以女子行经与肝气的正常疏泄密切相关。若情志抑郁，或郁怒伤肝，肝气郁滞，则气滞血瘀，冲任、胞宫气血运行不畅而痛经。

《黄帝内经》有云："风雨寒热不得虚，邪不能独伤人。"因感受寒邪、湿热，与血搏结，血行不畅而"不通则痛"者，皆因内虚也。或以脾、肾不足，正气失充，卫外不固，邪气内侵；或以内有阳虚而虚寒内生，加以外有寒邪，同气相求；或以脾胃虚弱，运化失职，酿生湿热，邪流于下，与血搏结。皆内虚为本，故脏腑功能失常为本病的发病基础。

本病的病因虽多，或虚、或郁、或寒、或热，然皆因其导致气血失调而发为本病。因此，气血失调是本病病机的关键。

（二）治疗经验

张教授认为，脏腑功能失常为本病的发病基础，气血失调是本病病机的关键。因此，治疗以调理脏腑为本，通调气血为要。而脾胃为后天之本，"治脾可以调五脏"，故在调理脏腑时尤重视调理脾胃，常随辨证施以健脾和胃、疏肝理脾、健脾补肾之法。通调气血之时，张教授常根据其寒热、虚实、在气、在血的不同，选用补虚、行散、祛寒、清热等不同治法，使得气血调畅，疼痛自消。

1. 调理脏腑为本

（1）健脾和胃

脾主运化，胃主受纳。若脾胃虚弱，则运化失职，气血失充，故除经行少腹隐痛之外，患者平素也易有脘腹胀满、食少纳呆、食积不化、神疲乏力等症状。张教授常以四君子汤化裁，配伍木香、砂仁等调理中焦气机，莱菔子、焦神曲、鸡内金等消食化积、开胃和中。若见痛经伴有胃气上逆、恶心呕吐者，常配伍旋覆花、代赭石、半夏、生姜等和胃降逆；若见脾失健运，内生痰湿者，常配伍苍术、薏苡仁、半夏等化痰祛湿；若有脾胃阳虚，四肢不温，大便稀溏，或完谷不化者，常酌加炮姜、吴茱萸、桂枝等温补阳气。

（2）疏肝理脾

肝主疏泄，调畅气机。若肝气郁滞，疏泄失职，则可见情志抑郁、胸闷、喜太息、胸胁或少腹胀满疼痛、走窜不定、嗳气或矢气后缓解等症状，治疗当疏肝解郁。然肝气郁滞后，最易乘脾犯胃，临床上常伴有脾胃失调的症状，如纳呆、痞满、恶心、呕吐等。"见肝之病，知肝传脾，当先实脾。"故治肝之外，不忘治脾，宜肝脾同调，张教授常用逍遥散合香砂六君子汤加减。

（3）健脾补肾

肾主藏精，精化气，肾精、肾气主司人体的生长发育与生殖机能。若肾气亏损，则可见月经量少色淡、经行腹部隐痛、腰酸腿软、头晕耳鸣、小便频数等症状。然补肾不能舍脾而专治肾，"盖谓肾药膏腻，虽优于肾，特妨于脾"，应以健脾之法合用补肾之药，以防肾药滞碍脾胃；同时，又可补后天以助先天，使补肾之功倍，常用四君子汤合大补元煎化裁。若肾阳不足，行经期间腹痛绵绵，喜温喜按，肢寒畏冷者，常合用肉桂、小茴香以温肾助阳；若伴有腰骶疼痛者，可酌加杜仲、续断、桑寄生以补肾强筋止腰痛。

2. 通调气血为要

夫"通之法，各有不同"，需以明确其寒热、虚实、在气、在血而随证立法，故应根据痛经的时间、疼痛的性质辨别本病的病理性质。行经前或经行前期（第1～3天）腹部疼痛者多为实，经行后期（第4～6天）或行经后腹部疼痛者多为虚。正如《景岳全书》所言："实痛者，多痛于未行之前，经通而痛自减；虚痛者，多痛于既行之后，血去而痛未止，或血去而痛益甚。"腹痛拒按者为实，喜揉喜按者为虚；胀痛、刺痛、灼痛、绞痛者为实，隐痛、空痛者为虚。寒者多腹部拘急冷痛、得温痛减，热者多腹部灼热疼痛。在气者，胀甚于痛，痛无定处；在血者，痛甚于胀，痛有定处。治法以虚者补其虚，实者祛其邪，寒者散其寒，热者清其热，在气者理气，在血者和血。如此则气血得以行，瘀血无以生，气血调畅，痛亦自消。

（1）补气养血

若患者素体气血亏虚，精血不足，而经后虚则愈盛，冲任、胞宫失养，则见月经后期（第4～6天）或经后小腹隐痛喜按、月经量少色淡、神疲乏力等症状。治疗当以益气养血，张教授常用党参、黄芪、白术、熟地、当归、阿胶珠、芍药等药物。然"气以通为补，血以和为补"，张教授常在补益的基础上配伍木香、陈皮调顺气机，酌加桃仁或红花、三七粉等兼以活血，令气血得养，补而不滞。

（2）行气化瘀

患者或因平素情志抑郁，或因郁怒伤肝，气机郁滞，血行不畅；抑或体内有瘀血内停，阻滞气机，血瘀气滞，冲任、胞宫气血运行不畅，而见行经前或月经前期（第1～3天）小腹胀痛拒按、月经量少紫黯或有血块等症，同时可伴有胸胁、乳房胀痛，疼痛常与情志变化有关。治疗当以行气化瘀，张教授常用香附、佛手、娑罗子、合欢花等行气解郁，川芎、延胡索、郁金活血行气，桃仁、红花、三七粉祛瘀止痛。然行气、活血之品皆行散走窜，恐易耗血动血，故常酌加当归、芍药等养血之药，使祛邪而不伤正。

（3）散寒化瘀

患者或因经期经前外感寒邪，或过食寒凉之物，寒邪内犯，客于冲任、胞宫，血行不畅，则见行经前或月经前期（第1～3天）小腹拘急冷痛拒按、得温痛减、月经量少色黯或有血块、肢冷畏寒等症状。治疗当以温经散寒，化瘀止痛。张教授常用肉桂温经通脉，乌药、小茴香散寒行气止痛，配以当归、川芎养血活血以调经，使邪祛血和而无痛矣。

（4）清热化湿

患者素有湿热内蕴，或经期感受湿热之邪，邪与血搏而致血行不畅，"不通则痛"，则可见经前或月经前期（第1～3天）小腹灼热疼痛拒按、月经量多色紫红质稠、平素白带黄稠量多等症状。治疗当以清热化湿，祛瘀止痛。张教授常用黄连、黄柏、苦参等清热燥湿。因血与热结，故合用生地或丹皮清热凉血，并酌加活血之品，使湿热得去，血行畅通。

本病"夹虚者多，全实者少"，多虚实夹杂。因此，治疗时不可一味地通经止痛，当扶正祛邪，标本兼顾。盖以脾胃乃后天之本，气血生化之源，故张教授治疗时尤重视调理脾胃，临床常获良效。

（三）医案分享

李某，女，44岁。2019年4月22日首诊。

主诉：患者反复痛经多年，加重2个月。

现病史：患者末次月经2019年4月13日，月经周期27～30天，行经期7天，月经前期（第1～3天）腹部胀痛，胀甚于痛，月经色暗量可、有血块，经期乳房胀痛。现症见平素性情急躁易怒，胃脘部胀满，与情绪、进食有关。食甜食后反酸烧心、嗳气，无恶心呕吐，口干喜暖饮，无口苦，食欲佳，不敢多食，咽痒，眠安，大便质稀、日一行；平素小便调，着急生气时排尿疼痛，小便赤。舌淡红，苔薄白，脉弦。

西医诊断：痛经。

中医诊断：经行腹痛。

中医辨证：肝郁脾虚证。

治法：疏肝解郁，理气止痛。

方药：党参25g，炒白术10g，茯苓10g，三七面3g（冲服），阿胶珠10g，紫苏梗10g，娑罗子10g，香附10g，佛手10g，白扁豆15g，海螵蛸10g，焦神曲15g，车前子10g，木蝴蝶10g，藿香10g。

二诊：服上方28剂，于2019年5月20日再次就诊。患者痛经较前减轻，月经色暗量可、有血块，经期乳房胀痛较前缓解。胃脘部胀满明显缓解，但仍有食甜食后反酸烧心、嗳气，食欲佳，不敢多食；咽痒，咳嗽无痰，坐时腰部疼痛，眠安，大便先干后稀、日一行，偶有排尿疼痛。舌淡红，苔薄白，脉弦细。

方药：党参25g，炒白术10g，茯苓10g，三七面3g（冲服），阿胶珠10g，紫苏梗10g，娑罗子10g，苦参10g，白扁豆15g，海螵蛸10g，焦神曲15g，前胡10g，枇杷叶10g，藿香10g，盐杜仲10g。

患者二诊时乳房胀痛及胃胀明显缓解，说明肝郁明显减轻，故去佛手、香附；仍有腰痛，故加盐杜仲以补肝肾、强筋骨；易木蝴蝶为前胡、枇杷叶以增强止咳利咽之效；去车前子，酌加苦参利尿通淋以缓解患者排尿疼痛的症状。此后，患者每月复诊，续以上方为基本方进行加减，已无明显痛经与乳房胀痛，余症亦明显缓解。

【按语】该患者因平素性情急躁易怒而致肝气郁滞，同时伴有脾胃虚弱，土虚木乘，肝气乘脾犯胃，所以见胃脘部胀满（与情绪有关）、反酸、嗳气的症状。"气为血之帅"，肝气郁滞，血无以行，则气滞血瘀，患者经期腹部胀痛，其胀甚于痛，可知主要责之于气滞；且患者经期冲脉气血充盛，冲气夹肝气阻于乳络，乳络不畅，所以乳房胀痛。"在气者，以治气为主，治血为佐。"故以疏肝解郁，理气止痛之法治之。本方以四君子汤为基础加减。以党参、白术、茯苓益气健脾，焦神曲消食化积，娑罗子、香附、佛手疏肝理气，三七面与阿胶珠两者合用以养血活血。患者大便质稀，因脾虚有湿，故以白扁豆健脾燥湿，藿香醒脾化湿。酌加海螵蛸以制酸，木蝴蝶利咽，车前子利尿通淋。诸药合用，重在疏肝健脾，调畅气机，佐以养血活血，令气行则血自通，血通则痛经自消。二诊时，患者诸症皆明显减轻，辨证仍为肝郁脾虚证，续用前法。根据余症，去佛手、香附、车前子、木蝴蝶，酌加前胡、枇杷叶以止咳利咽，苦参利尿通淋，盐杜仲补肾强腰以止腰痛。概观全方，体现了张教授以调理脏腑为本，重视调理脾胃、通调气血的治疗法则，标本兼顾，因而疗效显著。

四、调理脾胃治疗慢性咳嗽的思路与经验

（一）基本概况

慢性咳嗽是指以咳嗽为主要症状，咳嗽时间 ≥ 8 周，胸部 X 线无明显异常的病证。现代研究表明，咳嗽变异型哮喘、上气道咳嗽综合征、嗜酸粒细胞性支气管炎、胃食管反流性咳嗽等为慢性咳嗽的常见病因。目前临床常采用抗组胺药、激素、白三烯受体拮抗剂等对症治疗，但疗效仍欠满意。中医治疗久咳历史悠久，具有整体观念与辨证论治相结合的特点，在该病的临床治疗上展现出一定的优势和广阔的前景。

本病中医可归属于"久咳""顽咳"范畴。咳嗽的论述最早见于《黄帝内经》，书中指出"五脏六腑皆令人咳"，但与肺胃关系最为密切，"此皆聚于胃，关于肺"。刘完素《素问病机气宜保命集·咳嗽论》中亦言："咳嗽谓有痰而有声，盖因伤于肺

气，动于脾湿，咳而且嗽也。"可见，咳嗽虽病位在肺，然与脾胃关系密切。

慢性咳嗽属久咳，"久咳嗽，是连滞岁月，经久不瘥者也。"常因咳嗽初起后失治误治，而致正气亏损，邪恋不去，故反复发作，迁延不愈。是以咳嗽日久，耗伤肺气，而脾为肺之母，子病及母，则脾气亦虚，脾虚生痰，上干于肺，使咳嗽益甚；脾气虚损，土不生金，肺气无以化生而愈虚。咳嗽日久，不仅耗气，亦可伤阴，阴虚化热，可灼津为痰；且肺阴耗伤，可伤及胃阴，胃阴亏虚，津液不足，亦无以上供于肺而肺失濡养。故正虚常以肺脾虚损为主，邪实则以痰为要。

张教授认为，治疗慢性咳嗽不应独治肺，当以治脾（胃）为主。一则培土以生肺金。陈士铎《石室秘录》有云："治肺之法，正治甚难，当转治以脾，脾气有养，则土自生金。"二则健脾以杜生痰之源。盖以"脾为生痰之源，肺为储痰之器"，脾胃失调，则痰湿内生，上扰于肺而咳。若脾胃得健，痰无以生，无以扰肺，则肺之宣降有常。三则健脾益气以固卫外。久病正虚，卫外不固，易受外邪侵犯，内外合邪而咳。而脾胃乃诸气之本，脾胃得健则正气充，卫气足，邪无可干矣。

（二）治疗经验

张教授认为，本病病程日久，正虚邪恋，以肺脾虚损为本，痰邪为标。治疗应当扶正祛邪，标本兼顾。且肺失宣降，肺气上逆为咳嗽的重要病机，治疗当以恢复肺之宣降为要。此外，张教授治疗年老体弱者时不忘固表，治疗久咳者不忘化瘀，诸药合用，其效益彰。

1. 补脾益胃，培土生金以固本

程国彭《医学心悟》云："久咳不已，必须补脾胃以生肺金。"脾胃健旺，则生化有源，肺之虚损得补。若咳嗽日久，肺脾气虚，而见气短声低、咳痰清稀、脘腹痞满、食少纳呆、大便稀溏、倦怠乏力、懒言者，常用四君子汤化裁，以党参、黄芪、白术、茯苓、山药、炙甘草等健脾益气。若气虚日久，耗伤阳气，或感受寒邪、过食生冷等阳气受损，而见咳嗽、咳痰清稀如沫、遇寒加重、背寒、肢冷畏寒等症状者，常添加桂枝、干姜、黑顺片、吴茱萸、高良姜等温补阳气或以黄芪建中汤温中补阳。若肺胃阴虚，而见干咳、咳声短促、痰少质黏、或痰中带血、声音嘶哑、口燥咽干、渴而不欲饮、潮热盗汗、或有胃痛隐隐、大便偏干、舌红少苔、脉细数者，用方常以沙参麦门冬汤化裁以滋阴生津。夫善用补者，必补中有开，常于补气之中配伍木香、砂仁、陈皮等理气之品，滋阴之时添加浙贝母、茯苓、荷叶等清热和胃之药，使补气而不壅滞，滋阴而不碍胃。盖使脾胃得补，肺金乃生。

2.祛邪化痰，宣肺降气以为要

《医学正传》有云："夫欲治咳嗽者，当以治痰为先。"久病咳嗽，肺脾受损，功能失调，津液代谢失常，则痰湿内生，贮藏于肺，可进一步加重本病，张教授常以半夏、陈皮、苍术、厚朴等燥湿化痰。肺虚久咳，痰涎壅盛者，常以鹅管石温肺化痰；若痰郁日久化热，而咳嗽气粗、痰多稠厚或黄稠者，常用竹茹、瓜蒌、浙贝母、锦灯笼等清化痰热；若顽痰胶结，痰黏难咯者，常用瓦楞子以消顽痰。同时，张教授又常在化痰药物中配伍砂仁、橘红等理气之品，取"治痰先当治气，气顺则痰自消"之义。

然治咳者，不可唯治痰，当以恢复肺之宣降为要。当知肺以宣发肃降为常，宣降有常则气机调畅。若邪犯于肺，宣降失司，肺气上逆则咳矣。虽久咳多以痰邪为患，却终因肺气上逆而咳，此为咳嗽之机要，故治疗当兼以宣肺降气。张教授常以前胡、杏仁、桔梗、枇杷叶、紫菀、款冬花等宣肺降气，化痰止咳，使肺之宣降有权，则咳嗽自止。此外，肺与大肠相表里，肺气肃降有助于大肠传导，糟粕排泄。若大肠传导失司，腑气不通，上干于肺，亦可影响肺之宣降。故临床若见大便不下者，常兼以通下或润下之法，畅通腑气以恢复肺之宣降。

3. 祛风、益气以固表

"久嗽经年，阳微卫薄，外邪易触。"患病日久，正气虚损，卫外不固，常易感受外邪，侵犯肺卫，诱发或加重咳嗽。张教授在治疗时秉承"未病先防"的防治原则，常以玉屏风散益气固表，以防外邪侵犯。若已有外邪侵犯，郁闭肺气而诱发或加重咳嗽者，治疗时当以祛风解表。感受风寒者，常添加荆芥、防风、苏叶等疏风散寒；感受风热者，常以银花、连翘、薄荷、牛蒡子等疏散风热；感受风燥者，常以前胡、杏仁、北沙参、浙贝母等疏风与润燥并举。但祛风之品皆味辛发散，辛散太过易耗伤正气，因此张教授用药精简轻灵，使邪祛而不伤正。

4. 化瘀、通络以治顽病

"经年宿病，病必在络。"张教授认为，治疗久咳嗽者，尤需重视化瘀通络。《血证论·咳嗽》中有言："盖人身气道，不可有壅滞，内有瘀血，则阻碍气道，不得升降，是以壅而为咳。"在治疗时，常参以活血化瘀之品，如三七粉、丹参、红花等药物。其中，三七粉祛瘀生新，具有"行瘀血而敛新血"的作用，临床上最为常用。此外，张教授善用虫类药物搜邪通络，如僵蚕、蝉蜕、地龙、全蝎等。此类药物有祛风除痰，疏通经络之功。现代研究表明，虫类药可减轻气道炎症，扩张支气管平滑肌，解除支气管痉挛，具有良好的止咳作用，临床使用常有良效。

张教授治疗本病时，常用药平和，徐徐图之。因本病多病程日久，正虚邪恋，过用攻伐恐使正气愈虚，无力祛邪于外；过用滋补恐虚不受补，更碍脾胃，正所谓过犹不及。因此，治疗本病不可速求，当以扶正而不碍胃，祛邪而不伤正为佳。

（三）医案分享

患者，武某，女，65岁。2019年4月10日首诊。

主诉：患者咳嗽咳痰1年余，近两周加重。

现病史：患者近1年来反复咳嗽，咳白痰。两周前因感冒，出现咳嗽咳痰加重。现感冒已经痊愈而仍见咳嗽咳痰，遂来我院就诊。现症见咳嗽，咳痰，色白质黏难咯；无恶寒发热，无肢体酸痛；食后胃脘部堵闷，无脘腹疼痛，无反酸烧心，无恶心呕吐，口干口苦，纳食少，不敢多食；心烦，眠欠安，多梦，平素情绪急躁易怒，大便日一行、质黏腻，小便调。舌淡红，苔白腻，脉弦。

西医诊断：慢性咳嗽。

中医诊断：咳嗽。

中医辨证：痰湿内蕴证。

治法：健脾理气，化痰止咳。

方药：党参15g，炒白术10g，三七粉3g（冲服），木香10g，娑罗子10g，前胡10g，延胡索15g，竹茹10g，清半夏9g，百合30g，珍珠母10g（先煎），焦神曲15g，连翘10g，白芍25g，款冬花10g，鹅管石10g。

二诊：服上方14剂，于2019年5月8日复诊。患者服上方后，咳嗽咳痰较前缓解，现痰色白易咳，以晨起为主。胃脘部仍有堵闷感，无反酸烧心，无恶心呕吐，口干口苦，不敢多食，眠欠安、多梦，大便日一行、质黏腻，小便调。舌红，苔白腻，脉弦。

方药：党参 15g，炒白术 10g，丹参 10g，木香 10g，锦灯笼 10g，延胡索 10g，枇杷叶 10g，竹茹 10g，清半夏 9g，百合 30g，珍珠母 10g（先煎），焦神曲 15g，白芍 25g，莱菔子 15g。

患者咳嗽咳痰减轻，但有口干口苦之症，且舌质红，考虑患者稍有热象，故去前胡、款冬花、鹅管石，加锦灯笼、枇杷叶以清肺化痰；加用莱菔子，既可降气化痰，又可消食化积和胃，以缓解患者胃脘部堵闷不适之症。此后，患者每月复诊，续以上方为基本方进行加减，月余后已无明显咳嗽。

【按语】本例患者由于咳嗽咳痰日久，导致肺脾受损，痰湿内蕴。长此以往，形成正气不足，卫外不固之证。故两周前复因感受外邪，引动内湿，内外合邪，使咳嗽声重、咳痰黏稠难以痊愈。患者久病，素体脾胃虚弱，运化失调，脾气虚，故行气无力而产生胃脘堵闷、不敢多食之症；脾虚痰湿内生，上干于肺而见咳嗽，下流于肠而见大便黏腻。治以健脾理气，化痰止咳之法。方以四君子汤为基础化裁，其中党参、白术健脾益气，木香、娑罗子、延胡索理气行滞；焦神曲、连翘消食化积，和胃助运，使脾胃得健。又以清半夏、前胡、款冬花化痰降气止咳；且患者肺虚久咳，故以鹅管石温肺化痰。因患者伴有情绪急躁、心烦、睡眠不安的症状，故以白芍、珍珠母柔肝平肝，珍珠母亦可重镇安神，竹茹清心除烦兼以化痰，百合宁心安神且有润肺止咳之效。患者咳嗽日久，"久病入络"，以三七粉活血散瘀。诸药合用，使脾胃得健，肺金得生，痰湿得除。二诊时，患者症状较前缓解，但有口干口苦之症，且舌质红，考虑患者稍有热象，故用锦灯笼、枇杷叶以清肺化痰；加用莱菔子，既可降气化痰，又可消食化积和胃，一药多用。概观全方，扶正祛邪，标本兼顾，培土生金以治咳嗽，收效甚佳。

五、调理脾胃治疗虚劳的思路与经验

（一）基本概况

虚劳是多种慢性虚弱性疾病发展到后期所表现出来的病证，其病名首次在《金匮要略·血痹虚劳病》中记载。一般认为是因为禀赋不足、饮食起居失调、劳倦过度、情志失调、久病伤正、失治误治等多种因素长期作用于人体，从而引起人体脏腑的气血阴阳亏虚的病证，临床中各种慢性疾病和消耗性疾病均可归于此类。

张教授认为，"脾胃为气血生化之源"，虚劳的发展过程中一定会影响脾胃的生理功能，而脾胃发生病理变化后，会进一步损伤气血，使虚劳加重，形成恶性循环。大多数虚劳的病因是由于后天因素所导致，而脾胃为后天之本，所以调理脾胃、补充气血在虚劳的治疗中十分重要。

其次，阴阳是人体生命活动的外在体现，只有阴阳平衡，人体气血津液等物质才能正常流动。"辛甘化阳""酸甘化阴"是张教授在临床中常用的药物配伍原则，指的是药性为辛味和甘味的药物合用有助益阳气的作用，药性为酸味和甘味的药物合用则有滋养阴液的作用，此两类方法尤其适用于虚劳病气血阴阳俱不足之证。

（二）治疗经验

1. 从心肝脾治疗焦虑状态虚劳

隋代巢元方在《诸病源候论·虚劳病诸候上》中列举了虚劳的病因病机，即五劳和七伤导致气、血、筋、骨、肌、精的损伤。其中五劳指的是志劳、思劳、心劳、忧劳、瘦劳（疲劳）；七伤指大饱伤脾，大怒气逆伤肝，强力举重、久坐湿地伤肾，形寒、寒饮伤肺，忧愁思虑伤心，风雨寒暑伤形，大恐惧、不节伤志。由此可以看出，在这 12 个病因中，有 7 个（志劳、思劳、心劳、忧劳、大怒气逆伤肝、忧愁思虑伤心、恐惧不节伤志）是直接针对情志变化引起虚劳的描述，占到了一半以上，说明在虚劳病中，情志异常是很重要的原因。此外，《杂病源流犀烛·诸郁源流》记载："诸郁，脏气病也。其原本于思虑过深，更兼脏气弱，故六郁之病生焉。"可见，脏腑亏虚也会引发六郁，甚至加重原本的情志异常。所以，焦虑状态的产生和发展与虚劳密切相关，在治疗焦虑状态时要从"损者益之"入手。

焦虑状态是临床中最为常见的一种神经心理疾病，目前病因尚不完全明了，可能与遗传、药物、神经功能改变等因素相关，但其加重或发作的诱因通常都是由于环境中的负性情绪事件造成的。如患者长期处于一个压力过大的工作或生活环境中，生活、工作节奏较快，导致自身情绪波动较大，长此以往会经常产生各种精神性症状、躯体性症状甚至自主神经功能紊乱。

以往中医学家多将焦虑状态归为郁证或脏躁等疾病的范畴，但张教授认为，随着我国的经济和文化水平的不断发展，中青年人群的工作压力和学习压力都在增加，中老年人群对于自身健康状况的重视程度也在提升，使得人群中焦虑症或焦虑状态的患病率不断增高。患者由于长期受各种负面情绪的影响，如工作不顺心、成绩无法提升、怀疑自己得了不治之症等，无法及时地进行自我调节，进而产生暴饮暴食、劳逸失度等不良事件。这些不良事件又作为新的病因，使焦虑状态进一步发展，形成恶性循环。若久病不愈，人体一直处于应激状态，就会导致机体气、血、阴、阳的虚损，所以张教授认为长期不愈的焦虑症可归于"虚劳"范畴。

张教授认为，焦虑性虚劳与心、肝、脾三脏的关系最为密切。这是因为"心者，君主之官也，神明出焉"，所以任何精神活动都与心主神明的功能正常相关。肝主疏泄，长期的精神刺激，使得肝气不疏，郁结于内，"肝者，将军之官，谋虑出焉"，如果肝失疏泄，则患者极易谋虑过度，产生心烦意乱、惊恐紧张等症状，与西医学的广泛性焦虑症和惊恐发作相似。脾胃为气机升降之枢纽，脾胃功能正常，才能保证肝脏的疏泄功能正常。"心主血脉"，焦虑性虚劳在后期主要表现心神失养的状态，而脾胃为气血生化之源，肝为藏血之脏，所以在治疗中，张教授多从心、肝、脾同调来论治。

在治疗中，张师常以四君子汤为底，"虚则补之"，促使脾胃生化复原。若患者心阳不足，多表现为心悸不宁、胸闷气短，常选用桂枝配甘草以辛甘化阳，肉桂配干姜温补心阳。若心阴不足，多表现为虚火上炎，失眠多梦，五心烦热。选用酸枣仁配柏子仁养心安神，酸甘化阴；竹叶配麦冬，黄连配阿胶，清心火而不伤阴液。柴胡疏达气机，配合当归、白芍以养肝体助肝用；合欢花配枳实疏肝解郁，行气散结。烦躁明显，甚至精神恍惚者，予生龙骨、生牡蛎、珍珠母重镇安神，以收敛浮越之心神。

2. 从脾肾肺论治癌性疲乏

癌性疲乏，指的是与癌症或癌症治疗相关的，与自身基础活动量不成正比的，表现在精神或身体上的疲劳，严重影响患者的生活。在临床中，张教授经常会遇到患有胃癌或结直肠癌的患者，他们中有的是年纪偏高或自身条件不允许接受手术，为求改善生活质量而求医；也有正在接受放化疗或术后的患者，希望缓解治疗过程中所带来的副作用。这些患者都有一些共同的临床表现，比如乏力倦怠、少气懒言、纳差食少，甚至仅能进食流食、肌肉瘦削、精神不振等。

张教授认为，脾肾两脏在肿瘤，尤其是消化道肿瘤的发生发展过程中起着重要的作用。腹腔肿瘤属于中医"积证"，《景岳全书》云"凡脾肾不足及虚弱失调之人，多有积聚之病"，说明脾肾不足及年老体虚等人群易于患病。肿瘤作为一种消耗性疾病，寄生于人体内，以耗伤人体气血津液等营养物质为生，发展到后期，患者多为气血两亏、阴阳两虚的状态。

肾精化生而形成的肾气分为肾阴和肾阳，作为"五脏阴阳之本"起到滋养全身的作用。久病及肾，使肾精不足，进而影响全身其他脏腑的阴阳平衡。肾气又称为元气，《脾胃论·脾胃虚实传变论》云："元气之充足，皆由脾胃之气无所伤，而后能滋养元气。"脾胃损伤使得元气无所化生，进而加重病情，脾肾两虚。卫气作为人体抵御外邪的基本物质基础，也被称为"水谷之悍气"，通过肺气的宣发作用分布于皮肤肌腠之间，在一定程度上可以等同于西医学中的自身免疫力。虚劳的患者必然伴有脾胃虚损之证，肿瘤患者也必定会免疫力低下，所以卫表不固在癌性疲乏患者中是十分常见且重要的病机，需要引起重视，故张教授将健脾益肾固表法作为治疗癌性疲乏的根本原则。

虽然肿瘤属于有形实邪，但张教授并不推荐使用大队解毒散结之品，尤其对于老年患者来说，本就以气虚为甚，而此类药物通常具有毒性，对胃肠道刺激较大，会进一步损伤胃气。"脾主身之肌肉"，所以肿瘤患者常见身体疲乏、精神困倦，在治疗中多予黄芪建中汤为基础方进行加减用药，再根据患者的阴阳偏衰进行组方。黄芪建中汤即小建中汤加黄芪，《金匮要略》中描述其有治疗"虚劳里急，诸不足"的作用。张氏多选用炙黄芪以补中益气，补充元气；桂枝、肉桂、荜茇、益智仁温中散寒，合大枣、炙甘草辛甘化阳。患者以肾阴不足为主时，常见腰膝酸软、肢体无力等症，多予五味子、白芍、桑椹配合熟地黄、女贞子、阿胶、黄精酸甘化阴养血。以肾阳不足为主时，多见下利清谷、畏寒肢冷明显，可予补骨脂、盐杜仲以甘温扶阳。若阴阳俱不足者，可予山茱萸配山药平补阴阳，补脾益肾，阴阳相生则中气自立，气血生化复原，疲乏可减。当遇到患者表现为气短懒言、易于自汗时，张教授常见微知著，予黄芪配防风固表益气，以补卫阳，防止外受虚邪贼风。

久病必入络且癌性疲乏气虚明显，运行无力则更易血液凝滞，故张教授常配伍活血化瘀之三七粉，化瘀而不伤正。此外，在治疗癌性疲乏时，由于使用了大队的益气补阳之品，为防止辛热燥烈之品郁积于内，张教授往往在使用补气药时兼用行气药，即"动静结合，补而不滞"，常选陈皮、木香、大腹皮等。

（三）医案分享

夏某，男，85岁。2019年5月29日首诊。

主诉：间断上腹痛1年余。

现病史：患者家属陪同代诉。患者1年前无明显诱因开始出现间断上腹痛，食欲较前下降，至2个月前体重已下降5kg。

因此，进行相关检查，发现胃癌且已转移至肝脏，患者及家属考虑患者年龄及基础身体情况，决定不接受进一步西医手术治疗，现为求中医药治疗前来就诊。现症见乏力明显，精神不佳，气短懒言；间断上腹痛，时有上腹胀，进食后明显，纳差；眠差，双下肢水肿，肌肤甲错，大便日1次，小便频数、夜尿4～5次，腰酸。舌暗红，苔薄白，脉沉弦。

西医诊断：胃恶性肿瘤。

中医诊断：虚劳。

中医辨证：脾肾两虚证。

治法：健脾益气，温肾益阳。

方药：炙黄芪40g，炒白术10g，肉桂6g，三七粉6g（冲服），干姜10g，白芍15g，旱莲草10g，阿胶珠15g，延胡索10g，莱菔子25g，炒神曲20g，木香10g，山药10g，盐杜仲10g，烫骨碎补10g，冬瓜皮10g，防风10g。

二诊：服上方14剂，于2019年7月2日再次就诊。患者乏力感较前好转，自觉精神状态好转，每日活动量较前增加，上腹部不适感稍减轻，仍有间断上腹痛，食欲改善，眠差，双下肢水肿减轻，大便日1次，小便频数、夜尿3～4次，腰酸好转。舌暗红，苔薄白，脉沉弦。

方药：炙黄芪40g，炒白术10g，肉桂6g，三七粉3g（冲服），干姜10g，白芍15g，旱莲草10g，阿胶珠15g，延胡索10g，莱菔子25g，炒神曲20g，木香10g，山药10g，白扁豆10g，狗脊10g，盐杜仲10g，防风10g，远志25g，白花蛇舌草25g。

患者虽乏力较前改善，但其本仍虚，故易骨碎补为白扁豆，配狗脊以健脾补肾；水肿减轻，故去冬瓜皮；仍有眠差，加用远志以安神；另用白花蛇舌草以清热解毒、抗肿瘤。患者后续以此方随症加减，随诊。

【按语】本例患者高龄，诊断为胃癌，因担心身体状态不能耐受西医治疗方式和治疗所带来的副作用，暂不接受西医进一步治疗，希望以中医药治疗改善症状为主。患者首次就诊时以乏力、胃脘部不适为主症，且伴有腰酸、尿频等，说明脾肾两虚，阴阳俱不足。故首先以黄芪建中汤加减温中散寒，和里缓急。炙黄芪用到40g以加强升举阳气的作用，加山药健脾益气，配合炒白术、防风培土生金，顾护卫表。莱菔子、炒神曲、木香三药共奏理气消积和胃之效；白芍配旱莲草、阿胶珠滋阴补血；肉桂鼓舞气血生长；三七粉、延胡索活血化瘀，行气止痛；盐杜仲配骨碎补以补肾强筋骨。冬瓜皮利水治疗下肢水肿，且在全方中起到清泻的作用，防止滋补太过。二诊时，患者乏力明显好转，说明气血较前充盛，此时加用白花蛇舌草以解毒祛邪，辅以白扁豆和狗脊以增强健脾补肾的作用，并加用远志以安神定志。"户枢不蠹"，患者精神状态较前好转，嘱患者在体力允许的情况下每日适当活动，可以促进气血运行，对改善情志也有益处。

六、调理脾胃治疗失眠的思路与经验

(一) 基本概况

不寐，亦称失眠，主要表现为睡眠时间、深度的不足，轻者入睡困难，或寐而不酣，时寐时醒，或醒后不能再寐，重则彻夜不寐。近年来，我国失眠的发病率逐年增高，有调查显示，我国成年人中失眠发生率高达38.2%。目前西医治疗常采用镇静药物，具有一定临床疗效，但易产生药物依赖、耐药性、停药反应以及肝肾功能损害等不良反应。而中医治疗本病历史悠久，经验丰富，安全有效，展现出良好的治疗前景。

中医对于不寐的认识，最早可追溯至《黄帝内经》。如《灵枢·口问》云："阳气尽，阴气盛，则目瞑；阴气尽而阳气盛，盛则寤矣。"由此指出，人之寤寐与阴阳盛衰密切相关，并提出"胃不和，卧不安"的理论，指出不寐与胃不和亦有关联。后世医家在此基础上进行发展，明代李中梓在《医宗必读》中总结道："不寐之故，大约有五：一曰气虚，一曰阴虚，一曰痰滞，一曰水停，一曰胃不和。"

张教授认为，不寐的病因虽多，但不外乎气血亏虚，心神失养；或邪气内扰，心神不安。此两者为不寐证之关键病机。诚如《景岳全书·杂症谟》中所言："不寐证虽病有不一，然惟知邪正二字则尽之矣。盖寐本乎阴，神其主也，神安则寐，神不安则不寐。其所以不安者，一由邪气之扰，一由营气不足耳。有邪者多实证，无邪者多虚证。"然溯本求源，张教授认为脾胃虚弱是不寐之本，气血亏虚、邪气内扰皆责之脾胃虚弱。

脾胃乃后天之本，气血生化之源。脾胃健，则运化有常，其将谷食、水饮转化为气血津液等精微物质并输送全身，上升精气以灌溉周身，下降浊阴以传导糟粕，从而濡养五脏六腑、四肢百骸。脾胃运化的水谷精微上输于心以濡养心神，故有"食气入胃，浊气归心"之说。若脾胃虚弱，气血生化无源，则心无所养，故心神难安而不寐易醒。

"正气存内，邪不可干；邪之所凑，其气必虚。"盖以正气亏虚，则邪气易于内扰。因脾胃虚弱，水液运化失司，转输失常，水湿内停，积聚成痰；或饮食不节，脾胃内伤，宿食停滞，脾虚不化，酿生痰湿，上扰心神而夜寐不安。若痰湿停滞日久，易酿生痰热，《古今医统大全》云："痰火扰乱，心神不宁。思虑过伤、火炽痰郁而致不眠者，多矣。"可见痰热内扰，易使心神不安而心烦不寐。若暴饮暴食，食积内停，导致胃腑不和，胃气不降，则浊气扰心而夜难入寐，是故"胃不和则卧不安"也。

因此，张教授认为脾胃虚弱是不寐之本，凡治病必求于本，故治疗本病当从调理脾胃入手。

（二）治疗经验

张教授认为，脾胃虚弱为不寐之本。气血亏虚，心神失养；或邪气内扰，心神不安为不寐的关键病机。因此，治疗常以健运脾胃为基础，佐以化痰、祛湿、清热、消积、行气之法以益气养血、祛邪安神，使邪气得除，心神得安。此外，张教授在治疗本病时，亦重视将辨病与辨证相结合，常配合使用安神之品，令神安得寐。

1. 正本清源，脾胃为先

张教授认为，脾胃虚弱为不寐之本，治疗以益气健脾为基础，常用四君子汤为底方进行加减。方中党参为君，其性平，有健脾益气、生津养血之功；炒白术为臣，健脾益气同时苦温燥湿，被前人誉为"脾脏补气健脾第一要药"，加强补益之功；佐以甘淡之茯苓，既可健脾渗湿，又可宁心安神，其性平和，补而不峻，利而不猛，与白术相配，其效益彰；最后以炙甘草为使，调和诸药，又兼益气和中。诸药合用，共奏益气健脾之功。

2. 审症察机，随证施治为继

（1）益气养血

因脾胃虚弱，化源不足，则气血亏虚。患者常表现为入寐困难，眠浅易醒，神疲乏力，四肢倦怠，腹部胀满，纳食偏少，舌淡苔白，脉细无力。张教授常在益气健脾的基础上添加当归、阿胶珠、熟地黄、龙眼肉等养血之品以安心神；同时配伍木香、砂仁等理气之药，以防补益药物滋腻碍胃，有补而不滞之功。

（2）化痰祛湿

因脾虚不运，致痰湿内阻。患者常表现为夜寐不实，多梦，日间头目昏沉，胸腹痞闷，痰多，身重，纳呆，便溏，舌淡胖苔白腻，脉濡缓或滑。张教授常用半夏、陈皮相配，半夏燥湿化痰，陈皮除化痰外，亦有理气之功，二者合用，痰气自消。同时，半夏因炮制方法不同，其作用亦各有所长，临床上常根据不同病情选用。石菖蒲具有化湿豁痰、开窍醒神之功，亦常在本病中使用。若水湿盛者，可酌加白扁豆、苍术健脾化湿；车前子善分利水湿，可"利小便以实大便"。此外，张教授善用藿香、草豆蔻、白豆蔻等芳香之品祛湿，既可化湿行气，又可醒脾以解脾困，恢复脾之健运。

（3）清热化痰

痰湿日久，郁而化热而生痰热。患者常表现为心烦不寐，胸腹痞闷，口干口苦，泛恶嗳气，纳食少，舌红，苔黄腻，脉滑数。张教授常用黄连、竹茹、瓜蒌清热化痰。其中黄连清热力强，尤长于清中焦湿热及心火；竹茹善于清热化痰，又有除烦安神之功，善治心烦失眠；瓜蒌兼以润肠通便，可用于痰热兼有腑气不通者。若见有余热郁胸，心中懊恼，心烦不得眠者，可合用栀子豉汤以清热除烦。

（4）消积行气

饮食不节，暴饮暴食而致饮食积聚，气机不畅。患者常表现为夜难入寐，辗转反侧，多梦，脘腹胀满，嗳腐吞酸，不思饮食，舌苔厚腻，脉滑。张教授常用焦神曲、莱菔子、鸡内金、连翘等以消食积。其中焦神曲消食和胃，兼能止泻；莱菔子味辛行散，善行气消胀，可用于食积气滞而腹部胀满疼痛的患者；鸡内金消食化积，并可健脾助运；"癥坚之处，必有伏阳"，消食药中配以连翘，既可消积散结，又可消食积之热，使食积得化，胃气得和。

（5）养阴清热

阴血亏虚日久，化生内热；或痰热日久，化火伤阴而致阴虚内热。患者常表现为心烦不寐，多梦易醒，口干，胃脘嘈杂，五心烦热，潮热盗汗，舌红少苔，脉细数。张教授常用北沙参、麦冬、石斛、熟地黄、桑椹以养阴生津。其中熟地黄既可"大补五脏真阴"，又可补血虚不足，但其性黏腻，需与木香、砂仁等同用，以防碍胃；桑椹又可润肠通便，用于阴虚津亏致肠燥便秘的患者。此外，配伍知母、丹皮、地骨皮以清虚热，共奏养阴清热之功。

3.病证相合，辅以安神

张教授在治疗不寐证时，善在辨证论治基础上选加安神之品，常有桴鼓之效。张教授喜用小草，其为远志之叶，功效与远志相近，有化痰、安神之能，然远志味苦辛辣，患者常无法接受，故用小草代之，常获良效。若心肾不交，失眠重者，可酌加远志。石菖蒲芳香辟秽，有开窍化痰、醒神益智之功，常与远志相须合用，气顺痰消，神安智聪。百合，"以清热泄降为用"，有养阴清热、解郁除烦、宁心安神之用。不寐证中常见情志不畅，忧郁愤懑者，合欢花可疏肝解郁安神。酸枣仁、柏子仁可养心安神，常用于心之阴血不足，心神失养所致虚烦不眠的患者。珍珠母、生龙骨、煅牡蛎皆为重镇安神之品，有安神定惊之效，常用于心神不宁、惊悸失眠的患者。其中珍珠母性寒，可清肝平肝；牡蛎味咸，有软坚散结之功，而煅牡蛎可制酸止痛，适用于兼有胃痛反酸的患者。诸安神之药，各有所长，临床应根据其功效合理选用，以彰其效。

此外，不寐患者常有急躁、焦虑等情志问题，张教授常注重对患者情绪进行疏导，并嘱咐患者日常生活中保持心情舒畅，适当参加文艺活动，规律作息，养成良好的睡眠习惯，有助于本病治愈。

（三）医案分享

梁某，男，46岁。2019年10月14日首诊。

主诉：患者间断性失眠1年。

现病史：患者于1年前无明显诱因出现间断性入睡困难，易醒，并伴有胃部不适等症状，遂来本院门诊就诊。现症见入睡困难，易醒，每日安睡4～5小时；胃脘部胀满，隐痛喜按，按揉时疼痛缓解，与进食无关；咽部有痰，色白质黏难咳，无恶心呕吐，无反酸烧心，纳食可；大便稀，不成形，日1～2次；小便调。舌淡红，苔薄白，脉弦。

西医诊断：失眠。

中医诊断：不寐。

中医辨证：脾虚湿蕴证。

治法：健脾理气，祛湿安神。

方药：党参15g，炒白术10g，炒薏苡仁25g，三七粉6g（冲服），苍术6g，木香10g，白芍15g，白扁豆10g，延胡索10g，半夏曲9g，陈皮15g，煅瓦楞子25g，防风10g，娑罗子10g，炒酸枣仁25g，珍珠母10g（先煎）。

二诊：服上方14剂，于2019年11月12日复诊。患者睡眠较前好转，睡眠时间延长，胃脘部已无明显胀痛，咽部有痰易咯出；大便较前改善，时有不成形，日 1 次；小便调。舌质淡红，苔白水滑，脉弦。

方药：党参 15g，炒白术 10g，炒薏苡仁 25g，三七粉 6g（冲服），莱菔子 15g，木香 10g，白芍 15g，白扁豆 10g，延胡索 10g，煅牡蛎 10g（先煎），车前子 10g，远志 25g，炒酸枣仁 25g。

考虑患者咽部痰黏难咳之症已缓解，故去瓦楞子、半夏曲；但其脾虚湿盛之征象仍明显，故加用莱菔子、车前子以健脾渗湿利水；又酌加煅牡蛎、远志以增强安神定志之效。续服 14 剂后，随诊患者睡眠正常，其他症状俱减轻。

【按语】此患者属脾胃虚弱，运化失司而致痰湿内生，壅遏中焦，气机阻滞，心神不安，故夜不能寐。脾胃虚弱而失养，故隐痛喜按；气虚则行气无力而气滞腹胀；痰湿上行而咽部痰黏，水湿下流而便稀。治疗当以健脾理气，祛湿安神。本方以四君子汤为基础加减，以党参、白术补气健脾，炒薏苡仁易茯苓加强渗湿之功，苍术、白扁豆、防风祛湿止泻，木香、娑罗子行气消胀，延胡索行气止痛，白芍缓急止痛，陈皮、半夏曲相配以化痰，瓦楞子味咸以消顽痰。最后辅以酸枣仁、珍珠母以安神。诸药合用，则脾健邪除而神安。二诊时，患者诸症皆明显缓解，但其舌苔水滑，仍有湿邪内盛，故继用健脾祛湿安神之法。用莱菔子消食行气；车前子利水湿，分清浊；加煅牡蛎、远志增强安神之功，同时远志又可化痰。全方标本同治，收效甚佳。

七、调理脾胃治疗慢性胆囊炎的思路与经验

（一）基本概况

慢性胆囊炎在临床中十分常见，90% 以上的慢性胆囊炎都是由胆囊结石导致的，当结石发生嵌顿或梗阻时，可以引发细菌感染。慢性胆囊炎患者最为常见的临床症状是反复发作的右上腹不适或疼痛、胃部灼热感、恶心呕吐、嗳气反酸等，其发生的诱因通常与高脂油腻饮食和肥胖有关。西医目前的主要治疗手段包括消炎利胆、解痉止痛等，但本病的高复发率仍是目前临床治疗中的难点。

中医认为，本病属于"胁痛""胆胀"等范畴，病位在胆，与肝脾密切相关。张教授认为，胆为六腑中的中清之腑，储存由"肝之余气"化生形成的胆汁，具有"实而不能满"的特性。足少阳胆经在《素问·阴阳类论》中被称为"一阳"，即阳气初生的意思，特点是轻灵稚嫩，易于受损。"一阳为游部"，少阳的阳气充斥于表里内外，具有激发全身阳气、通利三焦的作用，少阳作为调节人体气机的枢纽，必须要保持其气机的畅达。

"饮食自倍，肠胃乃伤。"张教授认为，饮食不节会影响胃气的通降功能和脾气的升清功能，进食过多肥甘厚味会酿生痰湿，表现在病理层面就是胆囊壁的肥厚，收缩功能减退，易于形成胆汁淤积。

（二）治疗经验

张教授根据多年经验，总结出慢性胆囊炎的基本病机以少阳枢机不利为标，脾胃虚弱升降失调为本。在治疗中，以"和法"为基本治疗原则，从调和肝脾、调和阴阳、调和寒热入手，配合理气、化湿、活血等方法，做到肝胆同治，脾胃同调，表

里同解，升降同顾。

1. 调和肝胆枢机

《类经》中说："胆附于肝，相为表里，肝气虽强，非胆不断，肝胆相济，勇敢乃成。"肝胆作为互为表里的两个脏腑，功能紧密相连，病理彼此影响，共同发挥调节人体消化吸收、精神情志等方面的功能。如果肝脏功能发生异常，势必会影响胆汁的分泌和排泄；反之，胆汁排泄的不畅也会影响肝脏的疏泄功能。肝胆休戚相关，在治疗中，要注意疏肝利胆，只有肝胆的疏泄功能均正常时，胆汁才能顺利地排泄进入肠道，促进消化吸收功能。

张教授在治疗慢性胆囊炎时，常以柴胡转枢少阳半表半里之邪。"肝体阴而用阳"，肝脏之气正常疏散升发的前提是依赖于肝血充足的滋养，气为阳，血为阴，所以在治疗中尤其要注意调和阴阳。对于本身表现为两胁隐隐作痛等阴虚证候的患者来说，更要注重滋养肝阴，常以白芍、当归、枸杞子滋阴养血柔肝，川楝子、赤芍清降肝阳上亢之气。若气滞明显，烦躁易怒者，则加强疏导肝气之力，配合香附、佛手、娑罗子、玫瑰花以行气解郁。若气滞日久郁而化热，形成肝热之证，口干口苦，配合黄芩、黄连、栀子从内清解郁热。"气为血之帅"，气滞必然影响血液运行，故予川芎、郁金活血行气以通肝络。对于有胆囊结石的患者，可予虎杖配金钱草消炎利胆，鸡内金、海金沙以助消石。

2. 调和脾胃枢机

脾胃具有转输精气运送至周身的作用，《素问·太阴阳明论》中说："四支皆禀气于胃，而不得至经，必因于脾，乃得禀也。"脾胃作为人体气机升降的枢纽，若因长期饮食不节导致脾胃功能损伤，脾胃虚弱则阳气不能生长，运化失职，上热下寒。且脾胃属土，肝胆属木，若脾胃之气太过虚弱，就会形成"土虚木乘"之势，使脾土更加虚弱。所以在治疗肝胆疾病时，要注意"当先实脾"。反之，肝胆的疏泄功能失常，胆汁无法顺利地进入肠道，也必定会影响脾胃的运化功能。

所以张教授在治疗慢性胆囊炎时，除了调和肝胆枢机，更注重调和脾胃枢机。"治中焦如衡，非平不安"，脾胃在生理特性上相反相成，所以在治疗中要注意寒热并用，补泻兼施，根据患者寒热、虚实的偏胜来调整用药剂量。张教授常用黄连、黄芩配吴茱萸、干姜寒热并调；半夏、陈皮等辛苦温燥之品配合党参、黄芪等甘温之品以降胃气、升脾气，升降相宜；枳实消积散痞，配白术健脾益气，消补并用；厚朴、砂仁燥湿开胃。

（三）医案分享

于某，女，44 岁。2019 年 9 月 4 日首诊。

主诉：间断右上腹胀 3 年。

现病史：患者 3 年前因突发上腹部疼痛，就诊于某医院，诊断为急性结石性胆囊炎。予抗感染、解痉止痛等治疗后，患者症状基本好转，未行进一步外科治疗。但患者此后间断出现右上腹部胀满或疼痛，时有恶心及嗳气，每于进食过多肥甘厚味后加重，现为求中医药治疗前来就诊。现症见间断右上腹部胀满，纳差，时有反酸烧心，恶心无呕吐，口苦无口干，眠尚可，情绪急躁，身体困重，二便调。近期体重无明显变化。舌质暗，苔黄，有齿痕，脉弦滑。

西医诊断：慢性胆囊炎，胆囊结石。

中医诊断：胆胀。

辨证：少阳郁热，脾胃虚弱证。

治法：和解少阳。

方药：清半夏 9g，干姜 10g，黄芩 15g，黄连 5g，党参 20g，大枣 5g，鸡内金 10g，娑罗子 10g，瓦楞子 25g，龙胆草 10g，北柴胡 10g，郁金 10g。

二诊：服上方 14 剂，于 2019 年 10 月 9 日再次就诊。患者上腹胀明显好转，反酸烧心及恶心口苦减轻，食欲仍欠佳，眠可，二便调。舌质暗，苔薄黄，有齿痕，脉弦滑。

方药：清半夏 9g，干姜 10g，黄芩 15g，黄连 5g，党参 25g，大枣 5g，鸡内金 10g，娑罗子 10g，瓦楞子 25g，当归 10g，北柴胡 10g，郁金 10g，白扁豆 10g，莱菔子 15g。

考虑患者少阳郁热有见轻之势，且口苦减轻，故去龙胆草；仍有食欲欠佳，加莱菔子消食理气，白扁豆健脾化湿；"肝体阴而用阳"，加当归以助肝用。再服 14 剂后随访，患者诉症状缓解。

【按语】此患者为慢性胆囊炎，脾胃气虚，少阳经腑枢机不利，郁而化热之象明显，治疗上当以和解为主。一诊时，予半夏泻心汤合小柴胡汤以平调寒热，和解少阳，共奏健脾疏肝、消痞散结之效。党参扶正祛邪，龙胆草清泻肝胆之火，鸡内金以化坚消石。瓦楞子制酸止痛，娑罗子、郁金活血行气。二诊时，患者少阳郁热较前减轻，去龙胆草；加白扁豆健脾祛湿，炒莱菔子开胃消食、化积除胀。为防止柴胡疏散太过，加当归以助肝用。在用药之外，张教授也嘱咐患者要调整饮食结构，三餐营养均衡，以清淡饮食为主，忌食油腻、辛辣刺激之品，减轻脾胃负担。

（王瑞昕　李玉欣）

参考文献

［1］李经纬，余瀛鳌，蔡景峰，等.中医大词典.2版［M］.北京：人民卫生出版社，2004.

［2］中华医学会皮肤性病学分会免疫学组.湿疹诊疗指南（2011）［J］.中华皮肤科杂志，2011，44（1）：5-6.

［3］马宝璋，齐聪.中医妇科学［M］.北京：中国中医药出版社，2012.

［4］中华医学会呼吸病学分会哮喘学组.咳嗽的诊断与治疗指南（2015）［J］.中华结核与呼吸杂志，2016，39（5）：323-354.

［5］易娇，朱佳.虫类药治疗慢性咳嗽的机制及临床运用［J］.吉林中医药，2014，34（11）：1167-1170.

［6］周茵，袁雄芳.中药治疗小儿咳嗽变异性哮喘62例［J］.辽宁中医，1999，26（9）：402.

［7］耿晖.地龙药理作用研究进展［J］.山东中医杂志，2000，19（9）：550-551.

［8］张再康，冯瑞雪.善治小儿顽咳话蝉蜕［J］.河北中医药学报，1998，13（2）：14-15.

［9］世界中医药学会联合会中医心理学专业委员会，世界中医药学会联合会睡眠医学专业委员会.基于个体化的广泛性焦虑障碍中医临床实践指南［J］.世界睡眠医学杂志，2016，3（2）：80-94.

［10］谢晓冬，张潇宇.癌因性疲乏最新进展——NCCN（2018版）癌因性疲乏指南解读［J］.中国肿瘤临床，2018，45（16）：817-820.

［11］吴勉华，王新月.中医内科学［M］.北京：中国中医药出版社，2012.

［12］何相宜，施健.中国慢性胆囊炎、胆囊结石内科诊疗共识意见（2018）［J］.临床肝胆病杂志，2019，35（6）：1231-1236.

附

张氏"脾胃病十纲八法"
常用方剂

一、补法

（一）补气

1. 四君子汤（《太平惠民和剂局方》）

功效：益气健脾。

主治：脾胃气虚证。

处方：人参、白术、茯苓、炙甘草。

方解：人参益气健脾养胃，为君药；白术益气健脾燥湿，为臣药；佐以茯苓健脾渗湿，且与白术相配，增加健脾祛湿之力；炙甘草益气和中，调和诸药，为佐使药。

2. 异功散（《小儿药证直诀》）

功效：健脾理气。

主治：脾胃虚弱，中焦气滞证。

处方：人参、白术、茯苓、炙甘草、陈皮。

方解：四君子汤健脾补益中焦，为君药；陈皮理气行滞，使补中有行，补而不滞，为臣药；煎加生姜、大枣调和脾胃，增强补益之功，为佐药。

3. 六君子汤（《医学正传》）

功效：益气健脾，燥湿化痰。

主治：脾胃气虚兼痰湿证。

处方：人参、白术、茯苓、炙甘草、陈皮、半夏。

方解：四君子汤健脾补气，为君药；半夏、陈皮同用，燥湿化痰，为臣药；煎加生姜、大枣调和脾胃，增强补益之功，为佐药。

4.香砂六君子汤（《古今名医方论》）

功效：益气化痰，行气温中。

主治：脾胃气虚，痰阻气滞证。

处方：人参、白术、茯苓、炙甘草、陈皮、半夏、木香、砂仁。

方解：四君子汤健脾益气，为君药；半夏、陈皮理气化湿，木香能通行三焦气分，行气止痛，是治疗脾胃和大肠气滞证的要药，配以砂仁醒脾和胃，均为臣药；煎加生姜温中调胃，为佐药。

5.七味白术散（《小儿药证直诀》）

功效：健脾止泻。

主治：脾胃久虚，呕吐泄泻频作不止。

处方：人参、炒白术、茯苓、炙甘草、藿香、葛根、木香。

方解：四君子汤健脾益气，为君药；藿香化浊祛湿、温中止呕，葛根鼓舞胃气上行而止泻，均为臣药；木香善行脾胃之气滞，使脾胃升降气机得以恢复，为佐药。

6.补中益气汤（《内外伤辨惑论》）

功效：补中益气，升阳举陷。

主治：①脾胃气虚证。②气虚下陷证。③气虚发热证。

处方：黄芪、人参、炙甘草、白术、当归、陈皮、升麻、柴胡。

方解：重用黄芪，补中益气，升阳固表，为君药；人参、炙甘草、白术补气健脾，共为臣药；当归养血和营以助人参、黄芪补气养血，陈皮理气和胃而使诸药补而不滞，共为佐药；少量升麻、柴胡升阳举陷，协助君药以升提下陷之中气，共为佐使药；炙甘草调和诸药，亦为使药。

7. 参苓白术散（《太平惠民和剂局方》）

功效：益气健脾，渗湿止泻。

主治：脾虚湿盛证。

处方：人参、白术、茯苓、山药、莲子肉、白扁豆、薏苡仁、砂仁、桔梗、炙甘草。

方解：人参、白术、茯苓补益中焦，健脾渗湿，共为君药；山药、莲子肉、白扁豆、薏苡仁助君药健脾益气，渗湿止泻，俱为臣药；砂仁醒脾和胃，行气化湿，为佐药；桔梗通调水道、引药上行，炙甘草健脾和中、调和诸药，共为使药。

8. 黄芪汤（《金匮翼》）

功效：补气润肠。

主治：气虚便秘证。

处方：黄芪、火麻仁、白蜜、陈皮。

方解：黄芪补肺脾之气，为君药；火麻仁、白蜜润肠通便，均为臣药；陈皮理气健脾，助黄芪补而不滞，为佐药。

（二）补血

1. 四物汤（《仙授理伤续断秘方》）

功效：补血调血。

主治：营血虚滞证。

处方：熟地黄、当归、白芍、川芎。

方解：熟地黄为补血要药，长于滋补阴血，补肾填精，为君药；当归既可补血又能行血，为臣药；佐以白芍、川芎，前者养血敛阴、柔肝缓急，后者活血行气。

2. 当归补血汤（《内外伤辨惑论》）

功效：补气生血。

主治：血虚阳浮发热证。

处方：黄芪、当归。

方解：重用黄芪，一则补气固表，二则气旺血则生，为君药；当归养血和营，得黄芪相助，使阴血充盈，为臣药。

3. 归脾汤（《济生方》）

功效：益气补血，健脾养心。

主治：①心脾气血两虚证。②脾不统血证。

处方：人参、黄芪、白术、炙甘草、当归、龙眼肉、茯神、酸枣仁、远志、木香。

方解：人参、黄芪、白术、甘草补脾益气以生血、摄血，使气旺而血生，且摄血有力，共为君药；当归、龙眼肉补血养心，均为臣药；茯神、酸枣仁、远志宁心安神，俱为佐药；木香理气醒脾，与益气健脾药配伍，恢复中焦运化，又能防大量益气补血药滋腻碍胃，同为佐使药；煎加姜、枣调和脾胃，以资化源。

（三）补阴

1. 甘露饮（《太平惠民和剂局方》）

功效：养阴清热，宣肺利湿。

主治：脾胃阴虚、湿热内蕴证。

处方：生地黄、熟地黄、天冬、麦冬、石斛、黄芩、茵陈、枳壳、枇杷叶、甘草。

方解：生地黄、熟地黄同用，滋阴补肾，共为君药；天冬、麦冬、石斛清养肺胃，黄芩、茵陈清利湿热，同为臣药；枳壳调畅气机，枇杷叶开宣上焦，使湿随气化，同为佐药；甘草调和诸药，为使药。

2. **益胃汤**（《温病条辨》）

功效：养阴益胃。

主治：胃阴不足证。

处方：生地黄、麦冬、北沙参、玉竹、冰糖。

方解：生地黄、麦冬养阴清热，生津润燥，共为君药；北沙参、玉竹养阴生津，助君药之功，同为臣药；冰糖濡养肺胃，调和诸药，为佐使药。

3. **麦门冬汤**（《金匮要略》）

功效：滋养肺胃，降逆下气。

主治：①虚热肺痿。②胃阴不足证。

处方：麦冬、半夏、人参、甘草、粳米、大枣。

方解：麦冬养阴生津，滋液润燥，兼清虚热，为君药；半夏降逆下气，化痰和胃，为臣药；佐以人参、甘草、粳米、大枣共奏和中滋液，培土生金之功；甘草调和药性，兼作使药。

4. **沙参麦冬汤**（《温病条辨》）

功效：清养肺胃，生津润燥。

主治：燥伤肺胃阴分证。

处方：北沙参、麦冬、玉竹、天花粉、桑叶、扁豆、甘草。

方解：北沙参、麦冬宣肺益胃，养阴生津，共为君药；玉竹、天花粉生津润燥，增君药清养肺胃之力，同为臣药；佐以桑叶轻宣燥热，扁豆健脾补气；甘草调和诸药，为使药。

5. **一贯煎**（《续名医类案》）

功效：滋阴疏肝。

主治：肝肾阴虚，肝气郁滞证。

处方：生地黄、枸杞子、当归、北沙参、麦冬、川楝子。

方解：生地黄滋养肝阴，为君药；枸杞子滋补肝肾，当归补血养肝，北沙参、麦冬滋养肺胃之阴，共为臣药；少量川楝子疏肝泄热，理气止痛，为佐药。

6. 大补阴丸（《丹溪心法》）

功效：滋阴降火。

主治：阴虚火旺证。

处方：熟地黄、龟板、知母、黄柏、猪脊髓、蜂蜜。

方解：熟地黄、龟板相须为用，补阴固本，滋水制火，共为君药；知母、黄柏清阴虚之火，同为臣药；猪脊髓补髓养阴，蜂蜜补中润燥以增滋补真阴之效，俱为佐药。

7. 六味地黄丸（《小儿药证直诀》）

功效：填精滋阴补肾。

主治：肾阴精不足证。

处方：熟地黄、山萸肉、山药、泽泻、牡丹皮、茯苓。

方解：熟地黄填精益髓，滋补阴精，为君药；山萸肉补益肝肾，山药脾肾双补，助后天生化之源，均为臣药；泽泻利湿泻浊，牡丹皮清泄相火，茯苓健脾渗湿，俱为佐药。

8. 左归丸（《景岳全书》）

功效：滋阴补肾，填精益髓。

主治：真阴不足证。

处方：熟地黄、山茱萸、山药、龟板胶、鹿角胶、枸杞、菟丝子、川牛膝。

方解：熟地黄滋肾阴，益精髓，为君药；山茱萸、山药补脾肝肾，龟板胶滋阴补髓，鹿角胶补益精血、温壮肾阳，配入补阴方中而有"阳中求阴"之义，以上均为臣药；枸杞子补肝肾、益精血，菟丝子补肝肾、助精髓，川牛膝益肝肾、强筋骨，同为佐药。

9. 滋水清肝饮 （《医宗己任编》）

功效：滋阴养血，清热疏肝。

主治：阴虚肝郁。

处方：熟地黄、山药、山茱萸、牡丹皮、茯苓、泽泻、栀子、丹皮、柴胡、当归、白芍、酸枣仁。

方解：六味地黄丸滋补肝肾，为君药；配栀子、丹皮以清肝泄热，柴胡、当归、白芍以补肝血、舒肝气，同为臣药；酸枣仁养心阴、益肝血而宁心安神，为佐药。

10. 增液汤 （《温病条辨》）

功效：滋阴清热，润肠通便。

主治：津亏肠燥便秘证。

处方：玄参、生地黄、麦冬。

方解：玄参养阴清热生津，为君药；生地黄清热滋阴，壮水生津，为臣药；因肺与大肠相表里，麦冬滋肺增液以润肠，为佐药。

11. 二至丸 （《证治准绳》）

功效：补肾养肝。

主治：肝肾阴虚证。

处方：女贞子、旱莲草。

方解：女贞子、旱莲草补养肝肾之阴，旱莲草又凉血止血。二药相须为用，补肝肾，强筋骨，清虚热，凉血止血，兼可乌须黑发。

（四）补阳

1. 肾气丸（《金匮要略》）

功效：补肾助阳，化生肾气。

主治：肾阳气不足证。

处方：地黄、薯蓣、山茱萸、泽泻、茯苓、牡丹皮、桂枝、附子。

方解：地黄为补肾要药，滋补肾阴，益精填髓，为君药；山茱萸补肝肾、涩精气，山药健脾气、固肾精，附子、桂枝温肾助阳、鼓舞肾气，同为臣药；茯苓、泽泻、丹皮渗湿泄浊、通调水道、降相火，同为佐药。

2. 加味肾气丸（《济生方》）

功效：补肾温阳，利水消肿。

主治：肾阳虚水肿。

处方：附子、官桂、熟地黄、山茱萸、山药、泽泻、丹皮、茯苓、车前子、牛膝。

方解：重用附子、官桂补肾温阳利水，同为君药；配以六味地黄丸滋阴补肾，善补阳者，必于阴中求阳，为臣药；佐以车前子利水消肿；牛膝补肝肾，利尿祛湿，且可引药下行，为佐使药。

3. 右归丸（《景岳全书》）

功效：温补肾阳，填精益髓。

主治：肾阳不足，命门火衰证。

处方：附子、肉桂、鹿角胶、熟地黄、山茱萸、枸杞子、山药、菟丝子、杜仲、当归。

方解：附子、肉桂温壮元阳，鹿角胶温肾阳、益精血，同为君药；熟地黄、山茱萸、枸杞子、山药滋补肾阴，填精补髓，养肝补脾,同为臣药;菟丝子、杜仲补肝肾,强腰膝,当归养血补肝,同为佐药。

二、消法

(一) 消积

1. 保和丸 (《丹溪心法》)

功效: 消食化滞,理气和胃。

主治: 食积证。

处方: 山楂、神曲、莱菔子、半夏、陈皮、茯苓、连翘。

方解: 山楂可消一切饮食积滞为君药;神曲消食健脾而善化酒食陈腐,莱菔子消食下气而长于消痰气,二药共为臣药。半夏、陈皮行气化滞、和胃止呕,茯苓健脾利湿、和中止泻,连翘清食积之热结,共为佐药。

2. 健脾丸 (《证治准绳》)

功效: 健脾消食。

主治: 脾虚食积证。

处方: 人参、白术、茯苓、山楂、神曲、麦芽、肉豆蔻、山药、木香、砂仁、陈皮、黄连、甘草。

方解: 人参、白术、茯苓重在补气健脾运湿,同为君药;山楂、神曲、麦芽消食和胃,均为臣药。肉豆蔻、山药健脾止泻;木香、砂仁、陈皮理气开胃,醒脾化湿;黄连清热燥湿,除食积所生之热,共为佐药。甘草补中益气,调和诸药,为佐使药。

3. 枳实导滞丸 (《内外伤辨惑论》)

功效: 消食导滞,清热祛湿。

主治: 湿热食积证。

处方：大黄、枳实、神曲、黄连、黄芩、茯苓、泽泻、白术。

方解：大黄攻下泻热，为君药；枳实行气化滞，既助大黄攻下，又解气滞痞满，为臣药；神曲消食健脾，黄连、黄芩清热燥湿、厚肠止泻，茯苓、泽泻淡渗利湿，白术健脾燥湿，共为佐药。

（二）消痞

1. 大黄黄连泻心汤（《伤寒论》）

功效：泻热消痞。

主治：心下痞满，属心胃有火者。

处方：大黄、黄连。

方解：大黄泻热和胃开结，黄连清心胃之火，二味合用，使热邪得去，气机通畅，则痞满自消。

2. 半夏枳术丸（《脾胃论》）

功效：消痞散结。

主治：饮食内伤。

处方：半夏、枳实、白术。

方解：半夏燥湿化痰，降逆止呕，消痞散结，为君药；枳实破气消积、化痰除痞，为臣药；白术健脾祛湿，既可助半夏燥湿化痰之功，又可防枳实破气伤正，为佐药。

3. 枳实消痞丸（《兰室秘藏》）

功效：行气消痞，健脾和胃。

主治：脾虚气滞，寒热互结证。

处方：枳实、厚朴、黄连、半夏曲、干姜、麦芽曲、人参、白术、茯苓、炙甘草。

方解：枳实行气消痞，为君药；厚朴能增枳实行气消痞之力，重用黄连清热燥湿而开痞，均为臣药；佐以半夏曲、干姜，与黄连相伍，辛开苦降以除痞；配伍麦芽曲消食和胃，人参、白术、茯苓、炙甘草补中健脾，亦为佐药；炙甘草尚具调药之用，兼为使药。

4. 枳术丸（《脾胃论》）

功效：健脾消痞。

主治：脾虚气滞，饮食停积证。

处方：白术、枳实。

方解：白术重用，健脾益气，助脾之运化，为君药；枳实破气化滞，消痞除满，为臣药；白术用量重于枳实一倍，意在以补为主，寓消于补之中。

（三）消痰

1. 海藻玉壶汤（《外科正宗》）

功效：化痰软坚，散结消瘿。

主治：气滞痰凝之瘿瘤初起。

处方：海藻、昆布、海带、青皮、陈皮、当归、川芎、半夏、贝母、连翘、独活、甘草。

方解：海藻、昆布、海带化痰软坚，散结消瘿，共为君药；青皮、陈皮、当归、川芎调畅气血以助散结消瘿，均为臣药；半夏、贝母化痰散结以助君药散结消瘿，连翘清热散结，独活辛散通络，同为佐药；甘草与海藻相反，取其相反相成，且调和诸药，为佐使药。

2. 鳖甲煎丸（《金匮要略》）

功效：软坚消癥，行气活血，祛湿化痰。

主治：寒热痰湿与气血相搏所形成的癥瘕。

处方：鳖甲、赤硝、大黄、䗪虫、蜣螂、鼠妇、柴胡、黄芩、白芍、厚朴、射干、葶苈子、半夏、干姜、桂枝、人参、阿胶、桃仁、牡丹、紫葳、蜂窠、瞿麦、石韦。

方解：鳖甲软坚化癥，为君药；赤硝、大黄、䗪虫、蜣螂、鼠妇攻逐破血消癥，均为臣药；柴胡、黄芩、白芍调畅肝气，厚朴、射干、葶苈子、半夏行郁气消痰，干姜、桂枝温中，人参、阿胶补气养血，桃仁、牡丹、紫葳、蜂窠活血化瘀，瞿麦、石韦利水祛湿，以上均为佐药。

三、温法

（一）温脾

1. 理中丸（《伤寒论》）

功效：温中祛寒，补气健脾。

主治：①脾胃虚寒证。②阳虚失血证。③中阳不足之胸痹、多涎唾、小儿慢惊、霍乱等。

处方：干姜、人参、白术、炙甘草。

方解：干姜温中焦脾胃，助阳祛寒，为君药；人参益气健脾，培补后天之本，助运化，为臣药；佐以白术健脾燥湿；炙甘草益气和中，缓急止痛，调和诸药，为佐使药。

2. 附子理中丸（《太平惠民和剂局方》）

功效：温阳祛寒，补气健脾。

主治：脾胃虚寒较甚，或脾肾阳虚证。

处方：附子、干姜、人参、白术、炙甘草。

方解：附子温中散寒，温肾助阳，适用于脾胃虚寒之重证或脾肾阳虚者，为君药；配以理中丸温中祛寒，补气健脾，为臣药。

3. 小建中汤（《伤寒论》）

功效：温中补虚，和里缓急。

主治：中焦虚寒，肝脾失调，阴阳不和证。

处方：饴糖、桂枝、芍药、生姜、大枣、炙甘草。

方解：饴糖温补中焦，缓急止痛，为君药；桂枝温通阳气，白芍养营阴、缓肝急、止腹痛，共为臣药；生姜温胃散寒，大枣补脾益气，为佐药；炙甘草益气和中、调和诸药，为佐使药。

4. 黄芪建中汤（《金匮要略》）

功效：温中补气，和里缓急。

主治：阴阳气血俱虚证。

处方：饴糖、芍药、桂枝、黄芪、生姜、大枣、炙甘草。

方解：饴糖温中补虚，缓急止痛，为君药；芍药、桂枝温中缓急，黄芪补气之功更著，同为臣药；生姜温胃散寒，大枣补脾益气，为佐药；炙甘草益气和中，调和诸药，为佐使药。

5. 大建中汤（《金匮要略》）

功效：温中补虚，缓急止痛。

主治：中阳虚衰，阴寒内盛证。

处方：蜀椒、饴糖、干姜、人参。

方解：蜀椒温脾胃，助命门火，散寒止痛，为君药；干姜、饴糖助蜀椒散寒止痛，同为臣药；人参大补元气以助阳，为佐药。

6. 温脾汤（《备急千金要方》）

功效：攻下冷积，温补脾阳。

主治：阳虚冷积证。

处方：附子、大黄、芒硝、干姜、人参、当归、甘草。

方解：附子温散寒凝，大黄泻下冷积，同为君药；芒硝、干姜助君药温中散寒，泻下攻积，均为臣药；人参、当归益气养血，顾护正气，俱为佐药；甘草既助人参益气，又可调和诸药，为佐使药。

7. 黄土汤（《金匮要略》）

功效：温阳健脾，养血止血。

主治：脾阳不足，脾不统血证。

处方：灶心土、白术、附子、地黄、阿胶、黄芩、甘草。

方解：灶心土又名伏龙肝，温中健脾，收涩止血，为君药；白术、附子温阳健脾，均为臣药；地黄、阿胶滋阴养血可止血，二药配白术、附子滋而不腻，黄芩佐制白术、附子温燥伤血之弊，同为佐药；甘草调和诸药，为使药。

（二）温肾

1. 吴茱萸汤（《伤寒论》）

功效：温中补虚，降逆止呕。

主治：①胃寒呕吐证。②肝寒上逆证。③肾寒上逆证。

处方：吴茱萸、生姜、人参、大枣。

方解：吴茱萸温胃散寒，温肝暖肾，一药而温三经，又能降逆止呕，为君药；生姜乃呕家圣药，温胃散寒，降逆止呕，重用为臣药；人参补益脾胃，为佐药；大枣益气补脾，调和诸药，为佐使药。

2. 四逆汤（《伤寒论》）

功效：回阳救逆。

主治：①少阴病，四肢厥逆。②太阳病误汗亡阳者。

处方：附子、干姜、炙甘草。

方解：附子温壮心肾之阳，回阳破阴以救逆，为君药；干姜温里回阳，又温中散寒，助阳通脉，为臣药；炙甘草益气补

中，与姜、附温补结合，共治虚寒之本，又可缓姜、附峻烈之
性，还可调和诸药，使药力持久，为佐使药。

3. 四神丸（《证治准绳》）

功效：温肾暖脾，固肠止泻。

主治：脾肾阳虚之五更泻。

处方：补骨脂、肉豆蔻、吴茱萸、五味子。

方解：补骨脂温补命门之火，为君药；肉豆蔻温中涩肠，
为臣药；吴茱萸温暖脾肾以散阴寒，五味子温敛收涩，固肾益
气，涩肠止泻，同为佐药；煎加生姜温胃散寒，大枣补脾养胃，
为佐使药。

4. 真人养脏汤（《太平惠民和剂局方》）

功效：涩肠固脱，温补脾肾。

主治：久泻久痢、脾肾虚寒证。

处方：罂粟壳、诃子、肉豆蔻、肉桂、人参、白术、当归、
白芍、木香、炙甘草。

方解：罂粟壳涩肠固脱止泻，为君药；诃子、肉豆蔻温中
涩肠止泻，均为臣药；肉桂、人参、白术温肾健脾，当归、白
芍养血和营，木香醒脾行气，使补而不滞，以上共为佐药；炙
甘草益气和中，调和诸药，甘缓止痛，为佐使药。

四、清法

（一）清热泻火

1. 白虎汤（《伤寒论》）

功效：清热生津。

主治：气分热盛证。

处方：石膏、知母、粳米、炙甘草。

方解：石膏清肺胃大热，为君药；知母清热除烦，生津止渴，为臣药；粳米、炙甘草益胃生津，缓君臣苦寒之性，同为佐药；炙甘草还可调和诸药，兼为使药。

2. 清胃散（《脾胃论》）

功效：清胃凉血。

主治：胃火牙痛。

处方：黄连、升麻、生地黄、当归、牡丹皮。

方解：黄连清热泻火，为君药；升麻取"火郁发之"之义，生地黄、丹皮滋阴清热凉血，以上均为臣药；佐以当归养血活血，通行血脉；升麻兼以引经，为使药。

3. 芦根饮子（《备急千金要方》）

功效：清肺胃，止呕哕。

主治：热病后期呕吐哕逆。

处方：芦根、竹茹、粳米、生姜。

方解：芦根清泄胃热，降逆止呕，为君药；竹茹清热止呕，为臣药；粳米益胃生津，生姜降逆止呕，为佐药。

4. 当归龙荟丸（《黄帝素问宣明论方》）

功效：清泻肝胆实火。

主治：肝胆实火证。

处方：当归、芦荟、龙胆草、青黛、黄芩、黄连、黄柏、大黄、栀子、木香、麝香。

方解：当归、芦荟养肝血、除肝热，共为君药；龙胆草、青黛清肝泻火，均为臣药；黄芩、黄连、黄柏、大黄、栀子泻三焦火，同为佐药；木香行肝胆气滞，麝香调气开窍，为佐使药。

5. **龙胆泻肝汤**（《医方集解》）

功效：清泻肝胆实火，清利肝经湿热。

主治：①肝胆实火上炎证。②肝经湿热下注证。

处方：龙胆草、黄芩、栀子、泽泻、木通、车前子、当归、生地黄、柴胡、甘草。

方解：龙胆草泻肝胆湿热，为君药；黄芩、栀子增君药泻火除湿之力，同为臣药；泽泻、木通、车前子导肝经湿热从水道而去，当归、生地黄养血滋阴使邪去而阴血不伤，柴胡疏畅肝胆之气并能引药归经，以上皆为佐药；甘草调和诸药，护胃安中，为佐使药。

6. **左金丸**（《丹溪心法》）

功效：清泻肝火，降逆止呕。

主治：肝火犯胃证。

处方：黄连、吴茱萸。

方解：黄连清心火以泻肝火，防肝火犯胃，清胃火以降胃气，重用为君药；吴茱萸散肝郁，能引黄连入肝经，助黄连降逆止呕，且佐制黄连之寒，为佐使药。

7. **栀子豉汤**（《伤寒论》）

功效：清热除烦。

主治：热郁胸中。

处方：栀子、淡豆豉。

方解：栀子清热除烦，为君药；淡豆豉宣泄胸中无形郁热，除胸中之烦闷，为臣药。

（二）**清热解毒**

1. **凉膈散**（《太平惠民和剂局方》）

功效：泻火通便，清上泄下。

主治：上中二焦火热证。

处方：连翘、大黄、芒硝、黄芩、山栀、薄荷、甘草、白蜜。

方解：连翘清热解毒，透散上焦之热，重用为君药；大黄、芒硝荡涤中焦燥热内结，为臣药；黄芩清心胸郁热，山栀通泻三焦之火，薄荷、竹叶外疏内清，共为佐药；甘草、白蜜既能缓和硝、黄峻泻之力，又能生津润燥，调和诸药，为佐使药。

2. 清瘟败毒饮（《疫疹一得》）

功效：清热解毒，凉血泻火。

主治：温疫热毒，气血两燔证。

处方：石膏、知母、甘草、黄连、黄芩、栀子、犀角（以下均用水牛角代）、生地黄、赤芍、牡丹皮、连翘、玄参、桔梗、竹叶。

方解：重用石膏，配知母、甘草，取法白虎汤，意在清热保津；黄连、黄芩、栀子共用，意在通泻三焦火热；犀角、生地黄、赤芍、牡丹皮相配，即犀角地黄汤的成方，是为清热解毒，凉血散瘀而设，配清气法以治气血两燔；连翘、玄参清散浮游之火；桔梗、竹叶取其"载药上行"。

3. 白头翁汤（《伤寒论》）

功效：清热解毒，凉血止痢。

主治：热毒痢疾。

处方：白头翁、黄连、黄柏、秦皮。

方解：白头翁清热解毒，凉血止痢，为君药；黄连、黄柏助君药清热解毒，燥湿止痢，均为臣药；秦皮清热解毒，收涩止痢，为佐药。

4. 黄连解毒汤（《外台秘要》）

功效：泻火解毒。

主治：三焦火毒热盛证。

处方：黄连、黄芩、黄柏、栀子。

方解：黄连清上中二焦之火，为君药；黄芩清上焦之火，黄柏泻下焦之火，均为臣药；栀子清泻三焦之火，导热下行，为佐使药。

5. 薏苡附子败酱散（《金匮要略》）

功效：排脓消肿。

主治：治肠痈内已成脓。

处方：薏苡仁、败酱草、附子。

方解：重用薏苡仁利湿消肿，为君药；败酱草排脓破血，为臣药；少佐附子，助薏苡仁散湿，行郁滞之气，利痈脓排出。

（三）清热燥湿

1. 葛根黄芩黄连汤（《伤寒论》）

功效：解表清里。

主治：表证未解，邪热入里证。

处方：葛根、炙甘草、黄芩、黄连。

方解：葛根清内热，解肌表，升发清阳而止泻升津，为君药；黄芩、黄连苦寒清热，厚肠止利，均为臣药；甘草甘缓和中，调和诸药，为佐使药。

2. 芍药汤（《素问病机气宜保命集》）

功效：清热燥湿，调气和血。

主治：湿热痢疾。

处方：黄芩、黄连、白芍、当归、木香、槟榔、大黄、肉桂、炙甘草。

方解：黄芩、黄连清热燥湿解毒，为君药；重用芍药养血和营，配以当归养血活血，"行血则便脓自愈"，且可防伤耗阴血，木香、槟榔行气导滞，"调气则后重自除"，四药相配，调和气血，共为臣药。大黄清热燥湿，活血行气，通因通用，导湿热积滞从大便而去；肉桂少量，既可助归、芍行血和营，又可防呕逆拒药，均为佐药。炙甘草调和诸药，与芍药相配，又能缓急止痛，为佐使药。

3. 四妙丸（《成方便读》）

功效：清热利湿，舒筋壮骨

主治：湿热痿证。

处方：黄柏、苍术、牛膝、薏苡仁。

方解：黄柏清下焦湿热，为君药；苍术健脾燥湿，为臣药；牛膝、薏苡仁为佐药。前者补肝肾，强筋骨，领君臣入下焦而祛湿热；后者入阳明，祛湿热而利筋骨。

4. 栀子柏皮汤（《伤寒论》）

功效：清热利湿退黄。

主治：湿热黄疸。

处方：栀子、黄柏、炙甘草。

方解：栀子清利三焦湿热，为君药；黄柏清下焦湿热，为臣药。两药均能退黄，主治湿热黄疸属热重于湿者。甘草甘缓和中，调和诸药，为佐使药。

（四）清热凉血

1. 槐花散（《普济本事方》）

功效：清肠止血，疏风行气。

主治：风热湿毒，壅遏肠道，损伤血络便血证。

处方：槐花、侧柏叶、荆芥穗、枳壳。

方解：槐花善清大肠湿热，凉血止血，为君药；侧柏叶清热凉血、燥湿收敛，荆芥穗祛风理血，同为臣药；枳壳行气宽肠，为佐药。

2. **槐角丸**（《太平惠民和剂局方》）

功效：清肠疏风，凉血止血。

主治：肠风下血，诸痔，脱肛属风邪热毒或湿热者。

处方：槐角、地榆、黄芩、防风、枳壳、当归。

方解：槐角为凉血要品，清大肠以凉血，为君药；地榆、黄芩助君药清肝、凉血、止血，同为臣药；防风升发清阳，枳壳疏畅气机，当归活血，使血止而不停瘀，以上为佐药。

3. **清营汤**（《温病条辨》）

功效：清营解毒，透热养阴。

主治：热入营分证。

处方：犀角、生地黄、玄参、麦冬、银花、连翘、竹叶、黄连、丹参。

方解：犀角清解营分热毒，为君药；生地黄、麦冬、玄参三药既养阴保津，又助君药清营凉血解毒，均为臣药；佐以银花、连翘透热外出，竹叶、黄连清心解毒除烦，丹参清热凉血、活血散瘀，以上共为佐药。

4. **犀角地黄汤**（《外台秘要》）

功效：清热解毒，凉血散瘀。

主治：热入血分证。

处方：犀角、生地黄、芍药、牡丹皮。

方解：犀角直入血分，凉血清心而解热毒，为君药；生地黄清热凉血养阴，为臣药；芍药、牡丹皮清热凉血，活血散瘀，俱为佐药。

（五）滋阴清热

1. 玉女煎（《景岳全书》）

功效：清胃热，滋肾阴。

主治：胃热阴虚证。

处方：石膏、熟地黄、知母、麦冬、牛膝。

方解：石膏清阳明胃热，生津止渴，为君药；熟地黄滋肾水之不足，为臣药；知母、麦冬清热养阴生津，均为佐药；牛膝引热下行，且补肝肾，为佐使药。

2. 青蒿鳖甲汤（《温病条辨》）

功效：养阴透热。

主治：温病后期，邪伏阴分证。

处方：青蒿、鳖甲、生地黄、知母、牡丹皮。

方解：青蒿、鳖甲滋阴清热，内清外透，共为君药；生地黄、知母滋阴、凉血、降火，均为臣药；牡丹皮泻血中伏火，为佐药。

3. 当归六黄汤（《兰室秘藏》）

功效：滋阴泻火，固表止汗。

主治：阴虚火旺盗汗。

处方：当归、生地黄、熟地黄、黄连、黄芩、黄柏、黄芪。

方解：当归、生地黄、熟地黄滋阴养血，取"水能制火"之义，共为君药；黄连、黄芩、黄柏苦寒泻火以坚阴，同为臣药；倍用黄芪益气固表，且合当归、熟地黄益气养血，为佐药。

4. 驻车丸（《外台秘要》）

功效：清热燥湿，养阴止痢。

主治：久痢赤白，休息痢。

处方：黄连、阿胶、当归、干姜、老醋。

方解：黄连为治痢要药，清热燥湿，为君药；阿胶、当归滋阴养血和血，养阴扶正，均为臣药；干姜温中祛湿，防黄连损伤中阳，为佐药；以老醋为丸，取其酸收敛阴之性，为使药。

五、和法

（一）调和肝（胆）脾（胃）

1. 四逆散（《伤寒论》）

功效：透邪解郁，疏肝理脾。

主治：①阳郁厥逆证。②肝脾不和证。

处方：柴胡、芍药、枳实、炙甘草。

方解：柴胡升发阳气，疏肝解郁，透邪外出，为君药；白芍敛阴，养血柔肝，为臣药。二者相配，一收一散，符合肝脏体阴用阳之性。枳实理气解郁，泄热破结，与柴胡相配，一升一降，舒畅气机；与白芍相配，调和气血，为佐药。炙甘草调和诸药，益脾和中，为佐使药。

2. 当归芍药散（《金匮要略》）

功效：养肝和血，健脾祛湿。

主治：肝脾不调，血瘀湿滞证。

处方：芍药、当归、川芎、茯苓、白术、泽泻。

方解：重用白芍柔肝木而缓急止痛，养血敛阴，为君药；当归养血和血，川芎活血行气，为臣药；白术健脾燥湿，茯苓、泽泻淡渗利湿，使脾气得健，气血生化有源，为佐药。

3. 痛泻要方（《丹溪心法》）

功效：补脾柔肝，祛湿止泻。

主治：脾虚肝旺之痛泻。

处方：白术、白芍、陈皮、防风。

方解：白术补脾燥湿，为君药。白芍柔肝缓急止痛，为臣药。陈皮理气燥湿，醒脾和胃，为佐药。防风具升散之性，祛湿以助止泻；合白术以鼓舞脾阳，伍白芍以疏散肝郁，又为脾经引经药，为佐使药。

4. 逍遥散（《太平惠民和剂局方》）

功效：疏肝解郁，养血健脾。

主治：肝郁血虚脾弱证。

处方：柴胡、白芍、当归、白术、茯苓、甘草、薄荷、生姜。

方解：柴胡疏肝理气，为君药。白芍、当归养肝血而敛肝阴，均为臣药。白术、茯苓、甘草健脾祛湿，防肝旺克脾；肝气不舒，则郁而化火，薄荷清肝热除烦，生姜温中健胃，同为佐药。

5. 丹栀逍遥散（《内科摘要》）

功效：养血健脾，疏肝清热。

主治：肝郁血虚内热证。

处方：柴胡、芍药、当归、白术、茯苓、甘草、薄荷、生姜、牡丹皮、炒山栀。

方解：柴胡疏肝解郁为君药。芍药、当归两药同用，养血、敛阴、柔肝，补肝体而助肝用，同为臣药。白术、茯苓、甘草健脾益气；薄荷、生姜散郁透热，降逆和中；肝郁血虚日久，生热化火，加牡丹皮、炒山栀清肝泻火除烦，以上均为佐药。柴胡又能引药入肝，甘草调和药性，共为使药。

（二）调和气血

1. 八珍汤（《瑞竹堂经验方》）

功效：补气养血。

主治：气血两虚证。

处方：人参、熟地黄、白术、茯苓、当归、白芍、川芎、炙甘草。

方解：人参与熟地黄相配，益气养血，共为君药。白术、茯苓健脾渗湿，助人参益气补脾；当归、白芍养血和营，助熟地黄滋养心肝，均为臣药。川芎为活血行气，使地、归、芍补而不滞，为佐药；炙甘草益气和中，调和诸药，为使药。

2. 十全大补汤（《太平惠民和剂局方》）

功效：温补气血。

主治：气血不足。

处方：人参、白术、茯苓、炙甘草、熟地黄、当归、白芍、川芎、肉桂、黄芪。

方解：方用八珍汤气血双补，合以肉桂、黄芪温煦气血，增强补益之功。

3. 泰山磐石散（《古今医统大全》）

功效：益气养血，健脾安胎。

主治：堕胎、滑胎之属于气血亏虚证者。

处方：黄芪、人参、白术、炙甘草、当归、川芎、白芍、熟地黄、续断、糯米、黄芩、砂仁。

方解：黄芪配人参、白术、炙甘草，补气健脾，举胎防堕，为君药。四物汤补血养肝，滋养胎元，为臣药。续断补肝肾，固冲任，为安胎之要药；血虚有热，黄芩以清热安胎；砂仁芳香醒脾，理气和胃安胎，并防止补药过多滋腻碍胃；糯米滋补脾胃而益胎元，同为佐药。

4. 归脾汤（《济生方》）

功效：补气摄血。

主治：①心脾气血两虚证。②脾不统血证。

处方：人参、黄芪、白术、炙甘草、当归、龙眼肉、茯神、酸枣仁、远志、木香。

方解：人参、黄芪、白术、甘草补脾益气以生血、摄血，使气旺而血生，且摄血有力，共为君药；当归、龙眼肉补血养心，同为臣药；茯神、酸枣仁、远志宁心安神，俱为佐药；木香理气醒脾，与益气健脾药配伍，恢复中焦运化，又能防大量益气补血药滋腻碍胃，同为佐使药；煎加姜、枣调和脾胃，以资化源。

5. 血府逐瘀汤 (《医林改错》)

功效：理气活血。

主治：胸中血瘀证。

处方：桃仁、红花、赤芍、川芎、当归、牛膝、生地黄、桔梗、枳壳、柴胡、甘草。

方解：桃仁破血行滞而润燥，红花活血祛瘀以止痛，共为君药。赤芍、川芎助君药活血祛瘀；牛膝入血分，性善下行，能祛瘀血，通血脉，并引瘀血下行，共为臣药。生地黄、当归、赤芍清热益阴，养血活血；桔梗、枳壳宽胸行气；柴胡疏肝解郁，升达清阳，与桔梗、枳壳同用，尤善理气行血，同为佐药。桔梗兼能载药上行，甘草调和诸药，同为使药。

(三) 调和寒热

1. 乌梅丸 (《伤寒论》)

功效：温脏安蛔，寒热并调。

主治：①胃热肠寒，蛔虫上扰。②正气虚弱的久泻、久痢。

处方：乌梅、蜀椒、细辛、黄连、黄柏、附子、干姜、桂枝、人参、当归、蜂蜜。

方解：重用乌梅安蛔，为君药；蜀椒、细辛温脏而驱蛔，黄连、黄柏清热而下蛔，共为臣药；附子、干姜、桂枝温脏祛寒以安蛔，人参、当归补益蛔虫已伤之气血，合为佐药；炼蜜为丸，甘缓和中，为使药。对于胃热肠寒，正气虚弱的久泻、久痢，亦可治之。

2. **半夏泻心汤** (《伤寒论》)

功效：寒热平调，散结除痞。

主治：寒热互结之痞证。

处方：半夏、干姜、黄芩、黄连、人参、大枣、炙甘草。

方解：半夏散结除痞，降逆止呕，为君药；干姜温中散寒，黄芩、黄连泄热开痞，共为臣药；人参、大枣益气补脾，为佐药；炙甘草补脾和中，调和诸药，为佐使药。

3. **生姜泻心汤** (《伤寒论》)

功效：和胃消痞，宣散水气。

主治：水热互结痞证。

处方：生姜、半夏、人参、大枣、干姜、炙甘草、黄芩、黄连。

方解：重用生姜除水气，为君药；半夏辛温散寒，除胁下水气以和胃，为臣药；人参、大枣补中益气，干姜、炙甘草温中散寒，黄芩、黄连泄热除痞，同为佐药。

4. **甘草泻心汤** (《伤寒论》)

功效：补中益气，消痞降逆。

主治：胃气虚弱痞证。

处方：炙甘草、大枣、半夏、黄芩、黄连、干姜。

方解：重用炙甘草益脾胃之虚，为君药；大枣补中益气，半夏辛开苦降、和胃消痞止呕，同为臣药；黄芩、黄连清热消痞、利湿解毒，干姜温中散寒，使中气健运，同为佐药。

5. 黄连汤 (《伤寒论》)

功效：寒热并调，和胃降逆。

主治：胃热肠寒证。

处方：黄连、干姜、桂枝、半夏、人参、炙甘草、大枣。

方解：黄连清胃热，干姜、桂枝温肠寒，同为君药；半夏和胃降逆，为臣药；人参、炙甘草、大枣补虚缓急，为佐药。

6. 附子泻心汤 (《伤寒论》)

功效：温经回阳，泄热消痞。

主治：阳虚于外，热结于胃，心下痞满。

处方：附子、大黄、黄连、黄芩。

方解：附子温经助阳，为君药；大黄、黄连、黄芩以麻沸汤浸渍，取其味薄气轻，清泻上部之邪热，以治胸部之痞结，为臣药。

7. 小青龙汤 (《伤寒论》)

功效：解表散寒，温肺化饮。

主治：外寒里饮证。

处方：麻黄、桂枝、细辛、干姜、半夏、芍药、五味子、炙甘草。

方解：麻黄、桂枝发散风寒，共为君药，其中桂枝重用，温胸阳，化寒饮；细辛发散少阴肾水之寒，配以干姜温脾阳、暖肺气，共为臣药；半夏降逆祛痰，白芍配桂枝调和营卫，五味子敛肺气，同为佐药；炙甘草调和诸药，又可合白芍酸甘化阴，从而缓麻、桂之辛散太过，为使药。

(四)调和营卫

桂枝汤（《伤寒论》）

功效：解肌发表，调和营卫。

主治：①外感风寒的表虚证。②体弱而致营卫不和。

处方：桂枝、芍药、生姜、大枣、炙甘草。

方解：桂枝发汗解肌，为君药。芍药益阴敛营，敛固外泄之营阴，为臣药。生姜助桂枝发汗解表，又可鼓舞胃气；大枣补益脾气，使脾胃之气将津液上输于肺，作为汗源，均为佐药。炙甘草温中益气，可助桂枝发汗解肌；与芍药相合，酸甘化阴，加强了补阴、补精的作用，兼调和药性，为佐使药。

(五)和解少阳

1. 小柴胡汤（《伤寒论》）

功效：和解少阳。

主治：①伤寒少阳证。②妇人中风，热入血室。③疟疾、黄疸等病而见少阳证者。

处方：柴胡、黄芩、半夏、生姜、人参、大枣、炙甘草。

方解：柴胡透泄少阳之邪，疏泄气机郁滞，为君药；黄芩清泄少阳之热，为臣药；半夏、生姜降逆止呕，人参、大枣益气补脾，防外邪内传，共为佐药；炙甘草助参、枣扶正，调和诸药，为佐使药。

2. 柴胡桂枝干姜（《伤寒论》）

功效：和解少阳，温化水饮。

主治：少阳证兼有水饮。

处方：柴胡、黄芩、桂枝、干姜、栝楼根、牡蛎、炙甘草。

方解：柴胡、黄芩和解少阳半表半里之邪热，共为君药；桂枝、干姜振奋胃阳，温水化饮，同为臣药；栝楼根、牡蛎逐饮开结，消胸胁之满，俱为佐药；炙甘草调和诸药，为使药。

3. 蒿芩清胆汤（《通俗伤寒论》）

功效：清胆利湿，和胃化痰。

主治：少阳湿热痰浊证。

处方：青蒿、黄芩、竹茹、枳壳、半夏、陈皮、茯苓、滑石、甘草、青黛。

方解：青蒿清透少阳邪热，黄芩清胆热，共为君药。竹茹清胆胃之热，化痰止呕；枳壳下气宽中，除痰消痞；半夏燥湿化痰，和胃降逆；陈皮理气化痰，宽胸畅膈，共为臣药。茯苓、碧玉散清热利湿，导湿热从小便而去，为佐使药。

六、化法

（一）化湿

1. 平胃散（《太平惠民和剂局方》）

功效：燥湿运脾，行气和胃。

主治：湿困脾胃证。

处方：苍术、厚朴、陈皮、炙甘草。

方解：苍术燥湿运脾，为君药；厚朴行气化湿除满，为臣药；陈皮行气化滞，燥湿醒脾，为佐药；炙甘草和中，调和诸药，为使药；煎煮时，加生姜、大枣以调和脾胃。

2. 藿香正气散（《太平惠民和剂局方》）

功效：解表化湿，理气和中。

主治：外感风寒，内伤湿滞证。

处方：藿香、半夏、陈皮、白术、茯苓、紫苏、白芷、大腹皮、厚朴、桔梗、生姜、大枣、炙甘草。

方解：藿香外散风寒，内化湿滞，重用为君药。半夏、陈皮理气燥湿，和胃降逆止呕；白术、茯苓健脾除湿，和中止泻，同为臣药。紫苏醒脾宽中，行气止呕；白芷燥湿化浊；大腹皮、厚朴行气化湿，畅中行滞，气行则湿化；桔梗宣肺利膈，既益于解表，又助化湿；煎加生姜、大枣内调脾胃，外和营卫，俱为佐药。炙甘草调和药性，并协姜、枣以和中，为佐使药。

3. 不换金正气散（《易简方》）

功效：解表化湿，和胃止呕。

主治：湿浊内停兼表寒证。

处方：苍术、厚朴、陈皮、甘草、半夏、藿香。

方解：苍术、厚朴、陈皮、甘草为平胃散，可以除湿散满消岚瘴，调理脾胃；半夏燥湿以醒脾，藿香芳香化湿以开胃。

4. 茵陈蒿汤（《伤寒论》）

功效：清热利湿退黄。

主治：阳黄。

处方：茵陈、栀子、大黄。

方解：茵陈清利肝胆湿热，为君药；栀子清利三焦湿热，合茵陈使湿热从小便而去，为臣药；大黄通腑泻热，使湿热瘀滞由大便而去，为佐药。

5. 三仁汤（《温病条辨》）

功效：宣畅气机，清利湿热。

主治：湿温初起或暑温夹湿之湿重于热证。

处方：滑石、生薏苡仁、白蔻仁、杏仁、通草、淡竹叶、半夏、厚朴。

方解：滑石清热利湿而解暑，为君药。薏苡仁淡渗利湿以健脾，使湿热从下焦而去；白蔻仁芳香化湿，利气宽胸，畅中焦之脾气，以助祛湿；杏仁宣利上焦肺气，气化则湿亦化，同为臣药。通草、淡竹叶淡渗利湿；半夏、厚朴行气除满，化湿和胃，均为佐药。

6. 藿朴夏苓汤 (《医原》)

功效：理气化湿，疏表和中。

主治：湿温初起。

处方：藿香、厚朴、半夏、白豆蔻、茯苓、生薏苡仁、猪苓、泽泻、淡豆豉、杏仁。

方解：藿香、厚朴、半夏、白豆蔻化湿行气，共为君药；茯苓、生薏苡仁、猪苓、泽泻健脾利水，同为臣药；杏仁化痰湿，淡豆豉除烦，均为佐药。

7. 甘露消毒丹 (《温热经纬》)

功效：清热解毒，利湿化浊。

主治：湿温时疫，邪在气分。

处方：滑石、茵陈、黄芩、石菖蒲、藿香、白豆蔻、木通、连翘、射干、贝母、薄荷。

方解：滑石清热利湿而解暑；茵陈清热利湿而退黄；黄芩清热燥湿，泻火解毒，同为君药。石菖蒲、藿香辟秽和中，祛湿浊壅滞；白豆蔻芳香悦脾，令气畅而湿行，均为臣药。木通清利湿热，导湿热从小便而去；连翘、射干、贝母、薄荷解毒利咽，散结消肿，均为佐药。

8. 连朴饮 (《霍乱论》)

功效：清热化湿，理气和中。

主治：湿热蕴伏。

处方：黄连、厚朴、焦山栀、淡豆豉、芦根、石菖蒲、半夏。

方解：黄连清热燥湿，厚朴理气化湿，共为君药。焦山栀、淡豆豉，清郁热，除烦闷；芦根清热生津，俱为臣药。石菖蒲芳香化浊，半夏化湿和中，均为佐使药。

9. **五苓散**（《伤寒论》）

功效：利水渗湿，温阳化气。

主治：①蓄水证。②痰饮。③水湿内停证。

处方：泽泻、茯苓、猪苓、白术、桂枝。

方解：泽泻重用，利水渗湿，为君药。茯苓、猪苓助君药利水渗湿，为臣药。白术补气健脾以运化水湿，合茯苓健脾制水、输津四布；桂枝温阳化气以助利水，且可辛温发散以祛表邪，一药而表里兼治，均为佐药。

10. **胃苓汤**（《丹溪心法》）

功效：祛湿和胃，行气利水。

主治：寒湿内阻，腹痛泄泻。

处方：苍术、陈皮、厚朴、炙甘草、泽泻、茯苓、猪苓、白术、官桂。

方解：本方用平胃散运脾燥湿，合五苓散利水渗湿，标本兼顾。

11. **苓桂术甘汤**（《金匮要略》）

功效：温阳化饮，健脾利水。

主治：中阳不足之痰饮。

处方：茯苓、桂枝、白术、炙甘草。

方解：茯苓健脾利水，渗湿化饮，既能消除已聚之痰饮，又善降饮邪之上逆，为君药。桂枝温阳化气、平冲降逆，为臣药。苓、桂相合为温阳化气、利水平冲。白术健脾燥湿，以治生痰之源；炙甘草补中益气，调和诸药，为佐使药。

12. 六一散（《黄帝素问宣明论方》）

功效：清暑利湿。

主治：暑湿证。

处方：滑石、甘草。

方解：滑石善清解暑热，通利水道，令暑热水湿从小便而去，为君药。甘草生用清热泻火，益气和中；与滑石相配，防寒凉伐胃，为臣佐药。

13. 羌活胜湿汤（《脾胃论》）

功效：祛风胜湿止痛。

主治：风湿犯表之痹证。

处方：羌活、独活、防风、川芎、藁本、蔓荆子、炙甘草。

方解：羌活善祛上部风湿，独活善祛下部风湿，二者合用祛风除湿，通利关节，可散周身风湿而止痹痛，共为君药。防风散风胜湿而治一身之痛；川芎上行头目，旁通络脉，既可疏散周身风邪，又能活血行气而止头身之痛，共助君药散邪通痹止痛之力，均为臣药。藁本疏散太阳经之风寒湿邪，且善达颠顶而止头痛；蔓荆子亦轻浮上行，主散头面之邪，并可清利头目，俱为佐药。炙甘草缓诸药辛散之性，并调和诸药，为佐使药。

14. 柴胡达原饮（《重订通俗伤寒论》）

功效：和中化湿，祛痰止疟。

主治：主湿重于热，阻滞膜原。

处方：柴胡、黄芩、枳壳、桔梗、厚朴、草果、青皮、槟榔、荷叶梗、炙甘草。

方解：柴胡疏达膜原之气机，黄芩泄膜原之郁火，共为君药；枳壳、桔梗开上，厚朴、草果疏中，青皮、槟榔达下，以开达三焦之气机，使膜原伏邪，从三焦而外达肌腠，均为臣药；佐以荷梗透之；使以炙甘草和之。

（二）化痰

1. 二陈汤（《太平惠民和剂局方》）

功效：燥湿化痰，理气和中。

主治：湿痰证。

处方：半夏、橘红、茯苓、乌梅、生姜、炙甘草。

方解：半夏燥湿化痰，降逆和胃，消痞散结，为君药。橘红理气行滞，燥湿化痰，为臣药。茯苓渗湿健脾以杜生痰之源，与半夏配伍，同奏燥湿渗湿则不生痰之功；生姜既助半夏降逆，又制半夏之毒；少许乌梅收敛肺气，与半夏相伍，散中有收，使祛痰而不伤正，均为佐药。炙甘草调和诸药，为使药。

2. 半夏厚朴汤（《金匮要略》）

功效：行气散结，降逆化痰。

主治：梅核气。

处方：半夏、厚朴、茯苓、生姜、苏叶。

方解：半夏化痰散结，降逆和胃，为君药。厚朴下气除满，为臣药。茯苓健脾渗湿，湿去则痰无由生；生姜辛温散结，和胃止呕，且佐制半夏之毒；苏叶芳香行气，理肺疏肝，助厚朴以行气宽胸、宣通郁结之气，共为佐药。

3. 导痰汤（《重订严氏济生方》）

功效：燥湿祛痰，行气开郁。

主治：痰厥证。

处方：南星、枳实、半夏、橘红、茯苓、炙甘草。

方解：南星燥湿化痰，祛风散结，为君药；枳实下气行痰，半夏燥湿祛痰，橘红豁痰顺气，均为臣药；佐以茯苓健脾渗湿，湿去则痰无由生；炙甘草和中，又能调和诸药，为佐使药。

4. 瓜蒌薤白半夏汤（《金匮要略》）

功效：通阳散结，祛痰宽胸。

主治：痰浊胸痹。

处方：瓜蒌、薤白、半夏、白酒。

方解：瓜蒌善于涤痰散结，理气宽胸，为君药；薤白通阳散结，行气止痛，为臣药；佐以半夏祛痰散结，适用于胸痹而痰浊较甚者；佐使白酒以辛散温通，行气活血，增加行气通阳之力。

5. 小陷胸汤（《伤寒论》）

功效：清热化痰，宽胸散结。

主治：痰热互结之小结胸证。

处方：瓜蒌、黄连、半夏。

方解：瓜蒌清热涤痰，宽胸理气，为君药；黄连泻热降火，为臣药；佐以半夏，祛痰降逆，散结消痞。

6. 滚痰丸（《玉机微义》）

功效：泻火逐痰。

主治：实热老痰证。

处方：礞石、大黄、黄芩、沉香。

方解：礞石攻逐陈积之顽痰，平肝镇惊，治痰火上攻之惊痫；且必用火硝煅过，煅后攻逐下行之力尤强，为君药。大黄荡涤实热，开痰火下行之路，为臣药。黄芩苦寒，清肺及上焦之实热；沉香行气开郁，降逆平喘，令气顺痰消，共为佐药。

7. 温胆汤（《三因极一病证方论》）

功效：理气化痰，清胆和胃。

主治：胆胃不和，痰热内扰证。

处方：半夏、竹茹、陈皮、枳实、茯苓、生姜、大枣、炙甘草。

方解：半夏燥湿化痰，和胃止呕，为君药。竹茹清热化痰，除烦止呕，为臣药。陈皮理气行滞，燥湿化痰；枳实降气导滞，消痰除痞；茯苓健脾渗湿，以杜生痰之源；煎加生姜、大枣调和脾胃，且生姜兼制半夏毒性，共为佐药。炙甘草益气和中，调和诸药，为佐使药。

8. 半夏白术天麻汤（《医学心悟》）

功效：化痰息风，健脾祛湿。

主治：风痰上扰证。

处方：半夏、天麻、白术、茯苓、橘红、甘草、生姜、大枣。

方解：半夏燥湿化痰，降逆止呕；天麻善于平肝息风而止眩晕。二者配伍，长于化痰息风，共为君药。白术健脾燥湿，茯苓健脾渗湿，以治生痰之本，共为臣药。橘红理气化痰，使气顺痰消；煎加姜、枣以调和脾胃，均为佐药。甘草调药和中，为佐使药。

9. 苓甘五味姜辛汤（《金匮要略》）

功效：温肺化饮。

主治：寒饮咳嗽。

处方：干姜、细辛、茯苓、五味子、甘草。

方解：干姜温肺化饮，温脾化湿，为君药。细辛温肺散寒化饮；茯苓健脾渗湿，杜生痰之源，同为臣药。五味子敛肺止咳，佐制方中辛散药的温燥之性，为佐药；与细辛配伍，一散一收，恢复肺的宣降功能。甘草和中，调和药性，为使药。

10. 三子养亲汤（《韩氏医通》）

功效：温肺化痰，降气消食。

主治：痰壅气逆食滞证。

处方：白芥子、苏子、莱菔子。

方解：三药均属消痰理气之品，白芥子温肺豁痰，苏子降气消痰，莱菔子消食祛痰。临证时，根据痰壅、气逆、食滞三者轻重，酌情判定君药之量，余者减量为臣佐之属。

11. 半夏秫米汤（《灵枢》）

功效：化痰和胃。

主治：主治痰饮内阻。

处方：半夏、秫米。

方解：半夏燥脾湿，益脾和中，为君药；秫米益中和胃，顾护中气，遏制半夏毒性，为臣药。

（三）化滞

1. 柴胡疏肝散（《证治准绳》）

功效：疏肝行气，活血止痛。

主治：肝气郁滞证。

处方：柴胡、香附、川芎、陈皮、白芍、枳壳、炙甘草。

方解：柴胡疏肝气，解郁结，为君药。香附疏肝行气止痛；川芎能行气活血，开郁止痛，同为臣药。陈皮理气行滞；枳壳行气止痛以疏理肝脾；芍药养血柔肝，缓急止痛，俱为佐药。炙甘草调和药性，与白芍相合，增缓急止痛之功，为佐使药。

2. 橘皮竹茹汤（《金匮要略》）

功效：降逆止呃，益气清热。

主治：胃虚有热之呃逆。

处方：橘皮、竹茹、生姜、人参、大枣、甘草。

方解：橘皮行气和胃；竹茹清热和胃，降逆止呕。两药相伍，降逆止呃，清热除烦，行气和胃，共为君药。生姜和胃止呕，助君药以降逆止呃；人参益气补中，与橘皮相合，则行中有补，同为臣药。大枣与生姜为伍，调和脾胃，为佐药。甘草调和药性，且能补益中焦，为佐使药。

3. 良附丸 (《良方集腋》)

功效：行气疏肝，祛寒止痛。

主治：气滞寒凝证。

处方：香附、高良姜。

方解：香附疏肝解郁、行气止痛，为君药；高良姜温胃散寒。两药相配伍，专治寒凝气滞、肝气犯胃的胃脘疼痛。

4. 厚朴温中汤 (《内外伤辨惑论》)

功效：行气除满，温中燥湿。

主治：脾胃气滞寒湿证。

处方：厚朴、草豆蔻、陈皮、木香、干姜、生姜、茯苓、炙甘草。

方解：厚朴行气消胀，燥湿除满，为君药。草豆蔻行气燥湿，温中散寒，为臣药。陈皮、木香，行气宽中，助厚朴消胀除满；干姜、生姜温脾暖胃，助草豆蔻散寒止痛；茯苓渗湿健脾，以上均为佐药。炙甘草益气和中，调和诸药，为佐使药。

5. 木香槟榔丸 (《儒门事亲》)

功效：行气导滞，攻积泄热。

主治：痢疾，食积。

处方：木香、槟榔、牵牛、大黄、香附、莪术、青皮、陈皮、黄连、黄柏。

方解：木香善通行胃肠，三焦之气滞，为行气止痛之要药；

槟榔善行气消积。两药配合，消痞满胀痛，除里急后重之功甚佳，共为君药。牵牛、大黄通便泻热，推荡积滞，引邪下行，共为臣药。香附、莪术疏肝行气，其中莪术长于破血中气滞；青皮、陈皮理气宽中，共助木香、槟榔行气导滞；黄连、黄柏清热燥湿而止泻痢，均为佐药。

6. 香连丸（《太平惠民和剂局方》）

功效：清热燥湿，行气化滞。

主治：湿热痢疾。

处方：黄连、木香。

方解：黄连与吴茱萸同炒后去吴茱萸，意在清热燥湿为主；加木香以行气止痛，主治湿热痢疾。

7. 香苏散（《太平惠民和剂局方》）

功效：疏散风寒，理气和中。

主治：外感风寒，气郁不舒证。

处方：苏叶、香附、炙甘草、陈皮。

方解：苏叶解表散寒，宽中理气，一药两用，为君药；香附行气解郁，为臣药。君臣相伍，苏叶得香附之助，则调畅气机之功著；香附借苏叶之升散，则可上行外达以祛邪。陈皮理气燥湿，为佐药，一可助君臣行气以除气滞，二可燥湿以针对气滞所致津停。炙甘草健脾和中，与香附、陈皮相合，则行气而不耗气，并调和药性，是为佐使药。

8. 越鞠丸（《丹溪心法》）

功效：行气解郁。

主治：六郁证。

处方：香附、川芎、苍术、栀子、神曲。

方解：香附行气解郁以治气郁，为君药。川芎功善行气活血,为血中之气药,以解血郁;苍术燥湿运脾,以解湿郁;栀子清热泻火,以解火郁;神曲消食和胃,以解食郁。四药皆为臣佐之品。

9.金铃子散（《太平圣惠方》）

功效:疏肝泄热,活血止痛。

主治:肝郁化火证。

处方:金铃子、延胡索。

方解:金铃子疏肝行气,清泻肝火而止痛,为君药;延胡索行气活血,擅长止痛,为臣佐药。两药合用,既可行气活血止痛,又可疏肝泄热,为治疗肝郁化火、气滞血瘀诸痛的良方。

10.四磨汤（《济生方》）

功效:行气降逆,宽胸散结。

主治:肝气郁结证。

处方:乌药、沉香、槟榔、人参。

方解:乌药善于疏通气机,为君药。沉香下气降逆,为臣药。槟榔破气导滞,下气降逆而除胀满;人参益气扶正,使开郁行气而不伤正气,均为佐药。

(四)化瘀

1.血府逐瘀汤（《医林改错》）

功效:活血化瘀,行气止痛。

主治:胸中血瘀证。

处方:桃仁、红花、赤芍、川芎、牛膝、生地黄、当归、桔梗、枳壳、柴胡、甘草。

方解:桃仁破血行滞而润燥,红花活血祛瘀以止痛,共为君药。赤芍、川芎助君药活血祛瘀;牛膝入血分,性善下行,能祛瘀血,通血脉,并引瘀血下行,共为臣药。生地黄、当归、赤芍清热益阴，养血活血；桔梗、枳壳宽胸行气；柴胡疏肝解郁，升达清阳，与桔梗、枳壳同用，尤善理气行血，同为佐药。桔梗兼能载药上行，甘草调和诸药，同为使药。

2. 少腹逐瘀汤（《医林改错》）

功效：活血祛瘀，温经止痛。

主治：少腹寒凝血瘀证。

处方：蒲黄、五灵脂、没药、干姜、肉桂、小茴香、当归、川芎、赤芍、延胡索。

方解：蒲黄、五灵脂、没药活血止痛，干姜、肉桂、小茴香温经散寒止痛，同为君药；当归、川芎、赤芍养血活血，助君药活血祛瘀，均为臣药；延胡索理气止痛，为佐药。

3. 膈下逐瘀汤（《医林改错》）

功效：活血祛瘀，行气止痛。

主治：膈下瘀血证。

处方：桃仁、红花、当归、川芎、赤芍、丹皮、五灵脂、延胡索、香附、乌药、枳壳。

方解：桃仁、红花活血祛瘀，共为君药；配伍当归、川芎、赤芍、丹皮养血活血，均为臣药；五灵脂、延胡索行气活血止痛，同时配合香附、乌药、枳壳理气止痛，俱为佐药。

4. 通窍活血汤（《医林改错》）

功效：活血通窍。

主治：瘀阻头面。

处方：桃仁、红花、川芎、赤芍、麝香、老葱、生姜、大枣、黄酒。

方解：桃仁、红花、川芎、赤芍活血通络止痛，共为君药；配伍麝香、老葱、生姜通阳开窍，均为臣药；佐以大枣养血补益，黄酒辛香温通以活血通窍。

5. 失笑散（《太平惠民和剂局方》）

功效：活血祛瘀，散结止痛。

主治：瘀血疼痛证。

处方：五灵脂、蒲黄。

方解：五灵脂通利血脉，散瘀止痛；蒲黄可消瘀血，炒用并能止血。二者相须为用，化瘀散结止痛。

6. 丹参饮（《时方歌括》）

功效：活血祛瘀，行气止痛。

主治：血瘀气滞证。

处方：丹参、檀香、砂仁。

方解：丹参活血化瘀为君药；佐以檀香、砂仁行气止痛，且行气不伤阴。系血瘀气滞所致之心胃诸痛之常用方。

7. 桂枝茯苓丸（《金匮要略》）

功效：活血化瘀，缓消癥块。

主治：瘀阻胞宫证。

处方：桂枝、茯苓、丹皮、桃仁、芍药。

方解：桂枝温通血脉，为君药。配伍桃仁、丹皮活血破瘀，散结消癥，通因通用；丹皮又能凉血以清瘀久所化之热，共为臣药。芍药养血和血，缓急止痛；茯苓甘淡渗利以消痰利水，配合祛瘀药以助消癥，并健脾益胃以扶正气，均为佐药。以白蜜为丸，取蜜糖之甘缓且"丸者缓也"，以缓和诸破泄药之力，为使药。

8. 桃核承气汤（《伤寒论》）

功效：逐瘀泻热。

主治：下焦蓄血证。

处方：桃仁、大黄、芒硝、桂枝、炙甘草。

方解：桃仁活血破瘀；大黄苦寒，下瘀泻热，共为君药。芒硝软坚泻热，助大黄泻下瘀热之力；桂枝辛甘温，通行血脉，既助桃仁活血祛瘀，又防硝黄寒凉凝血之弊，共为臣药。炙甘草缓诸药之峻烈，为佐使药。

9. 桃红四物汤（《医宗金鉴》）

功效：养血活血。

主治：血虚兼血瘀证。

处方：熟地黄、白芍、当归、川芎、桃仁、红花。

方解：四物汤养血活血，为君药；桃仁、红花加强活血祛瘀之功效，为臣药。

10. 补阳还五汤（《医林改错》）

功效：补气活血通络。

主治：气虚血瘀之中风。

处方：黄芪、当归尾、赤芍、地龙、川芎、红花、桃仁。

方解：黄芪重用，大补元气，使气旺以促血行，瘀去络通，为君药；当归尾活血通络而不伤血，为臣药；赤芍、川芎、桃仁、红花助当归尾活血祛瘀，均为佐药；地龙通经活络，力专善走，并引诸药之力直达络中，为佐使药。

七、升法

（一）益气升清

1. 升阳除湿防风汤（《脾胃论》）

功效：升举阳气，升清降浊。

主治：脾胃虚弱，阳气下陷。

处方：苍术、白术、茯苓、防风、白芍。

方解：苍术健脾除湿为君药；白术健脾祛湿，茯苓淡渗利湿为臣药；防风为风药、能胜湿，白芍滋养阴血，均为佐药。

2. 升阳散火汤（《脾胃论》）

功效：升阳散火。

主治：血虚或者胃虚受寒导致的阳气被郁遏。

处方：升麻、葛根、柴胡、羌活、独活、防风、生甘草、白芍、炙甘草、人参。

方解：升麻、葛根、柴胡升阳散火，为君药。羌活、防风、独活祛风化湿；生甘草、白芍敛阴泻火；炙甘草、人参益气补中，为佐药。

3. 升阳益胃汤（《内外伤辨惑论》）

功效：益气升阳，清热除湿。

主治：脾胃气虚，湿热内停证。

处方：黄芪、人参、白术、炙甘草、柴胡、防风、羌活、独活、半夏、陈皮、茯苓、泽泻、黄连、白芍、生姜、大枣。

方解：黄芪补中益气，升阳固表，为君药。人参、白术、炙甘草补气健脾，为臣药。佐以柴胡、防风、羌活、独活升举清阳，又祛风除湿；半夏、陈皮、茯苓、泽泻、黄连祛湿清热；白芍缓急止痛，养阴泻火；生姜、大枣补益脾胃，调和药味。

（二）升阳举陷

1. 补中益气汤（《内外伤辨惑论》）

功效：补中益气，升阳举陷。

主治：①脾胃气虚证。②气虚下陷证。③气虚发热证。

处方：黄芪、人参、炙甘草、白术、当归、陈皮、升麻、柴胡。

方解：重用黄芪补中益气，升阳固表，为君药。人参、炙甘草、白术补气健脾，均为臣药。当归养血和营，助人参、黄芪补气养血；陈皮理气和胃，使诸药补而不滞，共为佐药。少量升麻、柴胡升阳举陷，协助君药以升提下陷之中气，共为佐使药。炙甘草调和诸药亦为使药。

2. 升陷汤（《医学衷中参西录》）

功效：益气升陷。

主治：大气下陷证

处方：生黄芪、桔梗、柴胡、升麻、知母。

方解：黄芪益气升阳，气虚者得此可补，气陷者得此可升，为君药；桔梗升提肺气，升麻升举脾气，柴胡升发肝气，达到升阳举陷的目的，均为臣药；知母滋阴清热，佐制黄芪的温燥之性，为佐药。

八、降法

（一）和胃降逆

1. 丁香柿蒂汤（《症因脉治》）

功效：降逆止呃，温中益气。

主治：胃气虚寒之呃逆。

处方：丁香、柿蒂、生姜、人参。

方解：丁香温中散寒，降逆止呃，为君药。柿蒂苦平，善降胃气；生姜降逆止呕，为呕家之圣药。二药与君药相伍，则温胃降逆之功尤著，共为臣药。因胃气亏虚，故配人参甘温益气，补虚养胃，为佐药。

2. 小半夏汤（《金匮要略》）

功效：降逆祛痰。

主治：痰饮上逆。

处方：半夏、生姜。

方解：半夏祛痰降逆作用较强，用于治疗痰饮呕吐，为君药；生姜温胃降逆止呕，既可以增强祛痰降逆之功，又能佐制半夏的毒性，为佐药。

3. 旋覆代赭汤（《伤寒论》）

功效：降逆和胃，益气化痰。

主治：胃虚气逆痰阻证。

处方：旋覆花、代赭石、半夏、人参、大枣、生姜、炙甘草。

方解：旋覆花下气化痰，降逆止噫，为君药；代赭石重镇降逆，长于镇摄肝胃气之逆，为臣药；半夏和胃降逆，化痰散结，生姜温中止呕，人参、大枣、炙甘草健脾养胃，俱为佐药；炙甘草调和药性，兼作使药。

（二）通腑降浊

1. 大承气汤（《伤寒论》）

功效：峻下热结。

主治：①阳明腑实证。②热结旁流证。③里实热证引起的热厥、痉病、发狂者。

处方：大黄、芒硝、枳实、厚朴。

方解：大黄泻热通腑，荡涤肠胃，为君药；芒硝泻热通便，软坚润燥，为臣药；枳实理气消痞，厚朴行气除满，为佐药。

2. 小承气汤（《伤寒论》）

功效：轻下热结。

主治：阳明腑实轻证。

处方：大黄、厚朴、枳实。

方解：大黄泻热通便，为君药；厚朴、枳实用量均较大承气汤减少，行气消痞，均为臣药。三味同煎，其功轻下，主治以痞、满、实为主之阳明腑实轻证。

3. 调胃承气汤（《伤寒论》）

功效：缓下泻热，调胃和中。

主治：燥实为主之阳明热结证。

处方：大黄、炙甘草、芒硝。

方解：大黄、芒硝荡涤肠胃，泻热通便，共为君药；且大黄与炙甘草同煎，取其和中调胃，下不伤正之义。

4. 增液承气汤（《温病条辨》）

功效：滋阴增液，泄热通便。

主治：阳明热结阴亏证。

处方：玄参、麦冬、生地黄、大黄、芒硝。

方解：玄参滋阴降火，泄热软坚，重用为君药；麦冬、生地黄滋阴增液，润肠泻热，共为臣药；大黄、芒硝泄热通便，软坚润燥，共为佐药。

5. 麻子仁丸（《伤寒论》）

功效：润肠泄热，行气通便。

主治：脾约证。

处方：麻子仁、大黄、杏仁、芍药、枳实、厚朴、蜂蜜。

方解：麻子仁质润多脂，润肠通便，为君药；大黄泻热通便，杏仁肃降肺气，白芍养阴缓急，为臣药；枳实、厚朴行气破结消滞，为佐药；蜂蜜润燥滑肠，调和诸药，为使药。

6. 厚朴三物汤（《金匮要略》）

功效：泻热通腑，理气降浊。

主治：气滞腹满，大便不通。

处方：厚朴、枳实、大黄。

方解：厚朴行气、消胀，为君药；枳实破气消积，为臣药；大黄清热泻火通腑，为佐使。

7. 六磨汤（《世医得效方》）

功效：破气宽中通便。

主治：气滞腹痛，大便秘结。

处方：木香、乌药、沉香、大黄、槟榔、枳壳。

方解：木香调气，乌药顺气，沉香降气，共为君药；大黄泻热通腑，为臣药；槟榔、枳实破气行滞，俱为佐药。

8. 润肠丸（《脾胃论》）

功效：润肠通便。

主治：血虚阴亏，大便秘结。

处方：火麻仁、桃仁、当归、生地黄、羌活。

方解：火麻仁、桃仁润肠通便，共为君药；当归、生地黄滋阴养血，大黄活血通便，共为臣药；少佐羌活，以升脾胃之阳气。

9. 济川煎（《景岳全书》）

功效：温肾益精，润肠通便。

主治：肾虚便秘。

处方：肉苁蓉、当归、牛膝、泽泻、升麻、枳壳。

方解：肉苁蓉善于温补肾精，暖腰润肠，为君药。当归养血和血，润肠通便；牛膝补肾壮腰，引火下行，均为臣药。枳壳、泽泻宽肠下气，渗利泄浊，共为佐药。升麻升举清阳，为佐使药。

10. 大黄附子汤（《金匮要略》）

功效：温阳散寒，泻结行滞。

主治：寒积里实证。

处方：附子、大黄、细辛。

方解：附子温阳以祛寒，为君药；大黄通腑气，除里实，泻除积滞，为臣药；细辛除寒散结，为佐药。

11. 三物备急丸（《金匮要略》）

功效：攻逐寒积。

主治：寒实冷积。

处方：大黄、干姜、巴豆。

方解：巴豆辛热峻下，开结通闭，为君药；干姜助巴豆祛寒开结，兼顾护脾阳，为臣药；大黄泻下通腑，推陈出新，且能佐制巴豆之毒，为佐使药。